좋은 물의
치유능력

좋은 물의 치유능력

임찬수 지음

"좋은" 물 한 잔이 주는 치유의 힘

물이 부족할 때 우리 몸은 어떻게 반응할까요?

◆ ◆ ◆

당신의 건강, 한 잔의 물로 변화시킬 수 있습니다.
중요한 것은 그 물이 '좋은 물'이어야 한다는 사실입니다.

다산글방

추천사

물 한 잔의 기적: 당신의 건강을 다시 쓰다

새벽에 '물' 한 잔을 따른다. 경이의 눈으로 응시하며 감사하고 기도한다. 물은 생명의 원천으로 생명을 지켜준다. 우주 전체를 둘러봐도 하나의 기적이다.
물은 우리의 건강한 삶을 좌우한다. 탄산음료로 물을 섭취하기도 하고, 과일과 야채를 통해 섭취하기도 한다. 물에도 좋은 물이 있다. 다양한 미네랄을 함유하고 우리 몸과 조화를 이루는 물이다. 물을 마시는 방법도 중요하다.
물이 부족한 탈수는 위장질환, 피부노화, 암 등 질환의 씨앗이 된다. 물은 스트레스와 만성 피로에 시달리는 우리에게 치유의 열쇠가 될 수 있다. 좋은 물은 몸과 마음의 건강을 회복해 준다. 물은 곧 생명이다.
교육현장에서 작은 시작이 큰 변화를 가져오는 경험을 많이 한다. 물 한 잔의 작은 실천이 얼마나 큰 치유를 만들어낼지 독자들은 놀라게 될 것이다.
이 책은 물 한 잔이 가져오는 건강혁명을 얘기하는 실천적 지침서이다. 좋은 물은 당신의 지친 삶을 치유하고 건강의 새로운 시작을 열어줄 것이다. 이 책은 당신에게 삶의 기쁨과 건강을 선물할 것이다.

― 황호진, 전북대학교 특임교수, (전)전라북도 부교육감

갈증 해소 그 이상, 물이 지닌 치유의 비밀을 탐구하다

예방의학 전문의로서, 물은 체내 대사와 생리적 균형을 유지하는 데 필수적인 요소이자 건강 관리의 핵심임을 강조하지 않을 수 없습니다. [좋은 물의 치유능력]은 물이 단순한 수분 공급을 넘어, 만성질환 예방과 치료, 그리고 삶의 질 향상에 미치는 영향에 대해 과학적이고 체계적으로 설명합니다. 저

자는 의료 현장에서 얻은 깊이 있는 통찰과 연구를 바탕으로, 물이 어떻게 신체의 치유력을 극대화하는지 설득력 있게 전달합니다. 이 책은 건강을 유지하고자 하는 일반 독자뿐 아니라 의료 전문가들에게도 귀중한 통찰을 제공할 것입니다. 강력히 추천합니다.

― 신연교, 예방의학, 강북삼성병원 검진센터 교수

물 한 잔으로 시작하는 치유의 여정

외과의로서 환자들의 몸을 살피며 깨달은 것은, 건강의 근본은 작은 것에서 시작된다는 사실입니다. [좋은 물의 치유능력]은 단순히 목을 적시는 물 한 잔이 몸의 균형을 지키고 회복의 열쇠가 될 수 있음을 보여줍니다. 물은 우리 몸속에서 조용히 작동하며, 세포 하나하나에 생명력을 불어넣는 가장 강력한 동반자입니다. 이 책은 그 숨겨진 치유의 힘을 발견하고, 삶의 가장 기본적인 요소에 새로운 의미를 부여합니다. 물 한 잔이 바꿀 수 있는 내일의 건강, 이 책에서 시작해 보세요.

― 박원철, 대장항문외과, 원광대학교병원 교수

건강의 시작, 좋은 물의 선택

인체의 60% 이상이 물로 구성되어 있지만, 정작 좋은 물과 나쁜 물을 구분하며 마시는 이는 드뭅니다. 하지만 건강한 습관의 시작은 좋은 물을 선택하는 데서 시작됩니다. 이 책은 물이 단순한 갈증 해소를 넘어 우리의 몸과 삶에 얼마나 깊은 영향을 미치는지 다양한 사례와 과학적 근거로 증명합니다.

추천사

좋은 물이 주는 치유의 힘과 그 중요성을 설득력 있게 전달하는 이 책은, 건강한 삶을 추구하는 모든 이들에게 꼭 필요한 안내서가 될 것입니다.

— 장성용, 일반외과 전문의

과학과 감동으로 풀어낸 좋은 물의 비밀

"우리는 매일 물을 마시며 살아가지만, 그 물 한 잔이 가진 진정한 가치를 잊곤 합니다. 현대사회에서 수질오염과 건강에 대한 경각심이 높아지면서, 이제 물의 선택은 단순한 갈증 해소를 넘어 삶의 질을 결정짓는 중요한 요소가 되었습니다. [좋은 물의 치유 능력]은 과학적 근거와 감동적인 사례를 통해, 좋은 물이 어떻게 우리의 몸과 마음을 치유하고 건강한 삶으로 이끌 수 있는지 보여줍니다. 이 책은 물에 대한 새로운 관점을 제시하며, 매일 마시는 물이 곧 우리의 미래를 바꿀 수 있음을 일깨워주는 가이드입니다."

— 유혜연, 동군산병원 약사

일상을 바꾸는 물의 새로운 정의

의학적 관점에서 물은 단순한 생존의 필수 요소를 넘어, 체내 모든 대사와 치유 과정의 핵심입니다. [좋은 물의 치유능력]은 물이 건강에 미치는 과학적 영향과 실질적 중요성을 명료하게 풀어낸 책입니다. 저자의 깊이 있는 통찰과 오랜 연구는 물이 단순한 수분 공급을 넘어 만성질환과 삶의 질 개선에 어떻게 기여하는지 설득력 있게 설명합니다. 이 책은 의료 현장에서 건강을 고민하는 모든 이들에게, 물 한 잔의 가치를 다시 생각하게 하는 중요한 메시지를 전합니다. 건강한 삶의 시작을 고민하는 이들에게 강력히 추천합니다.

― 김홍경, 가정의학과, 강북삼성병원 검진센터 교수

물 한 잔, 삶의 기초를 다시 세우다

건축이 우리의 삶을 지탱하는 공간을 설계하듯, 물은 우리 몸을 지탱하는 가장 기본적인 설계 요소입니다. [좋은 물의 치유능력]은 단순히 건강한 물을 마시는 것 이상으로, 우리 삶의 구조와 균형을 어떻게 다시 세울 수 있는지를 깊이 있게 다룹니다. 건축가로서 공간을 설계하듯, 이 책은 건강과 치유를 설계하는 가장 근본적인 도구로서 물의 가능성을 감동적으로 펼쳐 보입니다. 물 한 잔으로 내일을 다시 설계하고 싶은 모든 분께 강력히 추천합니다.

― 최승희, 공학박사(건축학), 우석대학교 건축학과 교수

사소한 습관이 만든 치유의 기적

예방의학을 연구하며 깨달은 가장 중요한 진실은, 건강의 시작은 사소해 보이는 일상에서 비롯된다는 점입니다. [좋은 물의 치유능력]은 우리가 무심코 마시는 물 한 잔이 건강과 삶의 질을 어떻게 변화시킬 수 있는지 과학적 통찰과 따뜻한 사례로 풀어냅니다. 단순한 갈증 해소를 넘어, 몸과 마음의 균형을 회복하는 첫 걸음이 될 이 책은 모든 세대에게 꼭 필요한 건강의 안내서입니다. 좋은 물을 통해 더 나은 내일을 꿈꾸는 분들께 강력히 추천합니다.

― 문인숙, 예방의학, 강북삼성병원 검진센터 교수

저자소개

지은이 _ 임찬수

저자는 산부인과 전문의로서 환자를 돌보던 중 자신 또한 만성 두통, 어지러움, 만성 피로, 추위에 아주 민감했으며, 잦은 잇몸 출혈, 그리고 심한 피부 건조로 오랜 시간 고통받았습니다. 그저 바쁜 일상에 묻혀 살던 어느 날, 우연히 접한 건강기능식품, 좋은 물과 아침 조깅이 그의 삶을 바꾸기 시작했습니다. 몸이 조금씩 회복되는 것을 느끼며, 그는 깨달았습니다.

"최적 건강은 단순히 약물로 이루어지지 않는다."

영양소에 대한 열정, 그리고 새로운 시작

그때부터 식단과 영양소에 대한 공부를 시작한 그는, 10여 년 이상을 식단, 영양소, 그리고 몸의 균형에 대해 연구하며, 단순한 진료를 넘어 환자들에게 더 나은 삶을 제안하는 영양의학자이자 기능의학 의사로 거듭났습니다.

오늘날 그는 약물에 의존하지 않고 좋은 식단, 좋은 물, 필요한 영양소, 그리고 생활습관 성형을 통해 환자들의 삶에 실질적인 변화를 가져오는 데 헌신하고 있습니다.

물, 그리고 삶의 변화

그리고 이번에 새롭게 출간한 《좋은 물의 치유능력》은 그가 영양의학자와 기능의학 의사로서 10년 넘게 환자들을 돌보며 물이 얼마나 많은 만성질환과 연결되어 있는지를 깨달으며 탄생했습니다.

저자는 이 책을 통해 단순한 수분 섭취를 넘어, 좋은 물이 건강과 치유의 핵심 열쇠임을 많은 사람들에게 알리고자 합니다. 우리가 매일 마시는 물이 얼마나 삶의 질을 바꿀 수 있는지, 그리고 그것이 우리의 몸과 마음에 어떤 기적을 불러올 수 있는지를 진심을 담아 전합니다.

"좋은 물이 좋은 삶을 만듭니다. 오늘부터 물 한 잔으로 시작하세요."

이 책이 당신의 건강 여정에 새로운 변화를 가져다주기를 바랍니다.

감사의 글

당신 덕분에 이 책이 완성될 수 있었습니다.

이 책 《좋은 물의 치유능력》은 제 이름으로 세상에 나왔지만, 이 책이 담고 있는 모든 문장과 메시지에는 제인의 사랑과 헌신이 깊이 스며들어 있습니다.

제인은 단순히 제 아내가 아니라, 이 여정에서 가장 든든한 동반자이자 조언자였습니다. 제가 글을 쓰며 길을 잃을 때마다 그녀는 방향을 잡아주었고, 지칠 때는 따뜻한 위로로 다시 일어설 힘을 주었습니다. 그녀의 섬세한 통찰은 이 책을 더 깊이 있고 풍성하게 만들어 주었으며, 제가 놓칠 뻔한 디테일을 완벽하게 채워 넣어 주었습니다.

제인이 없었다면 이 책도 없었을 것입니다. 그녀는 단순히 곁에 있어주는 사람이 아니라, 이 책의 또 다른 저자와도 같았습니다. 이 책이 단순한 정보의 나열이 아니라, 누군가의 삶에 작은 치유와 변화를 가져올 수 있다면, 그것은 그녀의 사랑과 헌신 덕분입니다.

이 책을 읽으며 새로운 시각과 건강한 삶을 찾게 될 독자들에게 전하고 싶은 것은 단 하나입니다. 이 모든 이야기는 우리가 함께 만들어낸 노력의 결실이라는 것입니다. 제인은 저에게 나침반이었고 등불이었으며, 무엇보다도 제가 끝까지 이 여정을 완주할 수 있도록 이끌어준 가장 큰 힘이었습니다.

이 책의 모든 페이지를 그녀에게 바칩니다.

진심으로 감사합니다, 제인. 그리고 사랑합니다.

함께 웃고, 함께 나누는 시간이야말로 진정한 선물이 아닐까요?
크리스마스의 따뜻한 빛처럼, 이 책이 누군가의 삶에 작은 희망이 되길 바랍니다.
그리하여 이 책을 읽는 모든 분들이 자신의 삶 속에서
빛나는 사랑과 건강을 되찾기를 소망합니다.

2024년 12월 25일
크리스마스의 사랑과 희망을 담아

좋은 물의 **치유능력**

차례

추천사 · 4
저자소개 · 8
감사의 글 · 10
프롤로그 · 16
이 책을 읽기 전에 · 19

제1부 탈수의 숨겨진 진실 : 우리가 놓치고 있는 신호들 ──── 23

01 보이지 않는 갈증
: 탈수와 일상 속 숨겨진 적들 ·········· 25

02 탈수의 숨은 신호들
: 내 몸이 보내는 SOS신호를 놓치지 마세요! ·········· 29

제2부 만성탈수와 질병 : 물 부족이 초래하는 숨겨진 위험 ──── 35

03 만성탈수와 소화불량성 통증
: 물이 부족하면 속도 답답해진다 ·········· 37

04 만성탈수와 두통
: 약보다 물이 먼저인 이유 ·········· 42

05 만성탈수와 흉통
: 목마른 심장이 보내는 경고 ·········· 48

06 만성탈수와 요통
: 허리가 보내는 목마름의 신호 ·········· 54

07 만성탈수와 이명의 숨겨진 연결
: 귀 속 경고음, 물 부족의 신호일까? ·········· 62

08 만성탈수와 스트레스
: 물 부족이 마음을 지치게 한다 ················· 70

09 만성탈수와 우울증
: 목마른 뇌가 보내는 감정의 신호 ················· 77

10 만성탈수와 부신피로
: 피로한 하루의 숨은 원인, 목마른 부신 ················· 83

11 만성탈수와 비만
: 부족한 물 대신 지방을 저장하는 몸의 생존 본능 ················· 90

12 만성탈수와 변비
: 물을 잃은 장, 느려진 배변 시계 ················· 100

13 만성탈수와 신장결석
: 신장이 말라가면 결석이 자란다 ················· 108

14 만성탈수와 천식, 알레르기
: 물이 부족하면 숨도 막힌다 ················· 118

15 만성탈수와 고콜레스테롤혈증
: 목마른 혈관, 콜레스테롤을 쌓다 ················· 126

16 만성탈수와 담석증
: 물 부족이 만든 뜻밖의 돌멩이 ················· 135

17 만성탈수와 고혈압의 관계
: 물 부족이 혈압을 높인다 ················· 142

18 만성탈수와 당뇨병
: 물 부족이 혈당을 춤추게 한다? ················· 150

19 만성탈수와 관절염
: 물 부족이 관절에 보내는 SOS ················· 158

20 만성탈수와 골다공증
: 물 부족이 뼈를 갉아먹는다? ··········· 166

21 만성탈수와 섬유근육통
: 목마른 근육이 보내는 경고 ··········· 174

22 만성탈수와 암의 관계
: 물을 놓친 세포, 암으로 돌변한다? ··········· 183

23 만성탈수와 월경전증후군(PMS)
: 목마른 호르몬이 몸과 마음을 뒤흔든다? ··········· 191

24 만성탈수와 난임
: 물을 잃은 몸, 생명 잉태의 기회를 놓치다! ··········· 200

25 만성탈수와 임신합병증
: 물을 잃으면 엄마와 아기 모두 위험하다? ··········· 209

제3부 물, 잘못된 선택이 건강을 위협할 수 있습니다 ─── 219

26 너무 깨끗한 물, 정말 건강할까요? ··········· 221

27 알칼리이온수
: 건강을 위한 마법의 물? 아니면, 조심해야 할 선택? ··········· 238

28 중공사막필터
: 정말 깨끗한 물을 만드는 완벽한 기술일까? ··········· 253

제4부 당신의 몸이 기다리는 물 : 진짜 좋은 물의 비밀 ─── 259

29 깨끗하고 맛있는 물을 위한 기준
: NSF/ANSI 42 ··········· 261

30 건강을 지키는 정수기 필터의 핵심 기준
  : NSF/ANSI 53 ································· 267

31 자외선으로 물을 살균하는 기술
  : NSF/ANSI 55 ································· 283

32 신종 오염물질 제거, 정수기의 새로운 기준
  : NSF/ANSI 401 ································ 299

33 압축 활성탄 필터
  : 좋은 물을 위한 선택이 아닌 필수 ················ 316

에필로그 · 324

부록

1. 좋은 물 섭취를 위한 체크리스트
   : 지금 당신의 물 마시기 습관은 건강한가요? ··· 328
2. 히스타민 증후군 : 일상 속 숨겨진 건강 신호를 이해하다 ··· 332
3. 귀에서 들리는 신호, 이명 : 당신의 몸이 보내는 작은 SOS ··· 339
4. 알칼리 이온수기의 필터 : 정말 건강에 좋은 물을 만들까? ··· 343
5. 담석을 멀리하는 똑똑한 식탁 : 간과 담낭을 위한 건강한 선택 ··· 354
6. 칼륨 함량이 높은 채소와 과일 ··· 357
7. 속쓰림의 진짜 얼굴 : 위산 과다일까, 약해진 방어막일까? ··· 358
8. 듀폰과 과불화화합물 : 강과 대지에 새겨진 독성의 유산 ··· 362

참고문헌 · 365

프롤로그

"물 한 잔, 그 이상의 가치"

어느 날 아침, 출근 준비를 하다가 갑자기 머리가 띵하고 몸이 무겁게 느껴지더군요. 전날 잠을 충분히 잤는데도 여전히 피곤했고, 직장에 도착해서도 커피를 마시지 않으면 도무지 정신이 들지 않았습니다. 그동안 갈증이 느껴지면 늘 커피나 탄산음료로 해결해왔으니까요. 그런데 이상하게도 피부도 거칠어지고, 자주 두통이 찾아왔습니다. 처음엔 단순 피로나 스트레스 탓으로만 돌렸지만, 어느 순간 "혹시 물을 제대로 마시지 않아서 이런 건 아닐까?"라는 생각이 들기 시작했습니다.

몸이 보내는 SOS, 탈수

예전엔 '목이 마르면 물을 마신다'는 게 당연하다고 여겼습니다. 갈증이 찾아올 때만 겨우 물 한 잔을 마셨을 뿐, 평소엔 별로 신경쓰지 않았죠. 그런데 문득, 갈증이라는 게 이미 내 몸에 '물 부족' 경고등이 켜졌다는 의미라는 사실을 알게 되었습니다. 그럼에도 커피나 탄산음료에 의존하는 습관은 쉽게 고쳐지지 않았어요. 혈액이 끈적해지고, 신장 기능이 떨어져 노폐물이 잘 배출되지 않으며, 피부는 점점 건조해지는 '탈수의 덫'에 제가 조금씩 빠져들고 있던 겁니다.

좋은 물, 건강의 시작

그때부터 '좋은 물'이라는 키워드가 눈에 들어오기 시작했습니다. 단순히 물을 많이 마시는 것만으론 부족할 수 있다는 얘기에 호기심이 생긴 거죠. 깨끗하고 미네랄이 풍부하며, pH가 적절한 약알칼리성 물이 우리 몸에 훨씬 잘 흡수된다는 사실을 알게 됐습니다. 세포 하나하나가 이런 물을 충분히 공급받으면, 몸 전체가 활력을 되찾고 자연스럽게 회복한다는 말이 와닿았습니다.

물 한 잔으로 바뀌는 삶

그래서 작은 습관부터 바꾸기 시작했습니다. 아침에 일어나자마자 물 한 잔을 마시는 것, 갈증이 나기 전에 미리 미리 물을 챙겨 마시는 것, 커피 생각이 날 때도 먼저 물을 한 잔 마셔보는 것 등. 처음에는 귀찮기도 했지만, 어느 날부터인가 하루가 한결 가벼워진 걸 느꼈습니다. 머리가 맑아져 업무 집중도가 높아졌고, 자잘한 두통도 사라졌으며, 푸석하던 피부가 예전보다 훨씬 좋아졌습니다.

가장 신기한 건, 몸이 좋은 물을 알아본다는 느낌이 들었다는 겁니다. 그냥 '물이니까 다 똑같겠지' 했었는데, 안전하고 미네랄이 풍부한 물을 마시면 몸이 금방 "고마워!"라고 말해주는 것 같았습니다. 제가 마시는 물이 무엇인지, 그리고 어떻게 마시는지를 의식하고 나니, 매일의 컨디션이 달라지더군요.

언젠가부터는 "혹시 내가 마시는 이 물이 진짜 좋은 물일까?"라고 스스로에게 묻는 일이 잦아졌습니다. 그럴 때마다 더 좋은 물에 관심을 갖게 되었고, 물이 우리 몸의 60% 이상을 차지한다는 사실이 새삼 크게 와닿았습니다. 마치 차의 연료처럼, 좋은 연료를 쓰면 엔진이 고장 없이 오래 가듯, 내 몸도 좋은 물을 만나면 더 건강하고 활기차게 달릴 수 있다는 걸 이제 확실히 알게 된 거죠.

오늘도 저는 아침에 일어나자마자 맑은 물 한 잔으로 하루를 시작합니다. 그리고 문득 이런 생각이 들었습니다. "갈증을 느끼기 전에 물을 마시고, 매일 작은 습관으로 이어간다면, 누구나 삶의 질이 훨씬 높아지지 않을까?"라는 것이지요. 이게 참 단순하지만, 실제로 해보면 꽤 큰 변화를 가져다줍니다.

제 경험을 통해 확신하게 됐습니다. "지금, 물 한 잔으로 시작하세요." 그리고 잠시 멈춰서 자문해보세요. "내가 마시는 물, 정말 좋은 물일까?"라는 질문을요. 그 한 번의 질문이, 그리고 그 답을 찾아가는 과정이 분명 여러분의 몸과 일상을 더 멋지게 바꿔줄 것이라 믿습니다.

이 책을 읽기 전에

《좋은 물의 치유능력》 활용 가이드

"물 한 잔이 우리의 건강을 얼마나 바꿔놓을 수 있을까?"

처음 이 책의 목차를 훑어본다면, 깊이 있는 주제에 놀라실지도 모릅니다. 갈증과 탈수의 문제에서부터 고혈압, 당뇨병, 비만, 심지어 암까지-만성탈수가 우리 몸에 미치는 영향이 이렇게 광범위하다는 사실이 믿기지 않을 테니까요. 하지만 이 책은 오랜 시간 연구하고 축적된 임상 사례를 바탕으로, '좋은 물'의 필요성과 치유 능력을 설득력 있게 제시합니다.

아래 활용 가이드는 1부부터 4부까지 핵심 주제를 간단히 정리한 것으로, 책을 읽기 전에 큰 흐름과 목적을 미리 파악하시면 더욱 풍부하고 체계적인 독서 경험을 하실 수 있을 것입니다.

제1부 탈수의 숨겨진 진실 : 우리가 놓치고 있는 신호들

핵심 키워드 : 보이지 않는 갈증, 만성탈수, 일상 속 위험

만성탈수가 왜 단순 목마름 이상의 문제인지 밝혀집니다. 1장에서 '보이지 않는 갈증'에 대한 경각심을 불러일으킨 뒤, 2장에서 우리 몸이 보내는 다양한 SOS 신호를 구체적으로 설명합니다. 책을 읽으면서 "설마 이

증상도 물 부족 때문이었나?" 하는 깨달음을 얻게 될 것입니다.

제2부 만성탈수와 질병 : 물 부족이 초래하는 숨겨진 위험
핵심 키워드 : 23가지 질병, 물 부족, 몸과 마음에 미치는 영향

3장에서 25장까지 이어지는 내용은, 만성탈수가 구체적으로 어떤 질환들과 밀접한 관련이 있는지를 조목조목 짚어냅니다. 소화불량·두통, 요통, 고혈압, 당뇨병, 암, 임신 합병증에 이르기까지 그 범위가 매우 넓습니다.

각 장마다 "물이 부족해지면 왜 해당 질환이 생기는가?"에 대해 설득력 있는 근거와 실제 사례를 제시합니다. 특히 "내 증상과 일치한다!"라는 부분이 있다면, 주목해서 읽어보세요.

제3부 물, 잘못된 선택이 건강을 위협할 수 있습니다
핵심 키워드 : 깨끗한 물의 착각, 알칼리이온수, 필터 기술

26장부터 28장까지는 우리가 흔히 "깨끗하다"고 믿는 물이 실제로는 건강에 해가 될 수 있다는 충격적 사실을 알려줍니다. 예를 들어, 너무 '순수한' 역삼투 정수물은 필수 미네랄마저 제거한다는 점, 특정 필터나 알칼리이온수기 사용 시 주의해야 할 부분 등을 다룹니다.

이 장들을 읽고 나면, 단순히 맑아 보인다고 해서 좋은 물이 아니라는 점을 확실히 이해하게 될 것입니다.

제4부 당신의 몸이 기다리는 물 : 진짜 좋은 물의 비밀

핵심 키워드 : 진짜 좋은 물, 정수기 필터 기준, 신종 오염물질 제거

29장부터 33장에 걸쳐서는 '좋은 물'이 갖춰야 할 여러 기준들을 구체적으로 제시합니다. 미네랄 함유량, 맛과 깨끗함의 균형, 자외선 살균과 압축 활성탄 필터 등을 통해 과연 어떤 물이 우리의 몸을 가장 잘 보호해줄 수 있는지 알려줍니다.

이 부분을 읽고 나면, 가정이나 직장에서 사용할 정수기와 필터를 선택할 때도 분명한 기준과 노하우를 가질 수 있습니다.

마무리하며

이 책은 물 한 잔을 대하는 우리의 태도를 송두리째 바꾸어 놓습니다. 단순 갈증 해소가 아니라, 몸과 마음을 치유하고 질병을 예방하는 강력한 무기로서의 '좋은 물'을 재발견하게 만드는 것이죠.

지금 이 순간에도 목마르다는 신호를 놓치고 있는 건 아닌지 돌아보시고, 이 책과 함께 "진짜 좋은 물"이 선사하는 건강 혁명을 체험해보시기 바랍니다. 조금만 달라진 습관으로도, 삶 전체가 가벼워지는 놀라운 경험을 하게 되실 겁니다.

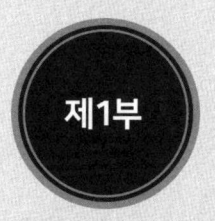

탈수의 숨겨진 진실
: 우리가 놓치고 있는 신호들

"자연은 항상 속삭이며 신호를 보낸다.
그것을 읽는 법을 배우는 것이 지혜다."
- 랄프 왈도 에머슨

"모든 큰 변화는 작은 신호로부터 시작된다."
- 존 록펠러

신호(sign)는 말을 걸지 않는다, 대신 느끼게 한다.
때로는 작은 변화가 다가올 큰 사건을 미리 알려줍니다.
몸이 보내는 신호(sign)을 무시하지 마세요.

여러분은 매일 충분한 물을 마시고 계신가요? 물은 체온 조절과 영양소 운반, 그리고 세포와 장기를 제대로 작동하게 만드는 **생명의 원천**입니다. 그럼에도 불구하고 우리는 물의 중요성을 자주 잊어버립니다. 갈증이 심해질 때만 겨우 물을 찾거나, 목이 마른 상황에서도 커피나 기타 음료로 대신하는 일이 빈번하죠.

이런 습관들로 인해 몸이 보내는 작은 신호들이 쉽게 묻히곤 합니다. 피곤함, 두통, 피부 건조, 소화 불량 같은 증상이 단순 스트레스나 과로로 오인되면서 중요한 경고음을 놓치는 경우가 많습니다. 하지만 이 신호들은 결코 '가벼운 불편'이 아닙니다. 실제로는 만성적인 탈수가 야기하는 심각한 건강 적신호일 수 있습니다.

이제 1부에서는 탈수를 일으키는 원인과 우리가 무심코 반복하는 사소한 습관들을 살펴보며, 그 이면에 숨은 진실을 함께 파헤쳐 보겠습니다. 좋은 물 한 잔이 전하는 강력한 메시지에 귀 기울여야 할 때입니다. 조금만 주의를 기울여도 몸이 보내는 SOS를 이해할 수 있고, 더 건강한 일상을 만들어갈 수 있습니다.

01
보이지 않는 갈증
: 탈수와 일상 속 숨겨진 적들

우리는 매일 물을 마시며 살아갑니다. 하지만, 물 한 잔의 중요성을 얼마나 깊이 생각해본 적이 있나요? 목이 마르다는 신호는 단순한 요청이 아닙니다. 그것은 몸이 보내는 경고입니다. 그러나 많은 사람들은 물 대신 커피나 탄산음료를 선택하거나, 갈증을 참으며 일상을 이어갑니다. 이렇게 무심코 방치된 수분 부족은 어느새 '만성탈수'라는 보이지 않는 적으로 변해 우리의 건강을 서서히 갉아먹습니다.

✏️ 탈수란 무엇일까?

탈수는 단순히 물이 부족한 상태를 넘어, 몸이 제 기능을 발휘하지 못하도록 만드는 심각한 상황입니다. 물은 세포가 활력을 얻고, 신체 곳곳이 제 역할을 다하도록 돕는 기본 요소입니다. 만약 물이 충분하지 않다면? 몸은 에너지를 제대로 생산하지 못하고, 점점 더 많은 질환의 싹이 트게 됩니다.

📝 급성탈수와 만성탈수, 당신은 어떤 상태인가요?

급성탈수는 설사, 발열, 과도한 땀 등으로 갑작스럽게 체액이 빠져나가는 상황을 말합니다. 증상이 명확해 대처하기 쉽지만, 방치하면 위험해질 수 있습니다.

만성탈수는 더 교묘한 방식으로 찾아옵니다. 물 대신 카페인 음료를 마시거나, 갈증을 느끼지 못하는 습관이 원인입니다. 초기 증상이 뚜렷하지 않아 자칫 지나치기 쉽지만, 이는 전해질 불균형, 소화 장애, 심혈관계 부담 등을 유발하며 몸을 서서히 잠식합니다.

📝 만성탈수가 당신의 몸에 미치는 영향

1. 뇌의 무력감 : 수분 부족은 뇌세포의 기능을 둔화시킵니다. 집중력 저하, 두통, 무기력함으로 이어져 하루를 힘겹게 만듭니다.

2. 소화 시스템의 마비 : 물이 부족하면 소화기관은 제 역할을 하지 못합니다. 음식물이 원활히 이동하지 않아 변비를 초래하고, 전반적인 대사 리듬이 흐트러집니다.

3. 피부, 나이를 드러내다 : 피부는 탈수의 영향을 가장 먼저 받습니다. 잔주름이 늘고, 피부가 푸석해지며 노화가 가속화됩니다.

4. 심장의 고군분투 : 혈액이 끈적해져 순환이 느려지고, 심장이 더 많은

힘을 써야 합니다. 이는 심혈관계 질환의 씨앗이 됩니다.

5. **신장의 경고** : 신장은 노폐물을 걸러내기 위해 물을 필요로 합니다. 하지만 만성탈수는 신장 결석과 같은 문제를 일으키며, 심하면 신부전으로 이어질 수 있습니다.

✏️ 일상 속 탈수 유발 요인

1. **나이와 탈수** : 나이가 들수록 갈증을 느끼는 능력이 둔화됩니다. 특히 고령자는 자신의 탈수 상태를 자각하지 못해 더 큰 위험에 놓일 수 있습니다.

2. **계절과 환경** : 여름에는 땀으로, 겨울에는 건조한 실내 공기로 수분이 빠져나갑니다. 계절을 불문하고 꾸준히 물을 마셔야 합니다.

3. **활동과 운동** : 운동 중에는 갈증을 느끼지 않아도 수분을 꾸준히 보충해야 합니다. 활동량이 많을수록 몸의 수분 손실을 보충하려는 노력이 필요합니다.

4. **커피와 술, 그리고 탈수** : 카페인과 알코올은 탈수를 부추깁니다. 이를 즐긴다면, 평소보다 더 많은 물을 마셔야 합니다.

5. **염분과 탈수** : 짠 음식을 많이 섭취하면 몸은 더 많은 물을 요구합니다. 염분 섭취량이 많다면 반드시 물을 충분히 마셔야 합니다.

✏️ 작은 변화, 건강의 시작

만성탈수는 우리 몸이 스스로 보내는 경고를 무시한 결과입니다. 하지만 간단한 실천으로 예방할 수 있습니다. 매일 일정한 시간마다 물 한 잔을 마시는 습관을 들이는 것만으로도 건강에 큰 변화를 가져올 수 있습니다.

물을 마시는 일은 단순한 행동처럼 보이지만, 그것은 곧 건강한 삶의 출발점입니다. 오늘부터 사랑하는 내 몸에게 깨끗한 물 한 잔을 선물해보세요. 이 작은 습관이 당신의 삶을 활기로 채우고, 더 나은 미래를 선물할 것입니다.

02

탈수의 숨은 신호들

: 내 몸이 보내는 SOS를 놓치지 마세요!

우리는 흔히 '목이 바싹 마를 때'만 탈수를 떠올리지만, 몸은 훨씬 더 정교하고 다양한 방식으로 신호를 보냅니다. 주말 내내 푹 쉬었는데도 풀리지 않는 피로감, 충분히 잠을 잤는데도 하루 종일 머리가 무거운 느낌, 갑자기 간식이 당기는 기분. 혹시 이런 순간들을 그냥 지나치고 있지 않으신가요?

사소해 보이는 이런 증상들이 사실은 몸이 보내는 '탈수의 SOS'일 수 있습니다. 이번 글에서는 탈수가 우리 몸에 어떤 식으로 경고를 보내는지, 그리고 그 신호를 왜 쉽게 놓치게 되는지 알아보겠습니다.

✏️ 탈수의 SOS 신호들: 숨은 적을 찾아라

1. 이유 없이 찾아오는 피로감

"충분히 쉬었는데 왜 이렇게 피곤하지?"라는 생각이 든다면, 탈수를 의

심해보세요. 몸속 수분이 부족하면 혈액이 끈적해지고, 산소와 영양소 공급이 원활하지 않아 피로가 빠르게 쌓입니다.

▶ 커피가 먼저 떠오르시나요? 잠시 멈추고 물 한 잔을 마셔보세요. 몸이 "드디어!"라며 반응할지도 모릅니다.

2. 갈라진 입술과 건조한 피부

입술이 트고 피부가 푸석해지는 현상을 단순히 날씨 탓으로 돌리지 마세요. 탈수는 피부 탄력을 잃게 하고 잔주름을 늘어나게 만듭니다. 고가의 화장품도 수분 부족을 메꿔줄 수는 없습니다.

▶ 피부를 위한 첫 번째 스킨케어는 '물을 마시는 것'입니다. 안에서부터 촉촉해지는 습관을 들이세요.

3. 배고픔으로 위장한 갈증

"분명 점심을 먹었는데 왜 간식이 당기지?" 이럴 땐 허기보다는 갈증을 의심해보세요. 물을 충분히 마시지 않으면 단 음식을 찾는 악순환에 빠질 수 있습니다.

▶ 식사 후 간식이 떠오를 땐 물 한 잔으로 먼저 갈증을 달래보세요. 배고픔이 사라진다면, 당신은 목이 말랐던 겁니다.

4. 두통, 탈수의 흔한 신호

갑작스러운 두통이나 묵직한 머리는 종종 피로나 스트레스 탓으로 치부되지만, 뇌는 탈수에 특히 민감합니다. 수분이 부족하면 신경이 자극을 받아 두통이 쉽게 발생합니다.

▶ 두통약 대신 물 한 잔과 잠깐의 휴식을 시도해보세요. 의외로 금방 나아질 수 있습니다.

5. 소변 색이 보내는 경고

소변 색은 탈수를 알리는 가장 직접적인 지표입니다.

- 맑거나 연한 노란색: 수분 상태 양호
- 진한 노란색: 수분 부족 신호
- 갈색에 가까운 색: 즉각적인 수분 보충이 필요한 긴급 상황

▶ 아침부터 소변 색을 주의 깊게 살펴보고, 그에 따라 물 섭취량을 조절하세요.

6. 어지러움과 집중력 저하

"아까 무슨 일을 하려 했더라?" 순간적으로 멍해지는 경험이 잦다면, 뇌로 가는 혈류가 부족한 상태일 수 있습니다. 탈수는 기억력과 사고력을 떨어뜨리며, 때로는 어지러움까지 유발합니다.

▶ 꾸준히 물을 마시면 뇌의 '엔진 오일'을 보충하는 효과를 얻을 수 있습니다.

7. 갑작스러운 심박수 증가

가벼운 계단 오르기에도 숨이 차고 심장이 두근거린다면, 탈수를 의심해보세요. 혈액이 농축되면 심장은 더 많은 힘을 써야 하며, 이로 인해 심박수가 올라갑니다.

▶ 심장이 쿵쾅거릴 때는 가장 먼저 물 한 잔을 챙기세요. 작은 한 잔이 심장의 부담을 덜어줄 수 있습니다.

왜 탈수는 쉽게 눈치채기 어려울까?

1. **몸의 적응 능력** : 몸은 탈수 상태에서도 최대한 겉으로 티를 내지 않으려 합니다. 소변량을 줄이고 땀을 억제하는 '생존 모드'에 들어가기 때문에, 위험 신호를 눈치채기가 어렵습니다.

2. **갈증은 이미 늦은 신호** : 갈증은 탈수가 이미 진행된 뒤에 나타나는 경우가 많습니다. 특히 중장년층은 갈증 감지 능력이 둔화되어 착각하기 쉽습니다.

3. **모호한 증상** : 피로, 두통, 피부 트러블 같은 증상은 탈수 이외의 원인으로도 쉽게 연결될 수 있어 무시되기 쉽습니다.

4. **현대인의 생활 습관** : 바쁜 일상 속에서 물보다는 커피, 탄산음료를 선택하기 쉽습니다. 그러나 이런 음료는 이뇨 작용을 촉진해 오히려

탈수를 심화시킵니다.

✏️ 탈수를 예방하는 간단한 실천법

1. **알람 활용** : 물 마실 시간을 정해 알람으로 알려주세요. 하루 8잔을 일정 간격으로 나누어 섭취하는 것이 이상적입니다.

2. **물에 재미를 더하다** : 물이 밋밋하다면 레몬, 오이, 민트를 넣어보세요. 새로운 맛이 물 마시는 재미를 더해줄 것입니다.

3. **습관화** : 기상 직후, 식사 전후, 취침 전, 운동 전후 등 물 마시기 좋은 타이밍을 생활에 녹여보세요.

4. **소변 색 체크** : 소변 색이 짙어졌다면 즉시 물 한 잔을 챙기세요.

5. **좋은 물 선택** : 미네랄이 풍부하고 약알칼리성인 물은 체내 흡수율을 높이고, 건강을 돕습니다.

✏️ 물 한 잔으로 만드는 기적

탈수는 몸의 곳곳에 영향을 미치지만, 해결책은 생각보다 간단합니다. 바로 '좋은 물'을 꾸준히 마시는 것입니다.

아침에 눈을 뜨며 물 한 잔을, 일과 중에도 수시로 물을 곁들이세요. 작은 실천이지만, 어느새 머리가 맑아지고 피로가 사라지는 기적을 체감할 수도 있습니다.

　이제 당신도 사랑하는 몸에게 좋은 물 한 잔을 선물해보세요. 이 작은 변화가 당신의 일상에 활력과 행복을 가져다줄 것입니다. "작은 물 한 잔으로 시작하는 건강한 여정, 오늘부터 시작해보세요!"

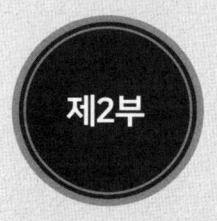

만성탈수와 질병
: 물 부족이 초래하는 숨겨진 위험

"눈에 보이지 않는 위험은 가장 큰 두려움을 품고 있다."
– 마하트마 간디

"겉으로 안전해 보이는 곳에도 위험은 잠들지 않는다."
– 에이브러햄 링컨

감춰진 위험은 우리가 가장 방심할 때 찾아옵니다.
경계심은 평범한 일상을 지키는 방패입니다.
눈에 보이는 평온함에 속지 말고, 항상 상황을 주의 깊게 살피세요.
보이지 않는 위험이 가장 큰 문제를 만들 수 있습니다.

우리는 매일같이 물을 마십니다. 그럼에도 불구하고, 정작 물 한 잔이 우리 몸에 미치는 강력한 영향력을 제대로 인식하는 경우는 많지 않습니다. 물은 그저 갈증을 달래는 음료가 아니라, 생체 기능 전반을 원활하게 돕는 '핵심 영양소'입니다. 매 순간 우리 세포 안팎을 흐르며, 각종 노폐물을 씻어내고, 영양소와 산소가 필요한 곳에 잘 도달하도록 인도합니다.

과학적 연구가 뒷받침하듯이, 우리 몸은 적절한 수분 없이는 산-염기 균형을 유지하기가 어려워지고, 면역 체계가 약해집니다. 혈액이 끈적해지면 심혈관계에 부담이 늘어나고, 노폐물 배출이 더디면 신장에도 무리가 갑니다. 이 모든 과정은 곧 다양한 만성질환의 위험을 높일 수 있습니다.

03
만성탈수와 소화불량성 통증
: 물이 부족하면 속도 답답해진다

우리가 흔히 말하는 '갈증 해소'는 사실 물의 무수히 많은 기능 중 극히 일부에 불과합니다. 물은 소화기관을 비롯해 신체 전반을 매끄럽게 움직이도록 돕는 필수 윤활제이기도 합니다. 그런데 이런 중요한 물이 만성적으로 부족해지면, 우리 몸은 점차 제 기능을 발휘하지 못하게 됩니다. 그중 가장 대표적인 예가 바로 '소화불량성 통증(dyspeptic pain)'입니다. 이번 장에서는 만성탈수와 소화불량성 통증의 관계에 대해서 살펴보겠습니다.

✎ 물 부족이 소화기관에 미치는 영향

1. 지나치게 농축되는 위산

물을 충분히 마시지 않으면 위액이 과도하게 진해져 위벽을 직접적으로 자극합니다. 이때 점막 보호가 약해지면 속쓰림이나 위산 역류 같은 증상이 쉽게 나타납니다. 평소 "물 대신 음료를 마시니 괜찮겠지"라고 생각했다면, 위장 문제의 원인은 의외로 '탈수'일 수 있다는 사실을 명심해야 합니다.

2. 느려지는 소화 속도

만성탈수 상태가 지속되면 위장과 장의 운동성이 떨어집니다. 물이 풍부할 때는 음식을 부드럽게 이동시키고 소화액을 충분히 분비하도록 돕지만, 수분이 모자라면 음식물이 소화기관에 오래 머물며 팽만감과 소화 불편감이 생깁니다. 물 흐름이 막힌 강처럼 소화기관도 점차 정체되어 부담이 커지는 셈입니다.

3. 높아지는 위장 근육의 긴장

물을 제때 공급받지 못한 근육들은 탄력을 잃고 경직되기 쉽습니다. 소화관 내 근육도 예외는 아니어서, 이러한 긴장은 경련성 통증이나 복부 압박감으로 이어질 수 있습니다. 단순히 식사 문제만 개선한다고 해결되지 않고, '물을 충분히 섭취하는 습관'을 함께 들여야 풀어낼 수 있는 부분입니다.

🖋 히스타민, 몸을 지키는 '경보 장치'

히스타민은 보통 알레르기 반응과만 연관지어 생각하기 쉽지만, 실제로는 몸이 위기 상황이라고 판단했을 때 이를 대처하기 위해 분비되는 '경보작동 물질'의 역할을 합니다. 만성탈수 상태가 되면 몸은 수분을 최대한 아끼고, 부족한 물을 필수 장기에 우선적으로 공급하기 위해 히스타민 분비를 늘립니다. 그러나 이 과정에서 히스타민은 위산 분비를 증가시켜 위 점막을 더 자극할 수 있습니다.

참고

히스타민에 대해 더 자세한 내용을 알고 싶은 분들은 〈부록 2. 히스타민 증후군〉을 참고 하세요

✏️ "물 한 잔이 만든 기적 – 소화불량에서 벗어난 이야기"

42세의 직장인 재훈[가명] 씨는 매일 같은 고민으로 하루를 시작했습니다. 끊임없는 소화불량, 속쓰림, 그리고 복부 팽만감. 점심 한 끼를 먹고 나면 상복부의 답답함이 몰려와 업무에 집중하기조차 힘들었습니다. 무기력한 몸은 하루 종일 무거운 짐처럼 느껴졌고, 소화제 없이는 버티기 어려운 날들이 이어졌습니다.

◆ 검사 후에도 풀리지 않은 의문

결국 병원을 찾은 재훈 씨는 위내시경부터 초음파, 헬리코박터 검사까지 모두 진행했습니다. 하지만 "특별한 이상은 없습니다"라는 답변만 들려왔습니다. 약을 먹어도 그때뿐이었습니다. 재훈 씨는 더 이상 기대할 것도, 해결책도 없다고 생각했습니다. 그러던 어느 날, 이모의 추천으로 마

지못해 기능의학 병원을 찾았습니다.

◆ 숨겨진 원인, 만성탈수

상담 도중 저는 재훈 씨의 수분 섭취 습관에서 중요한 단서를 발견했습니다.

"재훈 씨, 하루에 물을 얼마나 마시나요?" "글쎄요… 커피를 자주 마시고, 물은 별로 안 마시는 것 같아요."

그의 하루 수분 섭취량은 고작 500mL에 불과했습니다. 대부분의 갈증을 커피로 해소했지만, 그것이 오히려 문제를 더 키운 원인이었습니다.

저는 설명했습니다. "만성탈수는 단순히 갈증의 문제가 아닙니다. 물이 부족하면 위장이 제대로 움직이지 않고, 소화액 분비가 감소하면서 음식물이 충분히 소화되지 못합니다. 그 결과 소화불량, 속쓰림, 복부 팽만 같은 증상이 나타날 수 있습니다."

◆ 간단한 변화로 시작된 회복

치료는 생각보다 간단했습니다. 재훈 씨에게 하루 2리터 이상의 물을 꾸준히 마시도록 권유했고, 커피와 알코올 섭취를 줄이며 식사 30분 전에 물을 마시는 습관을 제안했습니다. 그는 처음에는 "과연 이것만으로 나아질까?" 의구심을 품었지만, 성실히 실천하기로 마음먹었습니다.

◆ 4주 후, 찾아온 놀라운 변화

한 달 뒤, 재훈 씨는 밝은 표정으로 병원을 다시 찾았습니다.

"속이 훨씬 편안해졌어요. 복부 팽만도 사라지고, 소화가 잘돼요. 예전처럼 무기력하지도 않아요."

그의 말처럼 소화불량 증상은 크게 완화되었고, 만성 피로감도 눈에 띄게 줄어들었습니다. 충분한 물 섭취가 위장을 정상화시키고, 그의 몸과 마음을 되살린 것이었습니다.

◆ 물 한 잔의 치유능력

재훈 씨는 그제야 깨달았습니다. "물을 마시는 것만으로 이렇게 달라질 수 있다니, 믿기지 않아요. 왜 진작 이 간단한 해결책을 몰랐을까요?"

이 사례는 물이 단순한 갈증 해소 이상의 역할을 한다는 것을 보여줍니다. 물 한 잔은 위장을 움직이게 하고, 소화를 돕고, 몸 전체에 활력을 불어넣습니다. 만성탈수는 눈에 보이지 않지만, 몸의 밸런스를 무너뜨리는 가장 큰 적일 수 있습니다.

◆ "작은 변화가 만든 큰 기적"

재훈 씨의 이야기는 우리 모두에게 작은 경종을 울립니다. 갈증을 느끼기 전에 물 한 잔을 챙기는 간단한 습관이 우리의 건강을 얼마나 변화시킬 수 있는지 말입니다.

지금 당신의 손에 있는 물 한 잔이 건강한 삶으로 이어지는 첫걸음이 될 수 있습니다. 지금 바로 물 한 잔을 마셔보세요. 당신의 몸이 새로운 활력을 만끽할 준비를 하고 있을지도 모릅니다.

04
만성탈수와 두통
: 약보다 물이 먼저인 이유

신체 다른 곳보다도 두뇌는 특히 물에 강하게 의존하며, 충분한 수분이 없으면 다양한 문제를 일으킵니다. 만성탈수는 신체 기능 전반을 저하시킬 뿐만 아니라, 두통이라는 신체의 경고 신호로 이어질 수 있습니다. 그렇다면 만성탈수가 두통을 유발하는 구체적인 이유는 무엇일까요?

✏️ 뇌와 물의 밀접한 관계

우리 뇌는 몸무게의 약 2%를 차지하지만, 전체 혈액량의 15~20%를 소모할 만큼 에너지 요구량이 높습니다. 뇌가 원활하게 기능하려면 충분한 산소와 영양소가 공급되어야 하며, 이를 가능하게 하는 핵심 요소가 바로 물입니다. 그러나 물이 부족하면 뇌는 즉각적으로 반응하며 두통이라는 경고 신호를 보냅니다.

📝 만성탈수가 두통을 유발하는 4가지 원인

1. 뇌 조직의 미세한 수축

탈수 상태에서는 뇌의 조직이 약간 수축할 수 있습니다. 이로 인해 뇌를 감싸고 있는 막과 신경이 자극을 받아 두통이 발생합니다. 비유하자면, 물을 잃은 과일이 쪼그라드는 것처럼, 뇌도 수분 부족으로 인해 미세한 긴장이 발생할 수 있습니다.

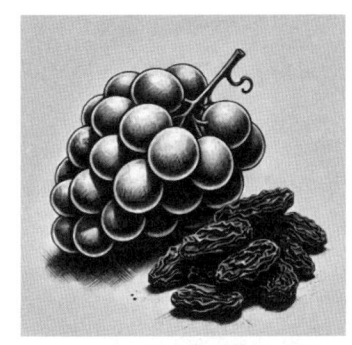

그림 1. 물의 중요성을 직관적으로 이해하기: 포도가 세포라고 상상해보세요.

해결책은 충분한 물을 마시면 이러한 자극이 완화되고 뇌 조직이 정상 상태로 돌아갈 수 있습니다.

2. 혈액 순환의 문제

수분이 부족하면 혈액이 끈적해지고 흐름이 느려져, 뇌로 산소와 영양소가 충분히 공급되지 못합니다. 뇌는 산소 부족에 민감하기 때문에 두통으로 신호를 보냅니다. 비유하자면, 물이 부족한 강에서 배가 천천히 움직이는 것처럼, 혈류가 느려져 뇌의 필요를 충족하지 못하는 상태입니다.

해결책은 물을 충분히 섭취하면 혈액 순환이 개선되고, 두통도 자연스럽게 완화될 수 있습니다.

3. 히스타민 과다 활성화

만성탈수 상태에서는 히스타민이라는 물질이 활성화됩니다. 이는 몸이 수분을 보존하려는 자연스러운 반응이지만, 동시에 뇌혈관을 확장시켜 두통(특히 편두통)을 유발할 수 있습니다. 히스타민은 염증 반응을 일으키거나 혈류량을 급증시키는 역할을 하며, 이 과정에서도 두통이 발생합니다.

해결책은 수분을 충분히 섭취하면 히스타민의 과도한 활성화를 막고 두통 빈도를 줄일 수 있습니다.

> 히스타민이 어떻게 뇌 혈관을 확장시키는지 궁금하신가요? 그 비밀이 부록 2, '히스타민 증후군'에 담겨 있습니다. 히스타민의 작용 원리부터 뇌 혈관 확장과 관련된 과학적 배경까지, 심도 있고 흥미로운 정보를 제공해 드립니다. 히스타민과 건강의 연결고리를 이해하고 싶으시다면, 이 부록을 꼭 확인해보세요!

4. 독소 축적

물을 충분히 마시지 않으면 신체의 독소와 노폐물이 배출되지 못해 염증 반응과 긴장을 유발합니다. 이로 인해 뇌에도 영향을 미치며 두통이 나타날 수 있습니다. 비유하자면, 쓰레기가 치워지지 않고 계속 쌓이는 방처럼, 독소가 몸 안에 축적되면서 머리가 무겁고 아픈 상태가 됩니다.

해결책은 물을 충분히 마시면 몸의 해독 시스템이 원활히 작동하며 두통 발생이 줄어들 수 있습니다.

📝 "두통을 사라지게 한 물 한 잔의 치유능력"

34세의 직장인 수민[가명] 씨는 매일 아침 시작되는 두통으로 하루를 열었습니다. 눈을 뜰 때부터 머리를 짓누르는 통증은 오후까지 이어졌고, 업무 중 집중력은 흐려졌으며, 퇴근길에는 피로가 쌓여 집으로 돌아가는 발걸음조차 무거웠습니다. 매일 복용하던 두통약은 잠깐의 편안함을 줄 뿐, 근본적인 문제를 해결하지 못했습니다.

◆ "정상"이라는 답변 속에서 길을 잃다

수민 씨는 답답한 마음에 여러 병원을 찾아다녔습니다. 뇌 CT, 경동맥 초음파, 안과 검사, 혈액검사까지. 모든 결과는 한결같이 "정상"이라는 답변뿐이었습니다.

"이렇게 아픈데 왜 아무 문제가 없다는 걸까요?"

수민 씨는 점점 더 지쳐갔습니다. 원인을 알 수 없는 두통과 함께하는 일상은 끝이 보이지 않는 터널 같았습니다.

◆ 숨겨진 원인, 만성탈수

그런 그녀가 마지막 희망으로 기능의학 병원을 찾아왔습니다. 상담 중 그녀의 하루 일과에서 중요한 단서를 발견했습니다.

"수민 씨, 하루에 물을 얼마나 드시나요?" "글쎄요… 커피를 묽게 타서 근무하는 동안 내내 마시는 것 같아요. 하지만, 물은 거의 안 마시는 것 같아요."

충격적이게도 그녀의 하루 수분 섭취량은 500mL조차도 되지 않았습니다. 게다가 커피와 탄산음료는 이뇨작용을 통해 체내 수분을 더 빼앗고 있었습니다. 저는 그녀에게 탈수와 두통의 관계를 설명했습니다. "물이 부족하면 뇌의 혈액순환에 부담을 주어 산소와 영양소 공급이 줄어듭니다. 이것이 두통과 피로를 악화시키는 주된 원인이 될 수 있어요."

◈ 작은 변화로 시작된 놀라운 결과

수민 씨는 간단한 지침을 따르기 시작했습니다.

- 하루 2리터 이상의 물을 마시기.
- 커피와 탄산음료 대신 물이나 허브차로 대체하기.
- 식사 30분 전과 활동 중간에 의도적으로 물을 섭취하기.

결과는 놀라웠습니다. 단 2주 만에 그녀는 매일 반복되던 두통에서 차츰 벗어나기 시작했습니다. 아침의 무거움은 사라졌고, 오후에는 피로가 크게 줄었습니다. 집중력이 회복되면서 업무 능률도 눈에 띄게 좋아졌습니다.

"물이 이렇게 중요한 줄 몰랐어요. 그동안 제 몸이 보내는 신호를 무시하고 있었던 거 같아요." 그녀는 감탄하며 말했습니다.

◈ 물 한 잔이 가져온 기적

수민 씨의 사례는 단순하지만 강력한 교훈을 남깁니다. 탈수는 단순한 갈증이 아니라 몸 전체에 심각한 영향을 미칠 수 있는 숨은 원인입니다. 충분한 물 섭취만으로도 뇌와 몸은 다시 활력을 되찾을 수 있습니다.

그녀의 경험은 물 한 잔이 단순한 갈증 해소를 넘어 몸과 마음을 치유하는 강력한 도구임을 증명합니다.

◆ "지금 물 한 잔을 마셔보세요."

혹시 당신도 원인을 알 수 없는 두통이나 피로로 힘든 시간을 보내고 있다면, 오늘부터 물 한 잔을 더 마셔보세요. 작은 변화가 당신의 몸에 큰 기적을 불러올 수 있습니다. 물은 '천연 두통약'이 될 수 있습니다.

05
만성탈수와 흉통
: 목마른 심장이 보내는 경고

흉통(가슴 통증)은 흔히 심장질환이나 폐 질환 같은 심각한 문제로만 여겨지지만, 만성탈수 또한 흉통을 유발하거나 증상을 악화시키는 원인일 수 있습니다. 물이 부족해지는 상황이 심장과 혈관, 그리고 주변 근육에 어떤 영향을 미치는지 알고 나면, 수분 섭취가 얼마나 중요한지 새삼 깨닫게 될 것입니다.

📝 만성탈수, 왜 흉통의 원인이 될까?

1. 농축된 혈액과 심장의 부담: 더 무거워진 생명의 펌프

탈수로 인해 혈액 속 수분이 줄어들면, 혈액은 마치 농축된 시럽처럼 끈적해지고 무거워집니다. 심장은 이 무거워진 혈액을 온몸에 순환시키기 위해 더 많은 힘을 써야 하며, 그로 인해 과부하 상태에 빠지게 됩니다.
이러한 과도한 부담은 흉통이나 가슴이 답답한 느낌을 유발할 수 있습니다. 충분한 물 섭취는 혈액을 묽게 만들어 심장의 부담을 덜어주는 가장 기본적이고 중요한 방법입니다. 물은 심장이 효율적으로 작동하도록 돕는 가장 강력한 지원군입니다.

2. 전해질 불균형; 물 부족, 심장의 리듬을 흐트러뜨리다.

물은 단순히 갈증을 해소하는 역할을 넘어, 나트륨, 칼륨, 마그네슘과 같은 전해질의 균형을 유지하며 심장의 리듬을 조율하는 중요한 역할을 합니다. 그러나 물이 부족하면 이 균형이 깨지며, 심장의 신호 전달이 영향을 받아 두근거림(빈맥)이나 부정맥 같은 증상이 나타날 수 있습니다.

부정맥은 마치 악보가 뒤섞인 오케스트라처럼 심장의 박자를 혼란스럽게 만들며, 종종 가슴 한가운데 통증이나 불편감으로 드러납니다. 충분한 물 섭취는 이 혼란을 바로잡고 심장의 리듬을 안정화하는 가장 간단한 방법입니다. 물은 심장이 조화롭게 연주할 수 있도록 돕는 보이지 않는 지휘자입니다.

3. 근육 긴장과 흉곽 통증: 물 부족이 만든 팽팽한 활시위

가슴 근육과 흉곽 주변 근육은 충분한 수분이 공급되어야 유연성을 유지하며, 부드럽게 움직일 수 있습니다. 그러나 물이 부족하면 근육은 마치 과도하게 당겨진 활시위처럼 경직되고 팽팽해져, 조금만 움직여도 흉곽 부위에 통증을 유발할 수 있습니다.

특히 스트레스가 겹치면 이 활시위는 더 단단히 당겨져 긴장감이 심화되고, 흉통을 느낄 가능성이 높아집니다. 충분한 물 섭취는 팽팽한 활시위를 풀어 근육을 이완시키고, 편안함을 되찾는 가장 자연스러운 방법입니다. 물은 몸의 긴장을 해소하는 치유의 원천입니다.

✎ 이런 증상, 탈수가 원인일 수 있습니다

흉통이 심각한 질환 때문이 아닐 수도 있지만, 탈수가 배경에 있을 가능성을 간과해서는 안 됩니다. 다음과 같은 증상이 있다면 만성탈수를 의심해볼 필요가 있습니다.

① 가슴 답답함: 특별한 질환이 없음에도 가슴이 묵직하고 불편한 느낌이 들 때
② 심장 두근거림(빈맥): 가슴이 빠르게 뛰면서 통증이 느껴질 때
③ 갈증, 진한 소변, 두통 동반: 가슴 통증과 함께 탈수의 다른 신호가 나타날 때

단, 흉통은 심근경색 같은 심각한 심장질환의 전조일 수 있으므로, 통증이 극심하거나 호흡곤란, 현기증이 동반된다면 즉시 의료진의 도움을 받아야 합니다.

📝 "물 한 잔이 가슴의 답답함을 풀어주다"

52세의 성민[가명] 씨는 어느 날 갑작스러운 흉통과 함께 병원을 찾았습니다. 가슴 한가운데를 짓누르는 통증은 스트레스가 많을 때마다 찾아왔고, 간헐적인 어지러움과 피로감도 그를 괴롭혔습니다. 더군다나 갈증은 일상이 되었고, 점심 무렵이 되면 몸이 무겁게 느껴지곤 했습니다.

심장질환을 의심한 병원에서는 심전도와 혈액검사를 진행했지만, 결과는 "정상". 그는 의아함 속에서도 일상으로 돌아가야 했습니다.

"도대체 뭐가 문제일까?" 답답함은 가라앉지 않았습니다.

◆ 의외의 발견: 물 부족이 문제일까?

호전되지 않는 증상에 성민 씨는 지인의 추천으로 기능의학 병원을 찾았습니다.

상담 도중 중요한 단서가 포착되었습니다.

"하루에 물은 얼마나 마시나요?" "글쎄요… 믹스커피는 자주 마시지만, 물은 거의 안 마셔요." 그의 대답은 모든 것을 말해주었습니다. 하루에 겨우 500mL도 마시지 못하는 물 섭취량과 하루 4~5잔의 믹스커피는 그의 몸을 만성탈수 상태로 내몰고 있었습니다.

검사 결과, 혈액과 소변은 농축되어 있었고, 이는 심장과 혈관에 더 큰 부담을 주고 있었습니다.

"탈수는 단순히 물이 부족한 문제가 아니에요. 혈액이 끈적해지고, 심장이 더 열심히 펌프질을 해야 하며, 그 결과 흉통과 어지러움이 발생할 수 있습니다."

저는 그에게 탈수의 영향을 이렇게 설명했습니다. "물 부족은 마치 엔진오일이 부족한 차를 몰고 고속도로를 달리는 것과 같아요. 엔진은 과열되고, 결국엔 멈춰설 수밖에 없죠."

◆ 작은 변화로 시작된 회복

우선, 수액 치료로 빠르게 체액과 전해질 균형을 회복시켰습니다. 놀랍게도 치료를 받은 지 2시간 만에 성민 씨는 흉통이 크게 완화되었고, 그는 오랜만에 숨을 깊게 들이쉴 수 있었습니다.

이후 저는 그에게 아래와 같은 생활 지침을 전달했습니다.

- 하루 2~2.5리터의 물을 꾸준히 섭취하세요.
- 믹스커피와 같은 카페인 음료는 줄이고, 대신 순수한 물이나 허브차를 선택하세요.
- 필요시 미네랄을 보충해 몸의 균형을 맞추세요.

◆ 3주 후, 다시 찾은 가벼움

3주 후, 병원을 다시 찾은 성민 씨는 예전과는 달라진 모습이었습니다.

"흉통은 거의 느껴지지 않고, 어지러움도 사라졌습니다. 요즘은 아침마다 몸이 가벼워요."

그는 미소를 지으며 말했습니다. "물이 이렇게 중요한지 몰랐습니다. 단순히 갈증을 채우는 게 아니라, 제 몸의 엔진을 돌리는 원동력이었네요."

◈ 물 한 잔이 전한 깨달음

이 사례는 탈수가 단순히 갈증만 유발하는 것이 아님을 보여줍니다. 만성탈수는 심혈관계에 부담을 주고, 흉통, 피로, 어지러움과 같은 다양한 증상을 악화시킬 수 있습니다. 그러나 물 한 잔이라는 작은 변화로도 몸은 빠르게 회복의 길로 들어설 수 있습니다.

◈ 작은 실천이 만드는 큰 변화

성민 씨의 이야기는 우리에게 간단하지만 강력한 메시지를 전합니다.
"건강은 아주 작은 변화에서 시작됩니다."

하루에 2리터의 물을 마시는 습관은 단순한 행동처럼 보이지만, 몸의 균형을 되찾고 생명력을 불어넣는 가장 효과적인 방법입니다.

혹시 원인을 알 수 없는 흉통이나 피로를 겪고 계신가요? 그렇다면 지금 물 한 잔을 마셔보세요. 그 작은 한 모금이 당신의 몸과 마음을 새롭게 바꿀 첫걸음이 될 것입니다.

06
만성탈수와 요통
: 허리가 보내는 목마름의 신호

"허리가 아픈 이유가 자세 때문일까요, 아니면 디스크 문제일까요?"

대부분의 사람들이 요통의 원인을 물리적 문제에서 찾습니다. 하지만 의외로 만성탈수가 허리 통증의 중요한 원인일 수 있다는 사실은 잘 알려지지 않았습니다. 물 부족 상태가 척추와 근육에 어떤 영향을 미치고, 요통으로 이어질 수 있는지 알아보겠습니다.

✎ 물과 허리 건강, 어떤 관계가 있을까?

우리 몸의 허리는 척추, 디스크, 근육, 인대로 구성되어 있으며, 이 모든 요소가 유기적으로 작동해야 건강한 움직임이 가능합니다. 하지만 충분한 수분이 공급되지 않으면 각 요소가 제 역할을 하지 못하며 요통을 유발하게 됩니다.

1. 디스크와 물의 관계

척추뼈 사이에는 추간판(디스크)이라는 구조물이 있어 척추에 가해지는 충격을 흡수하고 유연한 움직임을 도와줍니다. 디스크의 약 80%는 물로 이루어져 있는데, 수분이 부족하면 디스크는 점차 탈수 상태에 빠져 탄력을 잃습니다.

문제는 물이 부족한 디스크는 마치 물기 빠진 스펀지처럼 딱딱해지고, 척추뼈 사이 간격이 줄어들며 신경을 압박해 통증을 유발할 수 있습니다.

2. 허리 근육과 수분 부족

허리를 지탱하는 근육도 충분한 수분이 필요합니다. 물이 부족하면 근육은 긴장하고 피로해지며, 심한 경우 경련을 일으킬 수 있습니다.

문제는 긴장된 근육이 주변 신경을 자극하여 허리 통증을 유발할 수 있습니다.

3. 혈액 순환 저하와 염증 증가

탈수 상태에서는 혈액이 끈적해져 순환이 원활하지 못합니다. 척추와 주변 조직에 산소와 영양 공급이 줄어들면서 염증이 증가하고 회복 속도도 느려집니다.

그 결과, 염증은 허리 통증을 악화시키고, 요통이 만성화될 가능성을 높입니다.

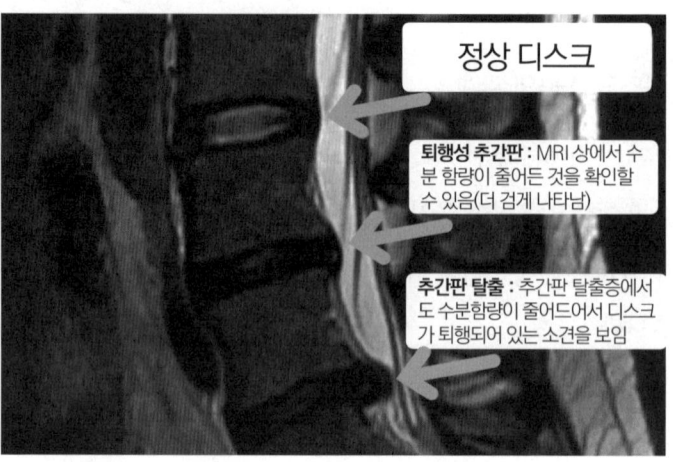

그림 2. 정상 추간판과 퇴행성 추간판 & 추간판 탈출증에서 추간판의 수분 함량의 차이 (Dr. Aaron Morland. "Are You Dehydrated? Your Discs, That Is!" 참고)

🖉 왜 물 부족이 요통을 악화시킬까?

1. 디스크 압박 증가

디스크는 마치 충격을 흡수하는 스펀지처럼, 물이 충분할 때 가장 유연하고 효과적으로 작동합니다. 그러나 탈수 상태에서는 디스크가 딱딱해지고, 척추 사이의 간격이 좁아지며 신경을 압박하게 됩니다. 그 결과, 통증과 불편함이 발생할 수 있습니다(그림 2 참고).

충분한 물 섭취는 디스크에 필요한 탄력을 되찾아 주고, 척추가 자유롭게 움직일 수 있도록 돕는 가장 기본적인 해결책입니다. 물은 척추를 지키는 자연의 완충제입니다

2. 근육 긴장과 경직

탈수는 전해질 균형을 무너뜨려 근육을 마치 수분을 잃고 뻣뻣해진 나뭇가지처럼 경직되게 만듭니다. 특히 허리 근육이 딱딱해지면 작은 움직임에도 쉽게 통증이 생기고, 때로는 갑작스러운 경련을 일으킬 수 있습니다.

충분한 물 섭취는 이 마른 나뭇가지에 생기를 불어넣어 유연함을 되찾고, 통증과 경직을 완화하는 자연스러운 방법입니다. 물은 근육에 활력을 더하는 생명의 원천입니다.

3. 염증과 독소 축적

수분이 부족하면 신체의 정화 시스템이 원활히 작동하지 못해, 노폐물과 염증 물질이 마치 막힌 하수관처럼 몸속에 축적됩니다. 이러한 축적은 허리 통증을 악화시키는 주요 원인이 됩니다.

충분한 물 섭취는 정체된 노폐물을 씻어내고, 염증 물질을 배출하며 몸을 깨끗하게 유지하는 가장 간단하고 효과적인 방법입니다. 물은 몸속 순환을 원활히 하고 통증을 완화하는 자연의 정화제입니다.

4. 자세 악화

탈수로 인해 피로가 쌓이면 몸은 마치 무너지는 건물처럼 나쁜 자세로 기울어지기 쉽습니다. 이러한 자세는 허리에 더 큰 압력을 가하며, 결국 통증을 더욱 악화시키는 원인이 됩니다.

충분한 물 섭취는 피로를 완화하고 몸의 균형을 유지해 올바른 자세를 지킬 수 있도록 돕습니다. 물은 몸의 기둥을 바로 세우고, 통증을 예방하는 가장 기본적인 동력입니다.

✏️ 이런 증상이 있다면, 만성탈수를 의심해보세요

① 아침에 허리가 뻣뻣하거나 아프다 : 밤새 수분 섭취가 없었기 때문에 기존의 탈수가 악화될 가능성이 있습니다.

② 운동 후 허리 통증이 심하다 : 땀으로 빠져나간 수분을 보충하지 않으면 디스크와 근육에 문제가 생길 수 있습니다.

③ 가벼운 허리 통증이 점차 심해진다 : 수분 부족으로 인한 염증과 압박이 누적될 수 있습니다.

✏️ "작은 변화로 허리를 되찾다 - 물과 영양의 힘"

◆ 문제의 시작: 원인 모를 허리 통증

50대 후반의 정민[가명] 씨는 몇 달 전부터 허리 통증에 시달리고 있었습니다. 처음엔 앉아 있는 시간이 많아 생긴 일시적인 통증이라 생각했지만, 점점 심해져 아침마다 일어나기가 힘들었습니다. 무거운 물건을 들거나 오래 걷는 건 상상도 할 수 없는 일이 되었고, 일상생활은 점점 어려워졌습니다.

"혹시 큰 병이 있는 건 아닐까?" 걱정된 마음에 병원을 찾은 그는 척추 X-ray와 요추부 CT촬영을 진행해 디스크나 척추 이상 유무를 확인했습니다. 신경과에서는 근전도 검사를 통해 신경 손상 여부를 점검했고, 골밀도 검사와 혈액 검사까지 받았습니다. 하지만 모든 결과는 "정상".

정민 씨는 원인을 알 수 없는 통증에 점점 지쳐갔습니다. 결국 지인의 추천으로 기능의학 병원을 찾게 되었습니다.

◆ 숨겨진 원인: 만성탈수와 영양 결핍

상담을 진행하면서 중요한 생활 습관의 단서를 발견했습니다.

"하루에 물은 얼마나 드시나요?" "커피는 자주 마시지만, 물은 거의 안 마셔요. 하루 한두 잔 마실까 말까 해요." 정민 씨는 갈증을 커피로 대신하며 만성탈수 상태에 있었습니다.

"허리 디스크는 체내 수분을 흡수해 충격을 완화하는 역할을 합니다. 하지만 물이 부족하면 디스크가 수축되고 유연성이 떨어져 통증을 유발할 수 있어요."

게다가 혈액검사 결과는 영양 결핍 상태를 보여주었습니다. 비타민 D가 심각하게 낮았고, 마그네슘과 오메가-3 지방산 같은 필수 영양소도 부족한 상태였습니다.

"이런 영양소는 뼈와 관절 건강뿐만 아니라 염증을 줄이고 통증을 완화하는 데도 중요합니다."

◆ 새로운 계획: 물과 영양으로 허리를 살리다

정민 씨에게 생활 습관과 식단을 전면적으로 바꿀 것을 제안하였습니다.

1. 충분한 물 섭취

- 하루 2리터 이상의 물을 마실 것.
- 아침에 일어나 따뜻한 물 한 잔으로 신진대사를 깨울 것.
- 커피는 하루 한 잔으로 줄이고 허브차나 순수한 물로 대체할 것.

2. 영양 보충

- 비타민 D : 뼈와 근육 건강을 위해 반드시 필요하며, 부족하면 통증이 악화됩니다. 하루 6,000~8,000IU를 3개월 동안 보충할 것을 권했습니다.
- 마그네슘 : 근육 이완과 신경 기능을 돕고, 요통 완화에 효과적입니다.
- 오메가-3 지방산 : 염증을 줄이고 관절 통증을 완화합니다. 최상의 흡수를 돕기 위해 양질의 EPA와 DHA가 포함된 저분자 오메가-3 보충제를 추천했습니다.
- 코엔자임 Q10 : 세포 에너지를 높여 피로와 통증 완화에 도움을 줍니다.
- 콜라겐 : 디스크와 관절 건강을 개선하고, 장기적인 회복을 지원합니다.

3. 운동과 스트레칭

허리 근육을 강화하고 혈액순환을 촉진하기 위해 걷기와 가벼운 요가를 추천했습니다.

하루 10분씩 허리를 늘려주는 스트레칭으로 근육의 긴장을 완화하도록 지도했습니다.

◆ 4주 후: 허리에 찾아온 변화

4주 후, 정민 씨는 환한 얼굴로 병원을 다시 찾았습니다.

"아침마다 뻐근했던 허리가 이제는 많이 좋아졌어요. 일어나기도 쉬워졌고, 통증도 거의 사라졌습니다. 몸도 전반적으로 더 가벼워진 것 같아요."

수분 섭취와 영양 보충의 작은 변화가 그의 삶을 바꿔놓았습니다. 통증은 줄어들었고, 그의 얼굴에는 자신감이 가득했습니다.

◆ 허리를 위한 작은 변화, 큰 효과

정민 씨의 사례는 허리 통증의 원인이 자세나 생활 습관뿐만 아니라 만성탈수와 영양 결핍에서도 기인할 수 있음을 보여줍니다.

물은 디스크와 관절을 보호하는 가장 기본적인 요소입니다. 비타민 D, 마그네슘, 오메가-3와 같은 필수 영양소는 통증 완화와 염증 감소에 중요한 역할을 합니다.

"허리를 살리는 변화는 어렵지 않습니다. 물 한 잔과 올바른 영양 섭취라는 작은 습관이 당신의 허리 건강을 회복하고 더 나은 삶으로 이끌 것입니다. 지금 바로 물 한 잔으로 시작해보세요."

07
만성탈수와 이명의 숨겨진 연결
: 귀 속 경고음, 물 부족의 신호일까?

"귀에서 웅웅거리는 소리가 멈추지 않는데, 정말 물 부족 때문일 수도 있을까요?"

이명은 주로 스트레스, 노화, 또는 청각 손상과 관련 있다고 알려져 있지만, 만성탈수가 이명 발생이나 악화를 촉진할 수 있다는 사실은 상대적으로 간과되고 있습니다.

탈수는 귀 속의 민감한 구조와 기능에 영향을 미쳐 이명이 발생할 수 있는 환경을 만듭니다. 귀와 수분의 깊은 관계를 살펴보며, 물 부족이 귀 속에서 어떻게 문제를 일으킬 수 있는지 알아보겠습니다.

📝 귀와 물, 어떤 관계가 있을까?

귀는 몸에서 가장 정교하고 민감한 기관 중 하나입니다. 특히 청각과 균형을 담당하는 내이(속귀)는 내림프액이라는 액체로 채워져 있습니다.

이 내림프액은 음파를 신경 신호로 전달하고, 몸의 균형을 유지하는 데 중요한 역할을 합니다. 하지만 수분이 부족하면 내림프액의 양과 농도가 변하며, 귀의 정상적인 기능에 문제가 생길 수 있습니다.

비유를 들면, 귀를 작은 음악 공연장이라 생각하면 내림프액은 공연장 음향 시스템과 같습니다. 물이 부족하면 음향 시스템이 고장 나 공연장이 삐걱거리거나 소음(이명)이 발생할 수 있습니다.

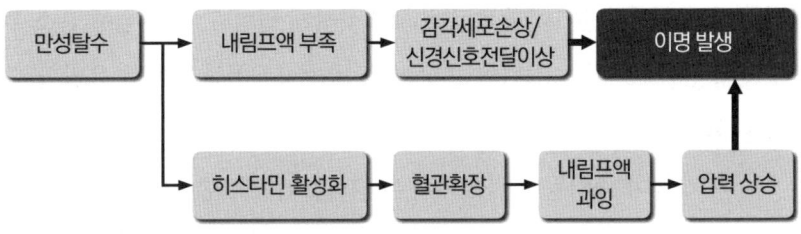

그림 3. 물 부족과 메니에르병(현기증, 이명, 청력저하)과의 관계

📝 만성탈수가 이명을 유발하는 주요 원인

1. 내림프액 불균형

내림프액과 외림프액은 귀 속 압력을 조절하며, 청각 신호를 정확히 전달하는 중요한 역할을 합니다. 그러나 만성탈수 상태에서는 내림프액이 부족하거나 농도가 변하면서 귀 속의 압력 균형이 무너질 수 있습니다.

이 압력 불균형은 귀 속에서 웅웅거리거나 삐- 소리가 들리는 이명으로 이어질 수 있습니다. 충분한 수분 섭취는 귀 속 환경을 안정적으로 유지하며, 이명이 발생할 가능성을 줄이는 가장 자연스러운 방법입니다. 물은 귀 속 조화를 유지하는 생명의 윤활제입니다.

2. 혈액 순환 저하

귀는 산소와 영양 공급에 특히 민감한 기관으로, 원활한 혈액 순환이 필수적입니다. 그러나 물이 부족하면 혈액이 끈적해지고 흐름이 느려져, 귀로 산소와 영양분이 제대로 전달되지 못하게 됩니다. 이로 인해 산소 부족이 발생하고, 귀 속 신경이 손상되며 이명이나 청력 저하를 유발할 수 있습니다.

마치 강물이 줄어들어 물고기와 수생식물이 필요한 자원을 공급받지 못하는 것처럼, 귀도 충분한 자원이 공급되지 못하면 정상적인 기능을 잃게 됩니다. 충분한 물 섭취는 귀로 가는 생명의 흐름을 회복시키고, 청각 건강을 지키는 가장 기본적인 방법입니다.

3. 전해질 불균형

물 부족은 나트륨, 칼륨, 마그네슘과 같은 전해질의 균형을 무너뜨려, 귀 속 내림프액의 농도에 변화를 일으킵니다. 이로 인해 귀의 신경 신호 전달이 마치 잘못 맞춰진 악기처럼 불안정해져, 삐- 하는 고주파 소리나 웅웅거리는 저주파 소리가 들릴 수 있습니다.

충분한 물 섭취는 귀 속의 전해질 균형을 되찾아, 청각 신호가 원활하게 전달되도록 돕는 가장 기본적인 방법입니다. 물은 귀 속의 멜로디를 조율해주는 자연의 조율사입니다.

4. 히스타민 활성화

만성탈수 상태에서는 몸이 물을 보존하려는 방어 메커니즘으로 히스타민을 활성화시킵니다. 그러나 이 과정에서 히스타민이 귀 주변의 혈관을 확장시키거나 염증을 유발할 수 있습니다. 이러한 변화는 귀 속 환경을 혼란스럽게 만들어 이명을 발생시키거나 기존의 이명을 악화시킬 가능성을 높입니다.

충분한 물 섭취는 히스타민 과활성화를 억제하고 귀 속 균형을 회복시켜, 이명을 완화하는 데 중요한 역할을 합니다. 물은 귀 속 소란을 진정시키는 자연의 진정제입니다.

이명은 한 가지 이유로만 발생하지 않습니다. 마치 퍼즐처럼 다양한 요인들이 얽혀 있어, 그 정체를 밝혀내는 일이 쉽지 않습니다. 하지만 현재까지 밝혀진 의심 요인들은 이 퍼즐의 중요한 조각이 될 수 있습니다.

참고

귀에서 들려오는 소음의 이유가 무엇인지 궁금하신가요? 〈부록 3. 귀에서 들리는 신호, 이명〉을 확인해보세요. 이곳에는 이명의 가능성 있는 원인들에 대한 자세한 정보가 담겨 있습니다. 당신의 이명이 어디에서 비롯되었는지 탐구하는 데 도움이 될 만한 작은 단서를 발견하게 될 수도 있습니다.

✏️ 이런 증상, 혹시 탈수 때문일까?

① 귀에서 웅웅거리거나 삐- 소리가 난다 : 큰 소음에 노출된 적이 없는데도 이명이 나타난다면, 만성탈수를 의심해보세요.

② 어지러움과 균형 이상이 함께 나타난다 : 내이의 압력 변화가 균형 감각에 영향을 줄 수 있습니다.

③ 갈증, 진한 소변, 두통이 동반된다 : 이는 탈수 상태를 나타내는 전형적인 신호입니다.

✏️ "물을 마신 후, 고요함이 돌아왔습니다"

◆ 끊이지 않는 웅웅거림, 이유를 모르는 고통

42세의 직장인 윤서[가명] 씨는 몇 달 전부터 이어진 귀 속 웅웅거림에 지쳐 있었습니다. 밤마다 들리는 귀 속 소음 때문에 잠들기 어려웠고, 아침이 오면 피로감에 업무는 늘 비효율적이었습니다. 처음엔 단순한 스트레스일 거라며 대수롭지 않게 여겼지만, 소음이 점점 심해지며 삶의 질은 급격히 떨어졌습니다.

결국 그녀는 이비인후과를 찾았습니다. 여러 가지 청력검사를 받고, 귀 내부를 확인했지만 별다른 이상은 발견되지 않았습니다. 혹시나 종양이나 혈관 이상과 같은 뇌의 구조적 문제가 있을까 걱정돼 뇌 CT 촬영까지 받았지만, 결과는 "정상"이었습니다.

"왜 내 귀만 이러는 걸까?" 윤서 씨는 답답한 마음에 고요함을 되찾고자 기능의학병원을 방문했습니다.

◆ 귀가 보내는 목마름의 신호

문진 중, 윤서 씨의 생활습관에서 중요한 단서를 발견했습니다.

"윤서 씨, 하루에 물은 얼마나 마시나요?" "솔직히 물을 잘 안 마셔요. 커피나 탄산음료로 대부분 갈증을 해소하죠."

몇 일 동안의 실제 수분 섭취량을 기록해보니 하루에 고작 500mL도 되지 않는 상태였습니다. 더군다나 편식과 불규칙한 식사로 영양 상태 역시 좋지 않을 가능성이 컸습니다. 저는 윤서 씨에게 이렇게 설명했습니다. "귀 속 웅웅거림은 단순한 소음이 아니라, 몸이 보내는 경고 신호일 수 있어요. 탈수 상태가 이어지면 내림프액의 균형이 깨지면서 이명 증상이 더 심해질 수 있습니다. 물은 내이의 건강을 유지하고, 균형을 회복하는 데 중요한 역할을 합니다."

◆ 작은 변화로 고요함을 되찾다

윤서 씨에게 다음과 같은 계획을 제안했습니다:

- 물 섭취 : 하루 2리터 이상의 물을 꾸준히 마시고, 갈증이 느껴지기 전에 물을 섭취하세요.
- 영양소 보충 : 편식으로 부족한 비타민과 미네랄을 채우기 위해 종합영양제와 마그네슘, 비타민 B군, 오메가-3 지방산 보충제를 권했습

니다. 특히, 이들 영양소는 신경 건강과 내이 혈류 개선에 도움을 줄 수 있습니다.
- **식단 개선** : 가공식품과 자극적인 음식을 줄이고, 녹황색 채소와 견과류, 생선 등을 포함한 균형 잡힌 식단으로 바꾸세요.
- **스트레스 관리**: 이명은 스트레스와 연관이 깊습니다. 하루 10분의 명상과 가벼운 스트레칭을 제안했습니다.

◆ 4주 후, 변화가 시작되다

4주 후 다시 병원을 찾은 서윤 씨의 얼굴엔 밝은 미소가 있었습니다.

"이젠 귀 속 소음이 줄어든 것 같아요. 밤에 잠도 잘 오고, 아침에 상쾌하게 일어나요."

물 섭취를 늘리고, 건강기능식품과 식단 개선을 병행하면서 몸의 전반적인 컨디션이 좋아진 것이 눈에 띄었습니다. 귀의 웅웅거림은 더 이상 그녀를 괴롭히지 않았고, 스스로도 건강을 되찾아가는 느낌을 받았습니다.

◆ 물이 준 작은 기적

이 사례는 귀의 웅웅거림이 단순히 청각적인 문제가 아니라 몸 전체의 균형에서 비롯될 수 있음을 보여줍니다. 탈수는 귀 건강뿐만 아니라 전신의 건강을 해칠 수 있습니다.

작은 변화로 시작된 서윤 씨의 건강 회복은 우리 모두에게 교훈을 전해줍니다.

"지금 당신의 귀가 목마르다고 말하고 있을지도 모릅니다." 오늘부터 물 한 잔으로 시작하세요. 이 작은 실천이 귀의 고요함뿐만 아니라 삶의 평화를 되찾는 첫걸음이 될 것입니다. "물이 몸과 귀에 고요함을 선물합니다."

08
만성탈수와 스트레스
: 물 부족이 마음을 지치게 한다

"왜 물을 안 마시면 스트레스를 더 강하게 느끼는 걸까요?"

현대인의 삶에서 스트레스는 피할 수 없는 요소입니다. 하지만 우리가 놓치고 있는 사실이 하나 있습니다. 만성탈수가 스트레스를 증폭시키고, 몸과 마음 모두를 더욱 지치게 할 수 있다는 점입니다. 이번 글에서는 물 부족과 스트레스의 관계를 알아보고, 수분 섭취가 어떻게 스트레스를 완화할 수 있는지 살펴보겠습니다.

✎ 왜 물 부족이 스트레스를 악화시킬까?

1. 뇌 기능 저하

우리의 뇌는 약 75%가 물로 이루어져 있으며, 스트레스를 관리하는 데 중요한 역할을 합니다.

탈수 상태에서는 뇌가 효율적으로 작동하지 못해, 집중력과 기억력이 저하됩니다. 이는 단순한 실수를 반복하게 만들고, 더 큰 스트레스를 느끼게 하는 악순환을 만듭니다. 비유하자면, 물이 부족한 뇌는 냉각수가 부족한 엔진처럼 과열되어 제 기능을 못하게 됩니다.

2. 코르티솔 분비 증가

탈수는 몸에 비상사태를 알리는 경고등을 켜고, 스트레스 호르몬인 코르티솔을 분비하게 만듭니다. 코르티솔은 단기적으로는 마치 화재에 대응하는 스프링클러처럼 몸을 보호하지만, 장기적으로는 스프링클러가 계속 작동해 물난리를 일으키는 것처럼 불안과 스트레스를 더욱 악화시킵니다. 만성탈수는 이 비상 시스템을 멈추지 못하게 만들어, 심리적 부담이 점점 쌓이게 됩니다. 건강한 몸과 마음을 위해서는 수분 공급이 가장 기본적인 해결책입니다.

3. 혈액 순환 문제

탈수 상태가 되면 혈액은 마치 물이 부족한 강처럼 흐름이 느려지고 점성이 높아집니다. 이로 인해 산소와 영양소가 제때 운반되지 못하고, 신체는 마치 연료 공급이 끊긴 발전기처럼 점점 제 역할을 잃어갑니다. 결국 에너지는 고갈되고 피로가 쌓이며, 스트레스에 대한 저항력도 크게 저하됩니다. 몸이 최적의 상태를 유지하려면, 강물이 끊임없이 흘러야 하듯 충분한 수분 공급이 필수입니다.

4. 신경 전달 이상

수분이 부족하면 전해질의 균형이 깨지면서 신경 신호의 전달이 마치 불안정한 인터넷 연결처럼 끊기고 느려집니다. 작은 자극에도 과민하게 반응하며, 평소보다 스트레스를 훨씬 강하게 느끼는 경향이 생깁니다. 특히 뇌와 신경계는 스트레스 상황에서 마치 시스템 오류가 난 컴퓨터처럼 제 기능을 발휘하지 못합니다. 원활한 신경 전달을 위해서는 충분한 수분 섭취가 무엇보다 중요합니다.

5. 염증 반응 활성화

탈수는 몸속에서 염증 반응의 스위치를 켜고 불을 붙이는 촉매제와 같습니다. 염증이 활성화되면 심리적·신체적 피로는 마치 불길이 번지듯 빠르게 악화되고, 스트레스에 대한 저항력은 무너집니다. 물이 부족하면 이 불길을 끌 방법이 없어지고, 결국 피로와 스트레스가 서로를 키우며 끝없는 악순환에 빠지게 됩니다. 몸의 균형을 되찾기 위해서는 충분한 수분 섭취로 염증의 불씨를 끄는 것이 중요합니다.

📝 이런 증상, 혹시 탈수 때문일까?

① 쉽게 짜증이 나고 불안하다 : 평소보다 스트레스를 더 심하게 느낀다면 수분 부족을 의심해보세요.

② 집중이 잘 안 되고 머리가 멍하다 : 탈수로 인한 뇌 기능 저하의 대표적인 신호입니다.

③ 피로감과 긴장감이 지속된다 : 신체가 탈수 상태에 적응하지 못한 결과일 수 있습니다.

🖊 스트레스와 만성탈수의 악순환

1. 탈수는 스트레스를 증폭시킨다

체내 수분 부족은 신체에 생리적 스트레스를 유발하며, 코르티솔 분비를 증가시킵니다.

이는 우리가 더 예민해지고, 스트레스를 더 강하게 느끼게 만드는 원인이 됩니다.

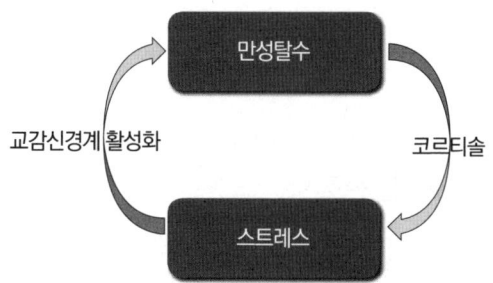

그림 4. 만성탈수와 스트레스의 악순환 고리

2. 스트레스는 탈수를 악화시킨다

스트레스는 교감신경계를 활성화하여 심박수를 증가시키고, 체내 수분 소비를 늘립니다.

이로 인해 탈수 상태가 더 심화되면서 악순환의 고리가 형성됩니다.

✏️ "물을 잊은 하루, 스트레스가 몰려온 날"

◆ 아침부터 정신없이 바빴던 하루

서른둘의 회사원 지현[가명] 씨는 출근길부터 마음이 복잡했다. 상사에게 혼난 어제의 일이 머릿속을 떠나지 않았다. 업무가 쌓여있는 책상 앞에 앉아 있는 동안, 스트레스는 점점 더 쌓였고 그녀의 심장은 두근거리기 시작했다.

"오늘은 왜 이렇게 짜증나지?" 그녀는 혼잣말을 내뱉으며 깊게 한숨을 쉬었다.

◆ 목마른 몸이 보내는 신호

점심시간이 되어도 뭔가 이상했다. 사소한 일에도 신경질이 나고, 머리가 묵직한 느낌. "왜 이렇게 예민해졌을까?" 지현 씨는 고개를 흔들며 생각했다.

그녀는 테이블 위에 놓인 믹스커피를 쳐다보았다. "오늘 아침에도 커피 두 잔을 마셨네." 그러고 보니, 오늘 물 한 모금도 마시지 않았다는 사실을 깨달았다.

◆ 물 한 잔으로 찾아온 깨달음

우연히 책상 서랍에서 꺼낸 물병을 본 그녀는, "일단 한 잔이라도 마셔볼까?" 하는 마음으로 물을 마셨다. 한 모금, 두 모금. 몸에 퍼지는 시원한 느낌이 들자, 잠시 동안 스트레스가 가라앉는 것 같았다.

"설마 물이 부족해서 이렇게 스트레스를 많이 받았던 걸까?" 궁금한 마음에 그녀는 스마트폰으로 몇일 전 지인이 보내 준 물과 관련된 건강강의를 찾아서 시청하기 시작했다.

◆ 스트레스와 물의 비밀

강의를 듣고 난 후 지현 씨는 깜짝 놀랐다. 탈수 상태가 되면 스트레스 호르몬인 코르티솔이 더 많이 분비된다는 사실.

"그러니까 내가 오늘 이렇게 힘들었던 이유가, 물 부족 때문이라고?" 그녀는 스스로를 돌아봤다. 늘 커피로 하루를 시작하고, 물은 잊고 살았던 자신을.

물 한 잔이 체내 혈액 순환을 돕고, 뇌로 산소를 공급하며, 마음의 긴장을 완화시킨다는 사실은 충격적이었다.

"내 몸이 스트레스를 강하게 느꼈던 이유가 바로 물 때문이라니!"

◆ 새로운 시작, 물과 함께

그날 이후, 지현 씨는 작은 목표를 세웠다. 하루에 최소 2리터의 물을 마시겠다고. 커피를 마신다면 반드시 그 이상의 물을 더 섭취하겠다고.

몇 주 후, 그녀는 깨달았다. 스트레스는 여전히 있었지만, 그 강도는 확실히 줄어들었다. 머리가 맑아지고, 작은 일에도 웃을 여유가 생겼다. 무엇보다, 자신을 돌보는 작은 변화가 삶의 큰 차이를 만들 수 있다는 걸 깨달았다.

"스트레스가 당신을 덮치기 전에 물 한 잔을 마셔보세요."
지현 씨처럼, 물 한 잔이 당신의 몸과 마음을 위로해줄지 모릅니다.

09
만성탈수와 우울증
: 목마른 뇌가 보내는 감정의 신호

"물을 적게 마시는 게 정말 감정에도 영향을 미칠 수 있을까요?"

우울증은 일반적으로 심리적 스트레스, 뇌의 화학적 불균형, 또는 환경적 요인과 연관되어 논의됩니다. 하지만 만성탈수가 우울감을 악화시킬 수 있다는 사실은 쉽게 간과됩니다. 물은 단순히 갈증을 해소하는 음료가 아니라, 뇌를 포함한 신체 전반에 활력을 불어넣고 감정 균형을 유지하는 데 필수적인 원천입니다. 탈수 상태에서 뇌는 마치 연료 부족으로 기능이 저하된 엔진처럼 무기력해지고, 이는 감정적 피로와 연결될 수 있습니다. 물 부족이 어떻게 우리의 마음과 연결되어 있는지, 그리고 이를 통해 우울증이 어떻게 깊어질 수 있는지 함께 탐구해보겠습니다.

왜 만성탈수가 감정 상태를 악화시킬까?

1. 세로토닌 생산 감소

세로토닌은 우리의 감정을 부드럽게 안정시키고 행복감을 느끼게 하는 뇌의 중요한 신경전달물질입니다. 그런데 이 세로토닌을 만들어내는 과정에 꼭 필요한 숨은 조력자가 있으니, 바로 물입니다. 만성적인 탈수는 세로토닌 생산을 방해해 감정을 조율하는 능력을 약화시키고, 작은 스트레스에도 더 쉽게 우울감을 느끼게 만듭니다. 비유하자면, 세로토닌은 감정을 밝히는 빛이고, 물은 그 빛을 켜기 위한 전기입니다. 물이 부족하면 빛은 점점 희미해지고, 결국 어둠 속에서 길을 잃을 수밖에 없습니다. 충분한 수분은 우리 마음의 빛을 지키는 첫걸음입니다.

2. 코르티솔 수치 증가

앞서 말씀드렸듯이, 탈수는 신체에 마치 비상 상황이 발생했다고 경고하며, 스트레스 호르몬인 코르티솔의 분비를 촉진합니다. 코르티솔은 단기적으로는 생존을 위한 방어 시스템처럼 작동해 우리를 보호하지만, 장기적으로는 마치 끊임없이 울리는 경고 알람처럼 불안과 우울감을 증폭시킵니다. 만성탈수 상태에서는 이 알람이 멈추지 않아 몸과 마음이 계속 긴장 상태에 놓이게 되고, 결국 감정적 안정감을 잃게 됩니다. 충분한 물은 이 끝없는 경고 사이렌을 끄고, 신체와 마음의 평화를 되찾는 데 꼭 필요한 열쇠입니다.

3. 혈액 순환 저하

　탈수는 몸 안의 혈액 흐름을 방해하여 산소와 영양소가 뇌에 제대로 전달되지 않게 만듭니다. 그 결과, 뇌는 마치 조율이 어긋난 악기처럼 제대로 된 소리를 내지 못하고, 감정과 기분을 조화롭게 다스릴 능력을 잃게 됩니다. 물은 이 오케스트라를 다시 조율하고, 각 악기가 제 역할을 다하도록 돕는 지휘자와도 같습니다. 충분한 수분이 있을 때 몸과 마음은 비로소 완벽한 하모니를 만들어냅니다.

4. 에너지 수준 감소

　물은 신체가 활력을 유지하기 위해 반드시 필요한 점화 장치입니다. 하지만 탈수 상태에서는 세포들이 불꽃을 피울 연료를 잃어, 에너지를 제대로 생성하지 못합니다. 그 결과, 몸은 점점 무거워지고 피로와 무기력감이 삶의 모든 순간을 지배하게 됩니다. 이는 마치 꺼져가는 등불처럼 우리의 정신적, 신체적 활기를 서서히 빼앗아갑니다. 물은 이 꺼져가는 불꽃을 다시 타오르게 하고, 몸과 마음에 생기를 불어넣는 가장 기본적인 원천입니다.

5. 염증 반응 증가

　만성탈수는 몸속에 잠자고 있던 염증 반응에 불씨를 지피는 촉매제와 같습니다. 이 염증은 단순히 몸에만 머무르지 않고 뇌로 스며들어 신경계와 감정의 균형을 흐트러뜨립니다. 지속적인 염증은 마치 녹이 슨 기계처럼 신경 회로를 손상시키고, 결국 우울증과 불안 장애와 같은 정신 건강 문제로 이어질 위험을 높입니다. 물은 이 은밀한 불씨를 잠재우고, 몸과 마음의 평화를 되찾아주는 자연의 치유제입니다.

✎ 이런 증상, 혹시 탈수 때문일까?

① **기분이 가라앉고 우울하다** : 특별한 이유 없이 감정이 가라앉고 부정적인 생각이 반복된다면, 만성탈수가 원인일 수 있습니다.

② **피곤하고 무기력하다** : 탈수는 신체 에너지 생산을 저하시켜 피로감을 유발합니다.

③ **집중력이 떨어지고 멍하다** : 뇌 기능 저하로 인해 일상적인 업무조차 힘들게 느껴질 수 있습니다. 물 부족은 뇌의 효율적인 작동을 방해합니다.

✎ "좋은 물 한 잔이 마음에 안정을 선물합니다"

소영[가명] 씨는 오늘도 무거운 마음으로 하루를 마무리하며 퇴근길에 올랐습니다.

그날따라 친구 민경[가명] 씨와 오랜만에 저녁 약속이 잡혀 있었습니다. 가벼운 대화를 나누던 중, 민경 씨가 문득 말했습니다.

"소영아, 물을 많이 안 마시면 우울감이 생길 수도 있다는 거 알아? 얼마 전에 건강 강의에서 들었어."

소영 씨는 고개를 갸웃하며 민경의 말을 되새겼습니다. "물 부족이 우울감까지 이어질 수 있다고?" 그제야 아침부터 마신 커피 한 잔이 전부라는 사실이 떠올랐습니다. "내가 물을 정말 안 마셨구나."

◈ 작은 변화의 시작

그날 대화가 계기가 되어, 소영 씨는 집에 돌아와 물 한 잔을 마셨습니다.

"별거 아닐지 모르지만, 한번 시도해보자." 투명한 유리컵에 담긴 물을 천천히 마시며, 그녀는 마음속으로 다짐했습니다. "내 몸이 보내는 신호를 무시하지 말자."

이후 소영 씨는 의식적으로 물병을 준비해, 하루 종일 물을 마시는 습관을 만들기 시작했습니다.

◈ 마음의 무게가 가벼워지다

며칠 후, 그녀는 자신에게 찾아온 변화를 깨닫기 시작했습니다.

작은 일에도 짜증이 나던 자신이 점점 여유를 되찾고 있었습니다. 머리가 맑아지기 시작했고, 피로감도 줄어든 느낌이었습니다. "물이 정말 내 몸과 마음에 이렇게 큰 영향을 미쳤을 줄이야." 친구의 말처럼, 충분한 물을 마시는 것이 스트레스 반응을 줄이고, 마음의 균형을 찾는 데 중요한 역할을 한다는 걸 이제야 실감했습니다.

"당신의 마음이 무겁다면, 물 한 잔으로 시작하세요"

우리의 몸은 물로 이루어져 있습니다. 물 한 잔은 갈증 해소를 넘어, 몸과 마음을 가볍게 해주는 작은 기적이 될 수 있습니다.

10
만성탈수와 부신피로
: 피로한 하루의 숨은 원인, 목마른 부신

"잠을 푹 자도 피곤이 가시지 않고, 작은 일에도 지치고 짜증이 밀려 온다면, 나만 이런 걸까?"

이러한 증상은 단순한 일상의 과로가 아니라, 부신피로(Adrenal Fatigue)라는 숨은 문제일 수 있습니다. 부신피로는 스트레스와 호르몬 불균형으로 인해 신체가 끊임없이 긴장 상태에 놓이며, 피로와 면역력 저하를 초래합니다. 그런데 놀랍게도 만성탈수가 이 상태를 악화시키는 주요 원인 중 하나라는 사실을 알고 계셨나요? 부신은 몸의 스트레스 반응을 조율하는 지휘자와 같지만, 물이 부족하면 제대로 된 연주를 이끌지 못합니다. 이번 글에서는 만성탈수와 부신피로의 숨은 연결을 풀어보고, 충분한 수분 섭취가 어떻게 몸과 마음을 되살리는 열쇠가 될 수 있는지 알아보겠습니다.

📝 부신피로란 무엇인가?

부신은 신장 위에 위치한 작은 분비샘으로, 코르티솔, 알도스테론, 아드레날린 같은 중요한 호르몬을 분비합니다. 이 호르몬들은 다음과 같은 역할을 합니다:

① 체내 스트레스 반응 조절
② 혈압과 수분·전해질 균형 유지
③ 혈당 조절 및 에너지 생산 지원

부신피로는 부신이 과도하게 작동하면서 호르몬 균형이 무너져, 몸이 지속적인 피로와 스트레스를 느끼는 상태를 말합니다.

주요 증상은 만성 피로, 작은 스트레스에도 과민한 반응, 혈압 변화(어지러움, 두근거림), 수면 장애, 무기력감 등입니다.

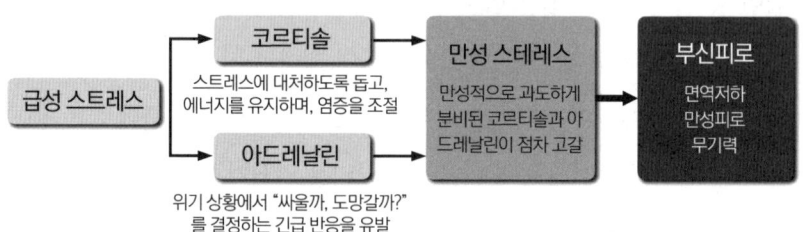

그림 5. 탈수가 호르몬 불균형(코르티솔, 아드레날린)을 발생시켜 부신피로를 부릅니다.

📝 부신과 물의 깊은 연결고리

부신은 마치 몸속의 조율사처럼 스트레스와 수분 균형을 섬세하게 다스립니다. 하지만 물이 지속적으로 부족하면, 부신은 쉬지 않고 일하는 과로한 직원처럼 점점 지쳐갑니다. 부족한 수분을 보상하기 위해 부신은 평소보다 더 많은 에너지를 쏟아야 하고, 결국 무리한 노력 끝에 탈진 상태에 빠질 위험이 커집니다. 물은 단순한 갈증 해소를 넘어, 부신이 과도한 업무에서 벗어나 제 기능을 다할 수 있도록 돕는 가장 기본적이고도 중요한 동반자입니다.

1. 코르티솔 분비 증가

탈수는 몸에게 "비상 상황"을 알리는 신호탄과 같습니다. 이에 대응해 신체는 생존을 위해 스트레스 호르몬인 코르티솔을 분비하며, 부족한 물을 보완하려고 애씁니다. 하지만 이 과정이 반복되고 길어지면, 코르티솔은 마치 꺼지지 않는 경보음처럼 몸을 계속 긴장 상태에 몰아넣습니다. 부신은 이 경고를 멈추기 위해 끊임없이 작동하며 결국 지치고, 피로가 쌓여갑니다. 물은 이 과잉 경보를 끄고, 부신과 몸이 평온을 되찾도록 돕는 가장 간단하면서도 강력한 해결책입니다.

2. 알도스테론의 과도한 작동

알도스테론은 몸속의 정교한 조정 장치로, 나트륨과 칼륨 같은 전해질과 수분의 균형을 유지하며 신체 시스템을 원활하게 작동시킵니다. 하지만 만성탈수 상태에서는 부족한 물을 보존하기 위해 알도스테론이 과열되듯 과도하게 작동합니다. 마치 온도 조절 장치가 고온 상태를 유지하려고 쉬지 않고 가동되는 것처럼, 이 과부하는 부신을 지치게 하고 몸 전체에 피로를 가져옵니다. 충분한 수분은 이 조정 장치를 안정화시켜 몸이 스스로 균형을 되찾을 수 있도록 돕는 핵심 요소입니다.

3. 전해질 불균형

물은 나트륨, 칼륨, 마그네슘 같은 전해질이 조화롭게 상호작용하며 신체의 리듬을 유지하도록 돕는 숨은 조력자입니다. 하지만 탈수 상태가 되면 이 섬세한 균형이 깨지며, 전해질들이 엇갈리기 시작합니다. 그로 인해 부신의 호르몬 생산이 방해받고, 이를 보상하기 위해 부신은 과도하게 작동하며 신체 시스템은 점점 혼란에 빠집니다. 물은 이 혼란을 잠재우고, 신체가 다시 안정적인 리듬을 되찾는 데 필수적인 원천입니다.

4. 염증 반응 증가

물이 부족하면 체내 염증 반응이 마치 꺼지지 않는 불씨처럼 타오르기 시작합니다. 이를 진압하려는 부신은 코르티솔을 추가로 분비하며 끊임없이 노력하지만, 결국 과부하 상태에 빠지고 맙니다. 이로 인해 부신은 점점 더 지쳐가고, 염증은 멈추지 않는 악순환의 고리를 만들어냅니다. 물은 이 불씨를 잠재우고, 부신이 본래의 리듬을 되찾을 수 있도록 돕는 가장 기본적이면서도 강력한 해결책입니다.

5. 혈압 변동과 피로감

탈수는 혈액량을 줄여 혈압 조절이라는 정교한 시스템을 혼란에 빠뜨립니다. 자리에서 일어날 때 느끼는 어지러움은 마치 경고등이 깜빡이는 신호처럼 부신을 긴급 가동하게 만들고, 더 많은 알도스테론과 코르티솔을 생산하도록 몰아붙입니다. 그러나 이 호르몬 생산 과정은 에너지를 크게 소모하며, 이미 과열된 엔진과 같은 부신에 추가적인 부담을 더합니다. 결국 몸은 과부하 상태에 빠지고 피로감이 몰려옵니다. 물은 이 과열된 엔진을 식히고, 부신이 정상적으로 작동할 수 있도록 돕는 필수적인 냉각제입니다.

🖉 이런 증상, 혹시 부신피로 때문일까?

① 아침에 일어나기 힘들다 : 탈수와 부신피로로 인해 충분히 쉬어도 피로가 회복되지 않을 수 있습니다.

② 작은 스트레스에도 쉽게 지친다 : 부신이 과도하게 작동하여 에너지가 고갈된 상태일 수 있습니다.

③ 소금이나 단 음식이 자꾸 당긴다 : 탈수와 전해질 불균형으로 인해 소금 섭취 욕구가 증할 수 있습니다.

④ 심장이 두근거리고 불안하다 : 부신 호르몬 분비의 과잉 또는 결핍으로 인해 심박수 조절이 어려워질 수 있습니다.

⑤ 소변 색이 짙고 양이 줄었다 : 이는 대표적인 탈수 신호로, 갈증이 느껴지기 전에 물을 마셔야 합니다.

✏️ "커피 대신 물 한 잔이 필요한 순간"

소민[가명] 씨는 오늘도 아침부터 피곤했다. 알람 소리에 간신히 눈을 뜬 그녀는 커피머신으로 직행했다. "오늘 하루도 커피 없이는 못 버티겠어." 하지만 두 번째 커피를 마시고도 몸은 여전히 무겁고, 머리는 멍했다.

"왜 이렇게 피곤하지?" 소민 씨는 스스로에게 물었다. 하지만 바쁜 일상 속에서 이 질문은 쉽게 잊혀졌다.

◆ 부신의 비밀, 물이 필요하다

저녁이 되어 친구 유진[가명]과 저녁 식사를 하던 중, 소민 씨는 피곤함을 호소했다.

"유진아, 나 요즘 왜 이렇게 지쳤는지 모르겠어. 아무리 자도 피곤해."

유진은 고개를 끄덕이며 말했다. 나도 얼마전 건강강의에서 들은 얘긴데, "너 혹시 부신피로 들어봤어? 부신이 코르티솔 같은 스트레스 호르몬을 조절하는데, 수분 부족이 부신에 큰 부담을 준대."

소민 씨는 깜짝 놀랐다. "물 부족이 부신과 관련이 있다고?"

유진은 웃으며 말했다. "당연하지. 알도스테론이라고 했던 것 같은데, 이 호르몬은 수분과 전해질 균형을 유지하는 데 중요한 역할을 한다고 해.

그런데 물을 잘 안 마시면 부신이 과로하게 되고, 몸이 계속 피곤할 수밖에 없대."

◆ 작은 습관이 만든 변화

그날 이후, 소민 씨는 유진의 조언을 떠올리며 하루를 시작했다.

"오늘은 커피보다 물 한 잔부터 마셔보자." 그녀는 아침마다 물 한 잔을 챙겨 마셨고, 커피를 마실 때마다 반드시 한배 반 정도의 물을 추가로 마시기로 결심했다.

몇 주 후, 소민 씨는 놀라운 변화를 느꼈다.

기존에는 두세 잔의 커피를 마셔도 풀리지 않던 피로가 줄어들었고, 아침이 한결 가벼워졌다. 무엇보다도 하루 종일 머리가 맑고 에너지가 유지되는 것이 가장 큰 차이였다.

◆ 물 한 잔이 부신을 지키는 열쇠

소민 씨는 깨달았다. 단순히 물을 마시는 작은 습관이 부신의 부담을 덜어주고, 몸과 마음의 활력을 되찾는 데 얼마나 중요한지.

"커피 한 잔이 아니라, 물 한 잔이 피로를 이기는 시작점이 될 수 있다."

지금 당신도 자신의 수분 섭취 습관을 돌아보세요. 매일 마시는 물 한 잔이, 당신의 부신을 지키고 에너지를 회복하는 열쇠가 될지 모릅니다. 오늘부터, 커피 대신 물로 하루를 시작해보는 건 어떨까요?

11
만성탈수와 비만
: 부족한 물 대신 지방을 저장하는 몸의 생존 본능

"물을 적게 마시는 게 체중 증가의 숨은 원인일 수 있다고요?"

비만의 원인을 이야기할 때 우리는 종종 과식이나 운동 부족만을 떠올립니다. 하지만 만성탈수, 즉 물 부족이 체중 증가와 비만을 유발하는 숨겨진 촉매제라는 사실은 간과되곤 합니다. 물이 부족해진 몸은 생존을 위해 에너지를 저장하려는 본능을 가동하며, 지방을 축적하는 쪽으로 기울어지게 됩니다. 물 한 잔을 마시는 작은 습관이 몸의 균형과 체중 관리에 얼마나 큰 영향을 미칠 수 있는지 알게 되면, 물이 단순한 갈증 해소를 넘어 건강의 핵심이라는 사실을 깨닫게 될 것입니다.

✎ 만성탈수는 어떻게 비만을 유발할까?

1. 갈증과 배고픔: 뇌의 착각이 불러온 과식의 함정

몸이 수분 부족 상태에 빠지면, 뇌는 이를 해결하려는 신호를 보내지만, 문제는 이 신호가 항상 정확하지 않다는 점입니다. 갈증으로 인식해야 할 상황을 뇌는 종종 배고픔으로 잘못 해석합니다. 그 결과, 몸은 물을 원하고 있음에도 불구하고 음식을 찾게 되고, 불필요한 칼로리를 섭취하게 됩니다. 마치 목마른 나무에 물 대신 비료를 주는 것처럼, 해결책이 빗나가면서 체중 증가는 피할 수 없게 됩니다. 물 한 잔은 이 혼란을 바로잡고, 몸이 진정으로 필요한 것을 채워주는 가장 간단한 해답입니다.

2. 신진대사와 물: 꺼져가는 엔진의 연료

물은 신체의 신진대사를 활성화하는 필수 연료와도 같습니다. 하지만 탈수 상태에서는 이 연료가 부족해 엔진이 제 속도를 내지 못하고, 대사 과정은 점점 느려집니다. 그 결과, 같은 양의 음식을 섭취하더라도 소모되지 못한 에너지가 지방으로 변해 몸에 축적됩니다. 물은 이 멈칫거리는 엔진을 다시 활발히 가동시켜, 체중 증가를 막고 에너지 효율을 높이는 가장 간단하면서도 효과적인 방법입니다. 물 한 잔으로 몸의 엔진을 다시 살아나게 해보세요!

3. 지방 분해와 물: 열쇠를 잃은 잠긴 문

지방을 분해하는 과정에서 물은 필수적인 역할을 합니다. 하지만 물이 부족하면 이 과정은 마치 열쇠를 잃은 문처럼 닫혀버리고, 지방은 분해되지 못한 채 그대로 몸에 축적됩니다. 이는 체지방 증가로 이어지고, 체중 감량의 문턱을 더 높게 만듭니다. 물은 이 잠긴 문을 여는 가장 단순하면서도 강력한 열쇠로, 체지방을 효율적으로 연소시키고 몸의 균형을 되찾는 데 없어서는 안 될 요소입니다. 물 한 잔으로 닫힌 문을 활짝 열어보세요!

4. 체액 정체와 부종: 물 부족에 대비한 몸의 '비상 탱크'

물이 부족하면, 몸은 이를 생존 위기로 인식하고 남은 물을 저장하려는 방어 메커니즘을 가동합니다. 이로 인해 몸 곳곳에 체액이 정체되어 부종이 발생하고, 체중이 증가한 것처럼 보일 수 있습니다. 마치 가뭄에 대비해 저수지에 물을 잔뜩 저장하는 것처럼, 몸은 부족한 물을 붙잡으려 애쓰지만, 결과적으로 균형이 무너집니다. 충분한 물을 섭취하면 이 비상 시스템이 해제되고, 몸은 다시 자연스러운 흐름을 되찾아 가벼운 상태로 돌아갈 수 있습니다.

5. 에너지 부족과 과식: 멈춰버린 발전소, 그리고 잘못된 연료 선택

탈수 상태에 빠지면 몸은 에너지를 만들어내는 능력이 둔화되어 마치 가동을 멈춘 발전소처럼 무기력해집니다. 이로 인해 활동량이 줄어들고, 부족한 에너지를 채우기 위해 뇌는 고칼로리 음식을 찾으라는 잘못된 신호를 보냅니다. 그러나 물이 부족한 상태에서는 이 추가된 칼로리조차 효율적으로 소모되지 못하고, 악순환이 반복됩니다. 충분한 물은 이 발전소에 연료를 다시 채우고, 몸이 올바른 에너지 균형을 되찾을 수 있도록 돕는 핵심 열쇠입니다.

6. 소화 기능 저하: 멈춰버린 소화기관의 컨베이어 벨트

물은 소화기관이 원활히 작동하도록 돕는 필수적인 윤활제입니다. 하지만 물이 부족하면 소화 과정이 느려지고, 음식물은 마치 고장 난 컨베이어 벨트 위에 멈춰선 물건처럼 소화기관에 오래 머물게 됩니다. 이로 인해 시상하부의 식욕중추가 만족감을 느끼지 못하고, 뇌는 계속 음식을 더 섭취하라는 신호를 보냅니다. 결과적으로 불필요한 칼로리 섭취로 체중이 증가할 가능성이 커집니다. 물은 이 멈춘 컨베이어 벨트를 다시 움직이게 하여 소화를 원활히 하고, 몸의 균형을 유지하는 중요한 역할을 합니다.

만성탈수와 호르몬의 불협화음
: 균형을 잃은 몸의 교향곡

1. 렙틴과 그렐린의 혼란

렙틴은 "배부름"이라는 멜로디를 연주하는 호르몬이고, 그렐린은 "배고픔"이라는 음색을 추가하는 역할을 합니다. 하지만 탈수 상태에서는 렙틴의 목소리가 약해져 배부름 신호가 제대로 전달되지 않고, 그렐린의 소리가 과하게 울려 과도한 배고픔을 느끼게 됩니다. 이 호르몬의 불협화음은 몸의 식욕 조절을 어렵게 만들어, 과식을 부르는 악순환을 만듭니다.

2. 코르티솔의 과잉 연주

탈수는 스트레스 호르몬인 코르티솔을 더 많이 분비하게 하며, 이는 마치 박자를 놓친 팀파니가 교향곡의 하모니를 깨뜨리는 것과 같습니다. 코르티솔 수치가 높아지면 복부 비만과 같은 지방 축적이 촉진되어 몸에 추가적인 부담을 줍니다.

물은 이 혼란스러운 교향곡을 다시 조율하는 지휘자로, 호르몬들이 제 역할을 할 수 있도록 돕는 가장 기본적이고도 강력한 해결책입니다.

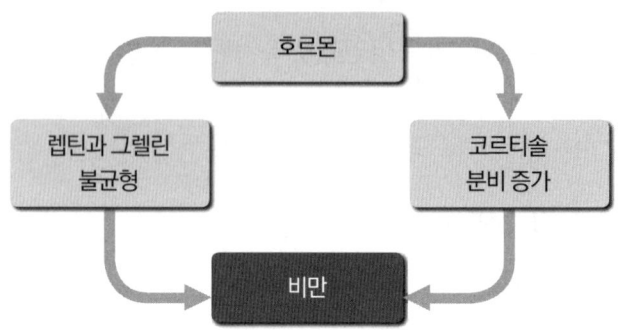

그림 6. 만성탈수와 호르몬 불균형과의 관계:
비만은 '칼로리 불균형'이 아니라, '호르몬 불균형'이 주범이다.

📝 만성탈수와 잘못된 음료 선택
: 갈증을 속이는 달콤한 함정

1. 액상과당과 카페인 음료의 덫

물 대신 액상과당이 든 음료나 카페인이 들어간 음료를 선택하는 것은 마치 사막에서 신기루를 쫓는 것과 같습니다. 이 음료들은 갈증을 잠시 달래는 듯하지만, 추가적인 칼로리를 불러오고 탄산음료와 에너지 음료는 오히려 탈수를 심화시킵니다. 결과적으로, 갈증은 해결되지 않은 채 비만이라는 새로운 문제를 떠안게 됩니다.

2. 알코올의 양날의 검

알코올은 갈증을 해소하기는커녕 몸의 수분을 더 빼앗아가는 강한 이뇨 작용을 일으킵니다. 동시에 높은 칼로리로 체중 증가에 기여하며, 몸을 수분 부족과 에너지 과잉의 이중고에 빠뜨립니다.

진정한 갈증 해소는 단순한 물 한 잔으로 시작됩니다. 물은 몸을 속이지 않고, 가장 순수한 형태로 수분을 채워주는 최선의 선택입니다.

✎ 이런 증상, 혹시 물 부족 때문일까?

① **잦은 배고픔** : 실제로는 갈증일 수 있습니다. 물 한 잔으로 먼저 갈증을 해소해보세요.

② **몸이 무겁고 붓는다** : 체액 정체로 인한 부종일 가능성이 높습니다.

③ **살이 찌기 쉬운 체질로 느껴진다** : 물 부족으로 인해 신진대사가 체중 증가를 유발할 수 있습니다.

✏️ "물 한 잔, 그리고 새로운 시작"
- 몸과 마음의 균형을 되찾다

◆ 체중 증가의 이유를 몰랐던 시간들

38세 직장인 미선[가명] 씨는 점점 늘어가는 체중과 끝없는 피로감에 시달리고 있었습니다. 운동도 하고, 여러 다이어트 방법도 시도해 보았지만, 체중은 좀처럼 줄지 않았습니다. 배는 항상 팽만했고, 잦은 갈증은 단 음료와 커피로 달랬습니다.

"뭐가 문제일까? 난 열심히 노력하고 있는데…" 거울 속 자신을 보며 한숨을 내쉬는 날들이 계속되었습니다.

◆ 숨겨진 단서: 몸이 보내는 신호

증상이 더 악화되자 기능의학 병원을 찾은 미선 씨는 혈액 검사를 받았습니다.

"갑상선 수치는 정상이고, 당화혈색소는 5.7로 당뇨병 전단계 상태입니다. 인슐린 저항성이 진행 중일 가능성이 있네요. 비만은 많은 사람들이 믿고 있듯이 칼로리 불균형이 아니라 호르몬 불균형에서 시작됩니다. 아마도 인슐린의 불균형이 시작되고 있는 것 같습니다"

의사의 말은 충격적이었습니다. 운동 부족도 아니고, 갑상선 이상도 아닌 인슐린 저항성이 문제였다니.

게다가 미선 씨의 업무 특성상 스트레스가 많아, 코르티솔 수치도 높을 것으로 짐작되었습니다. 코르티솔은 지방 축적과 인슐린 저항성을 악화시키는 주요 호르몬입니다.

저는 미선 씨의 물 섭취 부족에도 주목했습니다.

"물을 얼마나 마시나요?" "커피나 음료를 자주 마시니까… 물은 하루 500mL도 안 될 거예요."

이 말을 들은 저는 미선 씨에게 중요한 사실을 알려주었습니다. "물 부족은 신진대사를 느리게 하고, 몸을 갈증과 배고픔을 혼동하게 만들어요. 특히 인슐린 저항성과 스트레스 호르몬 조절에 물은 기본입니다."

◆ 작은 변화로 시작된 여정

미선 씨는 작은 습관을 시작했습니다.

- 물 섭취 : 하루 2리터 이상의 물을 마시고, 커피는 물로 대체했습니다.
- 저탄고지 식단 : 호르몬 균형을 위해 가공 탄수화물을 줄이고, 양질의 단백질과 건강한 지방(아보카도, 올리브유, 견과류 등)을 중심으로 한 식단을 시작했습니다.
- 건강기능식품 보충 : 마그네슘(스트레스 완화와 혈당 조절), 오메가-3 지방산(염증 완화), 크롬(혈당 안정화), 아연과 비타민 D(호르몬 균형) 등의 보충제를 추가했습니다.
- 스트레스 관리 : 가벼운 요가와 명상으로 하루 10분씩 스트레스를 관리하기 시작했습니다.

◆ 4주 후, 놀라운 변화

4주 후, 미선 씨는 다시 병원을 찾았습니다. 얼굴에는 웃음이 번져 있었습니다.

"몸무게는 크게 줄지 않았지만, 배가 덜 더부룩해요. 아침에 일어나는 게 더 쉬워졌고, 아침에 얼굴 붓기도 많이 좋아졌고, 그리고 피부도 많이 맑아졌어요."

특히, 피로감이 크게 줄어들었고, 일을 하면서도 예전만큼 지치지 않는다고 했습니다. 인슐린 저항성을 완화하는 데 필요한 첫걸음인 물과 식단 개선이 큰 역할을 했다는 것을 깨달은 순간이었습니다.

◆ 작은 변화가 만든 큰 차이

6개월 뒤, 미선 씨는 인바디 검사를 통해 체지방률이 줄고, 근육량은 유지된 상태에서 체중이 감소했다는 결과를 들었습니다.

"이제는 숫자에 얽매이지 않아요. 몸이 점점 가벼워지고, 건강을 되찾고 있다는 게 느껴지거든요."

미선 씨는 물을 마시고, 자신의 몸을 제대로 이해하는 법을 배우며 더 건강한 삶을 향한 자신감을 되찾았습니다.

◆ 호르몬 균형을 되찾는 길: 물, 식단, 그리고 마음의 여유

미선 씨의 사례는 체중 관리와 건강이 단순히 칼로리 소모의 문제가 아니라는 점을 보여줍니다. 호르몬 균형은 신진대사와 전반적인 건강에 결

정적인 영향을 미칩니다. 물 한 잔, 저탄고지 식단, 그리고 스트레스 관리라는 작은 변화가 미선 씨의 건강을 회복하는 데 큰 역할을 했습니다.

"건강은 작은 변화에서 시작됩니다."

오늘, 물 한 잔으로 시작하세요. 그리고 자신의 몸을 사랑하는 작은 실천을 더해보세요. 그 변화가 당신의 삶을 어떻게 바꿀지 기대되지 않나요?

12
만성탈수와 변비
: 물을 잃은 장, 느려진 배변 시계

"물을 적게 마시는 것이 변비와 관련이 있을까요?"

변비는 흔한 문제이지만, 그 원인으로 물 부족, 즉 만성탈수가 작용한다는 사실은 자주 간과됩니다. 물은 장 속 음식물이 부드럽게 이동하도록 돕는 필수적인 '강물'과 같습니다. 하지만 물이 부족하면 이 강이 말라버려, 장은 마치 물길이 끊긴 배처럼 움직임을 멈추고 정체됩니다.

이번 글에서는 물 부족이 장 건강에 어떤 영향을 미치는지, 그리고 충분한 수분 섭취로 어떻게 마른 강에 생기를 불어넣어 배변을 원활하게 할 수 있는지 알아보겠습니다.

✏️ 변비란 무엇인가요?

변비는 단순히 배변 횟수가 줄어드는 문제를 넘어서, 배변이 어려워지고 불편해지는 상태를 의미합니다.

일주일에 2~3회 이하로 배변하거나 대변이 딱딱하고 변을 볼 때 힘이 많이 드는 상태를 가리킵니다. 하지만 매일 변을 보지 않거나 잔변감이 있다면 변비를 의심해 보는 것이 좋습니다.

현대인에게 흔한 문제로, 식습관이나 운동 부족, 스트레스 등 다양한 원인이 복합적으로 작용하지만 물 섭취 부족도 빼놓을 수 없는 주요 원인 중 하나입니다.

✏️ 왜 만성탈수가 변비를 부를까?

1. 대변의 수분 부족

장의 주요 임무 중 하나는 음식물 찌꺼기에서 수분을 흡수해 대변을 적절한 상태로 만드는 것입니다. 평소에는 필요한 영양소를 몸이 먼저 흡수하고, 장이 찌꺼기에서 적당한 양의 물을 가져가 대변을 부드럽게 만들어 배변이 수월하게 이뤄집니다.

하지만 물이 부족한 상태에서는 장이 남은 수분까지 과도하게 빨아들입니다. 이로 인해 대변은 딱딱하고 건조해지고, 마치 마른 흙 덩어리가 좁은 통로를 막아버리듯 장을 통과하기 어려워져 변비로 이어집니다. 물 한 잔은 이 과정을 원활하게 해주는 윤활제 역할을 하며, 몸과 장의 균형을 다시 맞추는 데 중요한 역할을 합니다.

2. 장 운동의 둔화

물은 장이 대변을 부드럽게 밀어내는 연동 운동을 활발하게 만드는 필수적인 동력입니다. 하지만 물이 부족하면 장은 마치 동력이 끊긴 컨베이어 벨트처럼 움직임이 느려지고, 대변은 장에 더 오래 머물게 됩니다. 그 결과, 대변의 수분은 점점 더 많이 흡수되어 딱딱해지고, 변비를 더욱 악화시키는 악순환이 시작됩니다. 충분한 물 섭취는 이 멈춘 컨베이어 벨트를 다시 움직이게 하고, 장의 리듬을 되찾아 배변을 원활하게 만들어 줍니다.

3. 점액 분비 감소

장의 점액은 대변이 매끄럽게 이동할 수 있도록 돕는 윤활유와도 같습니다. 하지만 물이 부족하면 이 윤활유가 줄어들고, 대변은 마치 마른 레일 위를 힘겹게 미끄러지려는 기차처럼 장벽에 마찰하며 통과하기 어려워집니다. 이로 인해 배변이 더디고 불편해지며 변비가 발생할 가능성이 높아집니다. 충분한 물은 이 여정에 필요한 매끄러운 길을 만들어주며, 대변이 장을 자연스럽게 통과할 수 있도록 돕는 중요한 요소입니다.

4. 노폐물 축적

대변이 장에 오래 머무르면, 노폐물과 독소가 장내에 축적되기 시작합니다. 이는 마치 초대받지 않은 불청객들이 떠나지 않고 소란을 피우며 파티를 벌이는 것처럼, 복부 팽만감과 가스를 유발하고 장내 불편함을 끌어옵니다. 시간이 지날수록 이러한 혼란은 전반적인 건강에도 악영향을 미치게 됩니다. 충분한 수분 섭취는 이 불청객들을 쫓아내고, 장이 본래의 질서를 되찾도록 돕는 가장 효과적인 방법입니다.

5. 섬유질의 효과 감소

식이섬유는 물과 만나야만 본래의 역할을 발휘합니다. 마치 스펀지가 물을 흡수해 부드러워지듯, 섬유질은 물과 결합해 대변의 부피를 늘리고 부드럽게 만들어 장을 쉽게 통과할 수 있게 돕습니다. 그러나 탈수 상태에서는 이 스펀지가 물을 흡수하지 못해 딱딱하고 건조한 상태로 남고, 결과적으로 변비를 더 악화시킬 수 있습니다. 충분한 물 섭취는 이 스펀지가 제 역할을 다하게 만들어, 배변이 자연스럽고 원활하게 이루어지도록 돕는 중요한 열쇠입니다.

✎ 이런 증상, 혹시 탈수 때문일까?

① 배변 시 과도한 힘이 필요하다 : 딱딱한 대변은 탈수의 전형적인 신호입니다.

② 복부 팽만감이 지속된다 : 장에 오래 머문 대변과 가스가 원인일 수 있습니다.

③ 일주일에 두 번 이하로 배변한다 : 장의 연동 운동이 둔화되었을 가능성이 큽니다.

이와 같은 증상이 지속된다면, 수분 섭취 부족이 원인이 아닌지 점검해 보세요.

📝 "물 한 잔으로 시작된 건강한 배변의 기적"
– 순자 씨의 이야기

◆ 끝나지 않는 변비와의 싸움

60세 주부 순자 씨는 오랜 세월 변비와의 싸움에 지쳐 있었습니다.

"일주일에 겨우 두세 번 변을 보는데, 그마저도 너무 힘들어요."

딱딱한 변을 배출할 때마다 느끼는 고통은 말로 다할 수 없었고, 복부는 매일 팽만감으로 답답했습니다. 그녀는 변비약에 의존했지만, 약물은 일시적인 효과만 있을 뿐 근본적인 해결책이 되지 않았습니다.

"이게 다 나이가 들어서 그런가 봐요…."

순자 씨는 변비를 당연한 노화의 일부로 받아들이며 지냈습니다.

◆ 숨겨진 원인을 찾아라

증상이 점점 심해지자 순자 씨는 병원을 찾았습니다.

대장내시경, 복부 초음파, 혈액검사, 심지어 골밀도 검사까지 진행했지만 모든 결과는 "정상"이었습니다. 하지만 그녀의 변비는 여전히 해결되지 않았습니다.

지인의 추천으로 본원을 찾은 순자 씨는 상담을 통해 자신도 몰랐던 생활습관의 문제를 깨달았습니다.

"평소 물은 얼마나 마시세요?"

그녀는 잠시 고민하더니 답했습니다. "글쎄요… 하루에 한두 잔 정도? 대부분 커피로 갈증을 해소해요."

순자 씨의 답을 들은 저는 중요한 문제를 짚어냈습니다. "순자 씨, 물 부족이 변비의 큰 원인이 될 수 있어요. 물이 부족하면 대변이 딱딱해지고, 장운동이 둔해지면서 변비가 심화되죠."

순자 씨는 깜짝 놀랐습니다. "정말요? 물이 그렇게 중요한 줄 몰랐어요."

◈ 작은 변화, 큰 시작

그날부터 순자 씨는 새로운 생활 방식을 실천하기 시작했습니다.

1. 물 한 잔의 힘

- 매일 아침 따뜻한 물 한 잔으로 하루를 시작하며 장운동을 자극했습니다.
- 식사 전후로 물을 마셔 소화를 돕고 장에 수분을 공급했습니다.
- 커피와 녹차 대신 물과 허브차를 마시는 습관을 들였습니다.

2. 식단의 변화

- 기존의 기름지고 가공된 식단 대신 신선한 야채와 과일이 풍부한 식단으로 전환했습니다.
- 식이섬유가 많은 브로콜리, 당근, 케일, 통곡물 등을 섭취하며 장 건강을 챙겼습니다.

- 견과류와 아보카도 같은 건강한 지방을 추가해 영양 균형을 맞췄습니다.
- 소화에 도움을 주는 사과식초나 레몬 혹은 라임을 물에 희석해서 마시도록 했습니다.

3. 영양 보충
- 마그네슘 보충제를 추가해 장운동을 촉진했습니다.
- 장내 미생물 균형을 위해 유산균 보충제를 섭취하며, 소화와 배변을 지원했습니다.
- 비타민 C를 추가해서 변을 좀 더 묽어지도록 도왔습니다.

◆ 3개월 후, 새로운 아침

3개월 뒤 병원을 다시 찾은 순자 씨는 한층 밝아진 모습으로 이야기했습니다.

"매일 아침 변을 볼 수 있다는 게 이렇게 큰 행복인지 몰랐어요. 더 이상 변비 때문에 고통스러워하지 않아도 돼요."

복부 팽만감은 온데간데없이 사라졌고, 피로감 역시 크게 줄었습니다. 그녀는 피부가 맑아지고 활력을 되찾은 자신을 보며 작은 기적을 느꼈습니다.

"그동안 제 몸에 얼마나 소홀했는지 깨달았어요. 물 한 잔부터 시작해 식습관까지 바꾸니까 몸이 완전히 달라졌어요."

◆ 작은 변화가 만드는 큰 기적

순자 씨의 이야기는 우리에게 중요한 교훈을 줍니다.

충분한 물 섭취와 균형 잡힌 식습관이 건강의 기본이라는 점입니다. 물을 마시는 작은 변화와 식단 개선, 그리고 적절한 영양 보충이 그녀의 몸과 마음을 회복시켰습니다.

"지금, 물 한 잔으로 시작하세요!"

작은 실천이 쌓여 큰 변화를 만듭니다. 충분한 물과 건강한 식단은 단순한 변비를 넘어 몸 전체의 활력을 되찾는 열쇠가 될 수 있습니다.

"건강은 복잡하지 않습니다. 물 한 잔이 만들어내는 놀라운 변화를 지금 경험해보세요."

13

만성탈수와 신장결석
: 신장이 말라가면 결석이 자란다

"물을 적게 마시는 것이 정말 신장결석의 원인이 될 수 있을까요?"

신장결석은 극심한 통증을 동반하는 흔한 신장 질환으로, 많은 사람들이 그 원인을 유전적 요인이나 특정 식습관에서 찾습니다. 하지만 신장결석의 숨은 주범 중 하나가 바로 만성탈수라는 사실은 자주 간과됩니다. 물이 부족하면 신장은 소변을 농축시키게 되고, 이로 인해 미네랄과 염분이 뭉쳐 결석을 형성하기 쉬운 환경이 조성됩니다. 이번 장에서는 물 부족이 어떻게 신장결석을 키우는 환경을 만드는지, 그리고 이를 예방하기 위해 물 한 잔이 얼마나 중요한 역할을 하는지 살펴보겠습니다.

✏️ 신장, 그리고 물이 하는 역할

신장은 몸속에서 필터처럼 작동하며, 노폐물을 걸러내고 소변으로 배출합니다. 물은 이 과정에서 필수적인 역할을 합니다.

물은 소변을 희석하여 노폐물이 농축되지 않게 합니다. 소변이 충분히 희석되면, 결석 형성을 예방할 수 있습니다. 그러나 물이 부족하면 신장은 과부하 상태에 놓이게 되고, 이는 결석 형성을 촉진하는 환경이 됩니다.

칼슘 결석(calcium oxalate stone)이 생기는 과정

칼슘 결석은 신장이나 요로에서 발생하는 가장 흔한 결석으로, 칼슘과 옥살산이라는 물질이 소변 속에서 결합하여 만들어집니다. 이 과정은 단계별로 일어나며, 아래의 그림과 같습니다.

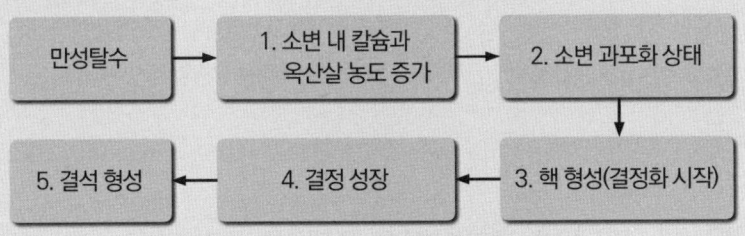

그림 7. 물 섭취 부족으로 칼슘 결석이 형성되는 과정

1. 만성탈수로 소변 속 칼슘과 옥살산 농도 증가가 증가합니다.

우리가 먹는 음식이나 수분 섭취 부족으로 인해, 소변 속 칼슘과 옥살산의 양이 늘어납니다. 예를 들어, 짠 음식이나 녹차, 시금치(옥살산이 많은 음식)를 많이 먹거나, 물을 충분히 마시지 않으면 소변이 진해지며 이런 물질들이 많아집니다.

2. 소변이 너무 진해지는 상태(과포화)

소변 속 칼슘과 옥살산이 많아지면, 이들이 녹아있지 못하고 뭉치려는 성질이 강해집니다. 쉽게 말해, 소금물이 너무 진하면 소금이 가라앉듯이, 소변 속 칼슘과 옥살산도 농도가 너무 높아지면 녹지 않고 가라앉으려고 합니다.

3. 작은 알갱이(핵)가 만들어지기 시작

소변 속에서 칼슘과 옥살산이 만나, 작은 알갱이(핵)를 형성합니다. 소금물이 진해지면 소금이 모여서 결정체를 만드는 것처럼, 소변 속 칼슘과 옥살산이 뭉치기 시작합니다.

4. 결정이 점점 자라남

작게 뭉친 알갱이는 주변에서 더 많은 칼슘과 옥살산을 끌어들여 크기가 점점 커집니다. 눈덩이를 굴리면 점점 커지는 것처럼, 작은 알갱이가 주위 물질을 더 모아 점점 커지는 겁니다.

5. 결석이 형성됨

충분히 커진 알갱이는 결국 소변으로 배출되지 못하고 신장이나 요로에 쌓이게 됩니다. 결국 이렇게 커진 결석은 신장이나 요로에 남아 통증을 유발할 수 있습니다.

✏️ 만성탈수가 신장결석을 유발하는 이유

1. 소변 농축

탈수 상태에서는 몸이 물을 아끼기 위해 소변을 농축합니다. 이 농축된 소변은 칼슘, 요산, 옥살산(수산염) 같은 미네랄과 유기산을 더 높은 농도로 품고 있으며, 이들이 서로 뭉쳐 결석의 씨앗이 됩니다. 마치 물이 줄어든 연못 바닥에 침전물이 쌓이며 단단한 층을 형성하는 것처럼, 탈수로 인해 신장 내부에서도 미네랄과 유기산이 결석으로 변하는 환경이 만들어집니다. 물을 충분히 마시면 신장이 이 침전물을 씻어내고, 결석을 예방하는 자연스러운 흐름을 되찾을 수 있습니다.

2. 소변량 감소

물이 부족하면 신장의 청소 시스템인 소변의 흐름이 느려지고, 배출량도 줄어듭니다. 이로 인해 미네랄과 염분이 마치 고여 있는 물속에서 가라앉는 침전물처럼 신장에 더 오래 머물게 됩니다. 시간이 지날수록 이 침전물은 점점 굳어져 결석으로 변할 가능성이 높아집니다. 충분한 물은 신장의 청소 시스템을 다시 작동시키고, 미네랄과 염분을 자연스럽게 씻어내어 결석 형성을 막는 중요한 역할을 합니다.

3. 결석 억제 물질 감소

시트르산은 소변 속에서 결석이 생기지 않도록 막아주는 보호막과 같은 역할을 합니다. 하지만 탈수 상태에서는 이 중요한 방어막인 시트르산의 양이 소변 속에서 줄어들게 됩니다. 그 결과, 칼슘과 옥살산 같은 물질이 쉽게 결합하며 결석 형성이 촉진됩니다. 물은 이 보호막을 다시 강화해 신장을 안전하게 지키고, 결석이 생길 위험을 줄이는 가장 간단하면서도 강력한 방법입니다.

4. 염증과 신장 손상

만성탈수로 인해 신장은 마치 과열된 엔진처럼 과부하 상태에 놓입니다. 이로 인해 염증이 발생하고, 신장의 조직이 점점 손상되기 시작합니다. 손상된 조직은 신장의 기능을 저하시킬 뿐만 아니라, 결석 형성에 유리한 환경을 만들어 상황을 더욱 악화시킵니다. 물은 이 과열된 엔진을 식혀주고, 신장을 보호하며 정상적인 기능을 되찾게 하는 가장 기본적인 해결책입니다.

✏️ 이런 증상, 혹시 신장결석 때문일까?

혹시 아래와 같은 증상이 있다면 신장결석을 의심해볼 필요가 있습니다:

① **옆구리 또는 허리에 통증** : 결석이 요로를 막아 소변 흐름을 방해했을 가능성이 있습니다.

② **소변에서 피가 섞여 나온다** : 신장결석이 요로를 자극해 출혈이 발생했을 수 있습니다.

③ **소변량이 적고 농도가 진하다** : 탈수로 인해 소변이 농축되고 결석 위험이 높아진 신호일 수 있습니다.

✏️ 신장결석 예방을 위한 수분 섭취 팁

신장결석은 예방이 가능하며, 충분한 물 섭취가 가장 중요한 열쇠입니다.

① **소변 색을 관찰하세요** : 소변 색은 몸의 수분 상태를 알려주는 중요한 신호입니다.

- 맑은 연노랑 : 적절한 수분 상태.
- 진한 노란색 또는 갈색: 수분 부족.

② **물 섭취량을 늘리세요** : 하루 2~3리터의 물을 마셔 소변을 충분히 희석하세요.

③ **소변을 참지 마세요** : 소변을 오래 참으면 요로에서 결석이 형성될 가능성이 높아집니다.

④ **시트르산 섭취를 늘리세요** : 오렌지, 레몬 등 시트르산이 풍부한 과일은 결석 형성을 억제하는 데 도움이 됩니다. 단, 설탕이 많이 들어간 음료는 피하세요. 참고로 시트르산 함량이 높은 과일은 라임으로 시트르산 함량이 6~8%, 레몬은 5~7%, 자몽은 1.5~2.5%, 오렌지 0.6~1%, 감귤 0.5~0.8% 순입니다.

⑤ **나트륨과 단백질 섭취를 조절하세요** : 과도한 나트륨 섭취는 칼슘 배출을 증가시키고, 이는 결석 형성을 촉진합니다. 또한 동물성 단백질을 많이 먹으면 칼슘과 요산이라는 물질이 소변에 더 많이 나오게 됩니다. 이 물질들이 많아지면 서로 뭉쳐서 신장결석이 생기기 쉽습니다. 그래서 신장결석을 예방하려면 동물성 단백질 섭취를 줄이는 게 좋아요!

✏️ "물 한 잔으로 되찾은 신장의 건강"
– 신장결석과 작별한 호찬[가명] 씨 이야기

◆ 갑작스러운 통증과 불안

47세의 직장인 호찬 씨는 어느 날 갑작스러운 옆구리 통증으로 고통스러워했습니다. 통증은 시간이 지나도 사라지지 않았고, 소변을 볼 때마다 찌르는 듯한 아픔이 그를 괴롭혔습니다. 그러던 중 소변에서 핏빛까지 보이자 호찬 씨는 더 이상 무시할 수 없었습니다.

"혹시 큰 병이 생긴 걸까?" 불안한 마음으로 본원을 찾은 호찬 씨는 즉시 상담을 받았습니다.

◆ 심층 상담, 숨겨진 원인을 찾아서

문진을 통해 호찬 씨의 생활 습관이 드러났습니다.

"평소에 물을 얼마나 드시나요?"

그는 고개를 갸웃하며 대답했습니다. "하루 한두 잔? 대부분 커피나 탄산음료로 대신하죠."

저는 그의 말을 듣고 간단한 이학적 검사를 시행한 후 신장결석의 가능성을 떠올렸습니다.

"수분 섭취가 부족하면 신장에서 칼슘, 요산 같은 물질이 뭉쳐 결석이 형성될 수 있습니다. 호찬 씨의 증상은 신장결석 때문일 가능성이 높아요."

진찰 후 저는 보다 정확한 진단을 위해 영상의학과에서 X-ray와 CT 촬영을 받을 것을 권유했습니다. "결석이 있다면 크기와 위치를 확인한 뒤 적절한 치료를 진행할 수 있습니다."

◆ 진단: 신장 속 작은 돌들

영상의학과에서 시행한 X-ray와 CT 촬영 결과, 호찬 씨의 왼쪽 신장에서 5mm 이하의 작은 결석 여러 개가 발견되었습니다.

다행히 결석이 크지 않아 수술 없이도 자연 배출이 가능하다는 진단을 받은 호찬 씨는 한시름 놓았습니다.

"결석을 자연스럽게 배출하려면 물을 충분히 마셔야 합니다. 매일 최소 2.5~3리터를 목표로 해보세요."

저는 호찬 씨에게 물의 중요성을 강조하며 간단한 지침을 제시했습니다.

◆ 작은 습관으로 시작된 변화

그날부터 호찬 씨는 물병을 손에서 놓지 않았습니다.

- 수분 섭취 습관 개선 : 항상 물병을 휴대하며 매시간 물을 마셨습니다. 며칠이 지나자 짙었던 소변 색이 점차 맑아졌습니다.
- 음료 습관의 변화 : 커피와 탄산음료를 줄이고, 시트르산이 풍부한 레몬이나 라임을 물에 타서 마시기 시작했습니다. 시트르산은 결석의 형성을 억제하고 배출을 도울 수 있습니다.
- 식습관의 개선 : 염분 섭취를 줄이고 신장 건강에 도움을 주는 채소와

과일을 식단에 추가했습니다.

◆ 3주 후, 변화의 시작

3주 뒤, 민석 씨는 병원을 다시 찾았습니다. 밝은 얼굴로 그는 이렇게 말했습니다.

"통증이 거의 사라졌고, 소변을 볼 때도 더 이상 아프지 않습니다. 혈뇨도 없어졌어요!"

저는 결석 상태를 확인하기 위해 호찬 씨를 영상의학과로 보내서 다시 X-ray 촬영을 해 올 것을 권유하였습니다. 일반 X-ray촬영은 정확성에는 다소 한계가 있지만 결석의 크기는 더 커지지 않았고, 일부는 작아진 것으로 나타났습니다.

"물을 꾸준히 마신 것이 큰 도움이 되었을 겁니다. 결석은 시간이 지나면 자연 배출될 가능성이 높습니다. 3~6개월 후 다시 CT 촬영으로 정확하게 확인해보죠."

◆ 호찬 씨가 깨달은 교훈

그는 깨달았습니다. "물을 마시는 게 이렇게 중요할 줄은 정말 몰랐어요. 이제는 하루 2리터 이상 꼭 마시고, 제 신장을 더 소중히 관리할 겁니다."

"작은 변화가 만든 큰 건강"

호찬 씨의 사례는 물이 단순히 갈증 해소를 넘어, 신장 건강을 지키고 결석 형성을 예방하는 강력한 도구임을 보여줍니다.

신장결석은 충분한 물 섭취로 예방할 수 있으며, 이미 생긴 결석도 배출을 돕는 데 효과적입니다.

혹시 지금 소변이 짙은 색을 띠거나 갈증을 자주 느끼고 계신가요? 그렇다면 지금 바로 물 한 잔을 마셔보세요. 작은 변화가 신장 건강뿐 아니라 당신의 삶도 바꿀 수 있습니다.

14

만성탈수와 천식, 알레르기
: 물이 부족하면 숨도 막힌다

혹시 천식과 알레르기가 반복적으로 재발하거나 점점 악화된다면, 물 부족을 의심해보신 적 있나요? 대부분 이 증상의 원인을 유전적 요인이나 환경적 자극에서 찾지만, 만성탈수가 증상을 악화시키는 숨은 요인이라는 사실은 종종 간과됩니다. 물은 단순히 갈증을 해소하는 역할을 넘어, 호흡기 점막을 보호하고 면역 체계를 안정시키는 데 필수적입니다. 물이 부족하면 몸의 방어 체계가 제대로 작동하지 못해 천식과 알레르기가 더 빈번하게 나타날 수 있습니다. 이번 글에서는 만성탈수가 이러한 증상에 어떤 영향을 미치는지, 그리고 물 한 잔이 건강 회복의 열쇠가 될 수 있는 이유를 살펴보겠습니다.

✏️ 물이 부족할 때, 몸은 어떤 생존 전략을 선택할까?

우리 몸은 물이 부족할 때 생존을 위해 철저히 우선순위를 조정합니다.

뇌와 심장 같은 주요 장기에 물을 공급하기 위해 다른 부위의 수분을 아껴야 합니다. 이 과정에서 호흡기와 면역 시스템은 큰 대가를 치르게 됩니다.

1. 호흡기의 긴급 절약 모드

탈수 상태에서는 몸이 수분 손실을 최소화하기 위해 호흡을 통해 빠져나가는 수분을 줄이려 합니다. 이를 위해 기도를 좁히는데, 이는 천식 환자에게 심각한 호흡 곤란을 초래할 수 있습니다. 기도의 점막은 건조해지고, 먼지나 자극물에 더 민감해져 기침, 쌕쌕거림, 숨 가쁨 같은 증상을 악화시킵니다.

2. 면역 시스템의 과잉 반응

물이 부족하면 면역 시스템은 균형을 잃고 과도한 염증 반응을 일으킵니다. 특히 히스타민의 분비가 증가하는데, 이 물질은 기도를 수축시키고 면역 반응을 과도하게 자극하는 주범입니다. 그 결과, 천식과 알레르기 증상이 더욱 심해질 수 있습니다.

물은 단순한 갈증 해소를 넘어, 호흡기와 면역 체계를 안정시키는 생명의 필수 요소입니다. 충분한 물 섭취로 몸이 건강한 균형을 유지할 수 있도록 돕는 것이 중요합니다.

✏️ 탈수가 천식과 알레르기를 악화시키는 이유

1. 히스타민 과잉분비

탈수 상태가 되면 몸은 마치 물 부족 비상사태를 선포하듯 히스타민 분비를 증가시킵니다. 히스타민은 원래 신체의 조율자 역할을 하지만, 이 과잉 반응은 기도를 수축시키고 염증을 유발하며 천식 증상을 악화시킵니다. 또한, 알레르기 반응을 증폭시켜 작은 자극에도 몸이 과도하게 반응하도록 만듭니다. 물은 이 과도한 경보를 진정시키고, 몸이 균형을 되찾도록 돕는 가장 기본적인 해결책입니다. 충분한 수분 섭취는 숨 막히는 문제를 풀어줄 첫 번째 열쇠입니다.

2. 기도 점액 농축

물이 부족하면 몸은 기도를 보호하기 위해 더 많은 점액을 만들어냅니다. 하지만 이 점액은 충분한 수분이 없으면 끈적해지고 두꺼워져, 마치 파이프 속 물길이 찌꺼기로 막히는 것처럼 배출이 어려워집니다. 쌓인 점액은 공기의 흐름을 방해하고, 숨쉬기를 어렵게 만들어 천식 증상을 더 심화시킵니다. 물은 이 막힌 파이프를 깨끗하게 뚫어주는 역할을 하며, 기도가 제 역할을 다할 수 있도록 돕는 가장 기본적인 요소입니다.

3. 염증 반응 활성화

탈수는 염증 반응의 강도를 높여 천식과 알레르기 증상을 더욱 악화시킵니다. 염증은 기도를 마치 불법 주차로 가득 찬 좁은 골목처럼 부풀게 만들어 공기의 흐름을 심각하게 방해합니다. 숨을 쉬려고 할수록 공기는 이 막힌 길에서 길을 잃고, 호흡은 더 힘들어집니다. 물은 이 막힌 골목을 깨끗이 비우고, 공기가 자유롭게 흐를 수 있는 넓고 안전한 길을 만들어주는 가장 강력한 해결책입니다.

4. 공기 통로의 건조

충분한 수분이 없으면 기도의 점막은 건조하고 취약해집니다. 이로 인해 먼지나 꽃가루 같은 자극 물질이 쉽게 침투하며, 알레르기 반응을 더 강하게 일으킵니다. 물은 점막을 다시 촉촉하고 유연하게 만들어, 외부 자극으로부터 기도를 지키는 핵심적인 역할을 합니다. 충분한 수분 섭취는 기도를 안정적으로 방어하는 첫걸음입니다.

5. 면역 시스템 약화

천식과 알레르기는 마치 과민하게 작동하는 경보 시스템과 같습니다. 먼지나 꽃가루 같은 무해한 자극에도 경보가 울리고, 면역 시스템이 과도하게 반응하면서 증상이 나타납니다. 그런데 물이 부족하면 이 경보 시스템은 더 쉽게 고장 나며, 경고음이 멈추지 않고 더욱 강하게 울려 증상을 악화시킵니다. 만성탈수는 이러한 과잉 반응을 부추기며, 천식 발작의 빈도를 늘리고 그 강도를 심화시킬 수 있습니다. 충분한 물은 이 폭주하는 경보 시스템을 진정시키고, 몸이 자연스러운 균형을 되찾도록 돕는 가장 간단한 해결책입니다.

✏️ 이런 증상, 혹시 물 부족 때문일까?

① 숨을 쉴 때 답답하거나 쌕쌕거리는 소리가 난다 : 천식 증상이 만성탈수로 악화되었을 가능성이 있습니다.

② 계절성 알레르기가 점점 심해진다 : 몸이 물 부족 상태에서 면역 과민 반응을 더 강하게 나타낼 수 있습니다.

③ 호흡기가 건조하고 점액이 많아지는 느낌이 든다 : 물 부족으로 호흡기 점막이 건조해진 신호일 수 있습니다.

④ 작은 자극에도 과민 반응을 보이며 기침이 멈추지 않는다 : 물 부족으로 호흡기 통로가 건조해지고 민감해진 신호일 수 있습니다.

✏️ 물 한 잔으로 되살린 숨결
   – 천식과 기능의학의 만남

◆ 숨 막히는 일상, 그리고 시작된 변화

68세의 정희[가명] 씨는 몇 년 전 천식을 진단받았지만, 흡입기로 관리하던 초기 증상은 크게 불편하지 않았습니다. 그러나 최근 들어 상황은 급변했습니다. 숨이 차고, 기침은 멈추지 않았으며, 가슴이 답답해져 잠드는 것조차 두려운 밤이 반복되었습니다. 병원에서 강력한 흡입제를 처방받았지만, 증상은 여전히 그녀를 괴롭혔습니다.

"왜 나아지지 않는 걸까?" 답답한 마음에 인터넷을 검색하던 중 기능의학적 접근을 시도해보기 위해 연고지와 가까운 본원을 찾게 되었습니다.

◆ 숨겨진 문제: 만성탈수와 생활습관

정희 씨와 심층 상담을 진행하며 그녀의 생활습관을 세세히 점검했습니다.

"하루에 물은 얼마나 드시나요?" 그녀는 잠시 머뭇거리다 대답했습니다. "물은 거의 마시지 않고, 커피나 차로 갈증을 달래요."

또한, 식단과 스트레스 요인에 대한 이야기도 나눴습니다. 그녀는 주로 가공식품과 기름진 외식을 선호하며, 신선한 채소나 건강한 지방 섭취는 부족한 상태였습니다.

또한 바쁜 가사와 가족 걱정으로 인해 만성적인 스트레스를 느끼고 있었으며, 제대로 된 스트레스 해소법이 없었습니다.

◆ 기능의학적 접근: 몸을 되살리는 첫걸음

상담을 통해 정희 씨에게 다음과 같은 접근법을 제안했습니다.

① **충분한 수분 섭취** : 하루 2리터 이상의 물을 섭취하고, 아침 공복에 따뜻한 물 한 잔으로 하루를 시작하고, 정해진 시간마다 물을 나눠 마시는 습관을 들이도록 했습니다. 그리고 커피와 차를 피하고, 허브차나 레몬물을 선택하도록 조언했습니다.

② **항염 식단** : 염증 반응을 줄이고 기도 건강을 회복시킬 목적으로 아

래와 같은 항염 식단을 권해드렸습니다.

- 가공식품과 설탕 섭취를 줄이고, 오메가-3 지방산이 풍부한 생선(연어, 고등어)을 포함.
- 신선한 녹황색 채소와 베리류 과일, 아보카도, 견과류 섭취를 늘림.
- 항염 효과가 있는 강황과 생강을 요리에 활용.
- 우유와 글루텐 등 알레르기 유발 가능성이 있는 음식의 섭취를 제한.

③ **건강 보조식품** : 염증을 줄이고 기도 점막을 보호하는 오메가-3 지방산, 기관지 근육을 이완시키고 호흡을 편안하게 해주는 마그네슘, 면역 기능을 조절하고 천식 증상 완화에 도움을 주는 비타민 D, 장내 환경 개선을 통해 면역 체계를 강화하는 프로바이오틱스, 강력한 항산화제로 염증을 줄이고 폐 기능을 지원하는 글루타치온을 추천해 드렸습니다.

④ **스트레스 관리** : 매일 10분간 명상이나 심호흡 운동을 권해드리고, 마음을 안정시키고 혈액순환에 도움이 되는 저강도의 요가와 산책도 권해드렸습닏.

◈ **4주 후, 찾아온 변화**

4주가 지난 후 병원을 찾은 정희 씨는 활짝 웃으며 말했습니다.

"숨이 차던 느낌이 많이 좋아졌어요! 밤에 푹 잘 수 있게 됐고, 아침에 일어나는 것도 훨씬 가벼워요." 기침의 빈도와 강도는 줄었으며, 이전에는 힘들었던 산책도 즐길 수 있게 되었다고 했습니다. 무엇보다 그녀는 스스로 건강을 관리할 수 있다는 자신감을 되찾았습니다.

◆ 작은 변화가 큰 기적을 만들다

정희 씨는 이렇게 말했습니다. "물을 마시는 간단한 실천과 건강한 식단만으로 제 숨결이 돌아왔어요. 이제는 저를 더 아끼고 싶어요."

천식은 단순히 약물로만 해결되지 않습니다. 충분한 수분 섭취와 항염 식단, 그리고 스트레스 완화가 기도를 보호하고 염증을 줄이는 데 중요한 역할을 합니다.

혹시 당신도 숨이 답답하거나 천식 증상에 지치셨나요? 오늘, 물 한 잔과 작은 식단 변화를 시작해보세요. 건강한 숨결은 당신도 누릴 수 있습니다.

15

만성탈수와 고콜레스테롤혈증
: 목마른 혈관, 콜레스테롤을 쌓다

물이 부족하면 콜레스테롤이 올라갈 수도 있다?

콜레스테롤 수치가 높아지는 원인으로 흔히 기름진 음식 섭취나 운동 부족을 떠올리지만, 의외로 만성탈수가 이 과정에 영향을 미친다는 사실을 알고 계셨나요? 물은 혈관 건강을 유지하고, 몸의 모든 시스템이 원활히 작동하도록 돕는 핵심 요소입니다.

물이 부족하면 몸은 마치 비상사태를 선포하듯 스스로를 보호하기 위해 독특한 메커니즘을 가동합니다. 이 과정에서 콜레스테롤이 혈관과 세포를 보호하려는 역할을 맡으며, 결과적으로 콜레스테롤 수치가 상승할 수 있습니다.

이번 글에서는 물 부족과 고콜레스테롤혈증의 흥미로운 연결고리를 파헤쳐, 수분 섭취가 건강을 지키는 데 얼마나 중요한지 함께 알아보겠습니다.

콜레스테롤 vs. 중성지방: 구별하기 쉽지 않은 두 가지 지방 이야기

우리 몸 속 콜레스테롤과 중성지방은 모두 지방의 일종이지만, 역할과 기능에서 큰 차이가 있습니다. 쉽게 말하면, 이 둘은 같은 "가족"이지만 전혀 다른 "업무"를 수행합니다. 이해하기 쉽게 비유를 들어보겠습니다.

1. 콜레스테롤[건축재료]: 콜레스테롤은 우리 몸의 재료입니다.

　무슨 일을 하냐면?
　① 세포막을 튼튼하게 유지합니다.
　② 성호르몬, 부신호르몬, 그리고 비타민 D를 만드는 재료로 쓰입니다.
　③ 담즙을 만들어 지방 소화를 돕는 데도 필수적입니다.

비유하자면, 콜레스테롤은 벽돌과 같아서, 우리 몸이라는 "건물"을 짓는 데 꼭 필요한 재료입니다. 물론 너무 많으면 지나치게 공간을 차지해서 혈관이라는 "길"을 좁게 만들어 문제를 일으킬 수 있죠.

2. 중성지방[에너지 배달원]: 중성지방은 우리 몸의 에너지 배달원입니다.

　무엇을 하냐면?
　① 우리가 먹은 음식에서 남은 에너지를 창고(지방세포)에 저장하는 형태입니다.
　② 필요할 때 이 에너지를 창고(지방세포)에서 꺼내 쓸 수도 있습니다

비유하자면, 중성지방은 연료와 같습니다. 필요할 때는 꺼내 쓰는 좋은 에너지원이지만, 너무 많으면 연료 창고가 꽉 차서 '살이 찔 수' 있습니다.

✏️ 물이 부족하면 콜레스테롤은 왜 늘어날까?

1. 세포를 보호하기 위한 콜레스테롤 증가

물은 세포를 촉촉하게 유지하고, 세포막이 유연하게 기능하도록 돕는 중요한 역할을 합니다. 하지만 탈수 상태가 되면, 세포는 수분 손실을 막기 위해 비상 대책을 가동합니다. 바로 콜레스테롤을 활용해 세포막을 두껍고 단단하게 만드는 것입니다. 이는 마치 새는 배의 구멍을 콜레스테롤로 막아 물을 보존하려는 시도와 같습니다.

이 방어 메커니즘으로 인해 혈중 콜레스테롤 수치가 높아지게 됩니다. 충분한 수분 섭취는 세포가 이런 비상 대책을 사용할 필요 없게 만들어, 건강한 균형을 유지하는 데 필수적입니다. 물 한 잔이 몸의 복잡한 시스템을 지키는 열쇠가 될 수 있습니다.

2. 혈액 농축으로 인한 콜레스테롤 상승

물이 부족하면 혈액은 마치 가뭄으로 물이 줄어든 강처럼 끈적하고 농축되기 시작합니다. 이 상태에서는 혈액 내 콜레스테롤 농도가 상대적으로 높아지고, 침전물이 쌓이듯 혈관 건강에도 부담을 주게 됩니다. 결과적으로, 이러한 농축된 혈액은 고콜레스테롤혈증으로 이어질 가능성을 높입니다.

충분한 물은 혈액을 부드럽게 흐르게 하고, 콜레스테롤 농도를 적정 수준으로 유지하는 자연스러운 흐름의 원천이 됩니다. 물 한 잔은 혈관을 건강하게 유지하는 중요한 힘입니다.

3. 간의 콜레스테롤 생산 증가

탈수 상태가 되면 간은 마치 몸을 보호하기 위해 긴급 대책을 세우는 방어 시스템처럼 작동합니다. 부족한 물로 인한 혈관과 세포의 손상을 막기 위해 더 많은 콜레스테롤을 생산해 방어벽을 강화하려는 것입니다. 하지만 이 과정은 혈중 콜레스테롤 수치를 더욱 높이는 결과를 초래합니다.

충분한 물 섭취는 간이 이러한 비상 대책을 가동할 필요가 없게 만들어, 몸의 균형을 유지하고 콜레스테롤 수치를 안정적으로 관리하는 데 핵심적인 역할을 합니다. 물은 간이 과도한 일을 하지 않도록 돕는 최고의 조력자입니다.

4. 염증 반응의 활성화

물이 부족하면 몸의 염증 반응은 마치 경고를 울리는 비상 시스템처럼 활성화됩니다. 염증이 발생하면 콜레스테롤은 손상된 혈관 벽을 복구하기 위해 긴급히 투입됩니다. 그러나 이러한 수리 작업이 반복될수록 더 많은 콜레스테롤이 필요하게 되고, 이는 결국 혈중 콜레스테롤 수치를 높이는 결과로 이어질 수 있습니다.

충분한 수분 섭취는 염증의 불씨를 차단하고, 콜레스테롤이 과도하게 동원될 필요를 줄여줍니다. 물은 몸의 내부 시스템을 조화롭게 유지하는 가장 기본적이면서도 중요한 요소입니다.

5. 지방 대사 저하

물이 부족하면 신진대사는 마치 원료가 부족해 멈춰버린 공장의 생산 라인처럼 작동을 멈춥니다. 이로 인해 태워져야 할 지방은 처리되지 못하고, 콜레스테롤과 함께 혈액 속에 쌓이기 시작합니다. 처리되지 않은 지방은 점점 더 쌓이며, 결국 고지혈증이라는 문제를 일으킬 수 있습니다.

충분한 물은 이 멈춘 생산 라인을 다시 가동시켜, 몸이 불필요한 축적물을 처리하고 균형을 유지할 수 있도록 돕습니다. 물은 몸의 공장이 원활히 돌아가게 하는 필수 자원입니다.

🖊 이런 증상, 혹시 물 부족 때문일까?

① 콜레스테롤 수치가 갑자기 상승했다 : 식습관에 변화가 없는데 콜레스테롤 수치가 높아졌다면, 물 부족이 원인일 수 있습니다.

② 혈액이 끈적하고 순환이 느려진다 : 탈수로 혈액이 농축된 신호일 가능성이 있습니다.

③ 피로감과 체중 증가 : 물 부족으로 인해 신진대사가 느려졌을 수 있습니다.

만성탈수와 고콜레스테롤혈증 – 눈에 보이지 않는 위험의 시작

콜레스테롤 수치가 높아지면 단순히 숫자의 문제가 아닙니다. 이는 몸 속에서 벌어지는 조용한 경고일 수 있습니다. 특히 만성탈수는 우리 몸의 콜레스테롤 수치를 은밀하게 높이고, 예상치 못한 건강 문제를 불러올 수 있습니다.

1. 동맥경화 – 혈관 속 '불청객'의 침투

콜레스테롤이 혈관 벽에 쌓이면, 혈관은 점차 좁아지고 딱딱해집니다. 이는 마치 고속도로의 차선이 점점 좁아져 교통 체증이 생기는 것과 같습니다. 결과적으로, 혈액이 원활하게 흐르지 못해 심각한 문제를 초래할 수 있습니다.
"이 정도는 괜찮겠지"라는 생각이 큰 위험으로 이어질 수 있습니다.

2. 심혈관 질환 – 생명을 위협하는 그림자

동맥이 막히거나 혈류가 제한되면 심장은 더 큰 압력을 받아야 합니다. 이로 인해 심장마비나 뇌졸중과 같은 치명적인 질환이 발생할 위험이 커집니다. 만성탈수로 인해 끈적한 혈액이 이 과정을 가속화할 수 있습니다.
"그저 피곤한 건 줄 알았는데…" 작은 신호도 놓치지 마세요.

3. 고혈압 – 조용히 치솟는 숫자

만성탈수는 혈액의 점도를 높이고, 만성탈수와 그로 인한 고콜레스테롤혈증으로 좁아진 혈관은 혈압을 상승시킵니다. 이로 인해 심장은 더 많은 힘을 사용해야 하며, 이는 시간이 지날수록 몸 전체에 부담을 줍니다.
"늘 그렇듯 괜찮겠지"라는 생각은 버리세요. 오늘부터 물 한 잔으로 시작하세요.

만성탈수와 고콜레스테롤혈증의 연결고리는 분명합니다. 하지만 이 악순환은 충분한 물 섭취라는 간단한 변화로 끊을 수 있습니다

✏️ "물 한 잔이 만든 기적"
– 건강한 혈관의 이야기

◆ 그날의 깨달음

45세의 직장인 민준[가명] 씨는 늘 바쁜 하루를 보내고 있었습니다. 프로젝트 마감과 회의가 끝도 없이 이어지는 날들 속에서, 건강은 뒷전이 되어버렸죠. 하루를 버티는 그의 동력은 아침 커피 두 잔과 점심 뒤 이어지는 달달한 음료뿐이었습니다.

그런 민준 씨가 최근 건강검진에서 "고지혈증"이라는 진단을 받게 되었습니다. 의사는 약물 치료를 권했지만, 민준 씨는 솔직히 걱정과 혼란스러움이 앞섰습니다.

"나는 다른 병원 갈 시간도 없고, 약에 의존하고 싶지도 않은데…" 그날 집으로 돌아온 민준 씨는 식탁 위에 놓인 물컵을 멍하니 바라보며 깊은 생각에 잠겼습니다.

◆ 우연히 발견한 비밀

며칠 후, 민준 씨는 기능의학 병원을 찾았습니다. 상담 중 그의 생활습관에서 중요한 단서들을 발견했습니다.

"민준 씨, 하루에 물은 얼마나 드시나요?" 그는 잠시 머뭇거리며 대답했습니다. "물은 잘 안 마셔요. 커피랑 음료로 대신하죠. 물… 중요하나요?"

저는 그에게 물이 고지혈증과 혈관 건강에 어떤 역할을 하는지 설명했습니다. "물을 충분히 마시지 않으면 혈액이 끈적해지고, 간은 혈액 순환을 돕기 위해 더 많은 콜레스테롤을 만들어냅니다. 그게 결국 고지혈증으로 이어지는 거죠. 물은 단순한 갈증 해소를 넘어, 혈관 건강의 시작점이 됩니다."

민준 씨는 그제야 자신의 몸이 보내는 신호를 조금씩 이해하기 시작했습니다.

"그럼, 지금부터라도 물을 더 마시면 도움이 될까요?"

◆ 작은 실천, 물 한 잔

그날부터 민준 씨는 물병을 손에서 놓지 않았습니다. 아침에 물 한 잔으로 하루를 시작하고, 매시간마다 알람을 맞춰 물을 마셨습니다. 커피와 음료는 줄이고, 대신 순수한 물이나 허브차를 선택했습니다. 변화는 천천히 그러나 분명히 찾아왔습니다.

며칠이 지나자 그는 몸이 더 가벼워졌음을 느꼈습니다. 짙었던 소변 색이 점차 맑아졌고, 오후가 되면 늘 찾아오던 무기력함도 눈에 띄게 줄었습니다.

◆ 더 큰 변화, 함께한 노력

민준 씨는 물 마시는 습관과 함께 건강한 지방이 풍부한 항염 식단과 꾸준한 유산소 운동도 병행했습니다.

오메가-3 보충제를 섭취하며 혈관 염증을 줄이고, 주말마다 라이딩과

러닝으로 몸을 움직였습니다. 그는 매일 점심 식단에 신선한 채소와 견과류를 추가했고, 가공식품 대신 통곡물을 선택했습니다.

8주 후, 민준 씨는 병원을 다시 찾았습니다. 혈액 검사 결과는 놀라웠습니다. "LDL 콜레스테롤 수치가 눈에 띄게 감소했네요. 약물 없이 이 정도라니 정말 대단한데요."

◆ "작은 변화가 만든 기적"

민준 씨는 자신감을 되찾았습니다.

"이 모든 게 물 한 잔에서 시작되었다는 게 믿기지 않아요. 건강이란 복잡한 변화가 아니라, 작은 습관이 쌓여 만들어진다는 걸 알게 됐습니다."

지금 그는 말합니다. "하루에 물 한 잔 더 마시는 게 정말 별거 아니라고 생각했어요. 그런데 그 작은 행동이 내 몸과 삶을 완전히 바꿔놨어요."

당신도 시작할 수 있습니다

이 이야기는 단순한 물 한 잔이 얼마나 강력한 변화를 이끌어낼 수 있는지를 보여줍니다. 혹시 지금 건강에 대해 고민하고 계신가요? 지금 손에 물 한 잔을 들어보세요. 그 작은 행동이 당신의 혈관을 깨끗하게 하고, 삶에 활력을 불어넣는 첫걸음이 될 겁니다.

16
만성탈수와 담석증
: 물 부족이 만든 뜻밖의 돌멩이

하루를 시작하며 "물을 충분히 마셔야 한다"는 말을 들어보셨나요? 하지만 현실은 바쁘다는 이유로 물 마시는 걸 잊거나, 목이 마르지 않으면 굳이 물을 마실 필요가 없다고 생각하곤 합니다. 하지만 몸은 우리가 인식하지 못하는 사이에도 끊임없이 수분을 요구합니다. 이 요구를 오랫동안 무시하면 만성탈수라는 상태에 빠지게 되고, 이는 몸에 크고 작은 문제를 일으킬 수 있습니다. 그중 하나가 바로 쓸개(담낭)에 돌멩이가 생기는 담석증입니다. 이번 글에서는 만성탈수와 담석증이 구체적으로 어떻게 연결되어 있는지를 살펴보겠습니다.

📝 물과 담석과의 관계

물을 충분히 마시지 않으면, 담즙(간에서 만들어져 소화를 돕는 액체)의 균형이 깨지고, 쓸개 안에 딱딱한 돌멩이 같은 담석이 생길 수 있습니다. 어떻게 이런 일이 일어나는 걸까요?

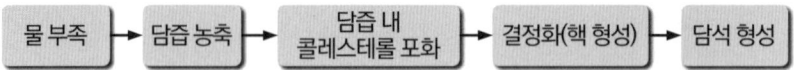

그림 8. 만성탈수가 담석을 형성하는 과정

1. **물 부족 → 담즙 농축** : 몸에 물이 부족하면 담즙이 희석되지 않고 진해집니다. 이때, 담즙 속에 들어 있는 콜레스테롤, 담즙산, 레시틴의 균형이 깨지게 됩니다.
2. **담즙 내 콜레스테롤 포화** : 진해진 담즙은 콜레스테롤을 제대로 녹이지 못하고, 과포화 상태가 됩니다. 쉽게 말해, 소금물이 너무 진해지면 소금이 가라앉듯이, 콜레스테롤도 침전되기 시작합니다.
3. **결정화(핵 형성) 생성** : 침전된 콜레스테롤이 뭉쳐서 작은 알갱이 같은 결정체(핵)가 만들어집니다. 마치 진한 소금물에서 소금 결정이 생기는 것처럼요.
4. **담석 형성** : 이렇게 생긴 작은 결정체가 주변 물질을 점점 더 끌어 모으면서 크기가 커집니다. 결국, 담낭 안에 딱딱한 돌처럼 담석이 만들어집니다

물 부족이 담석증을 부르는 이유

1. 담즙이 농축된다

담즙의 주요 성분은 물이며, 물이 충분할 때 담즙은 부드럽고 잘 흐르며 소화기관과 담낭에서 원활히 작동합니다. 그러나 물이 부족하면 담즙은 마치 물이 줄어든 강물처럼 진해지고, 그 안의 구성 성분들이 점점 서로 엉겨 붙기 시작합니다. 시간이 지나면 이 엉긴 성분들이 작은 결정체로 변하며, 결국 담석이라는 돌멩이로 성장하게 됩니다.

물은 담즙의 흐름을 유지하고, 이 작은 돌멩이가 생기지 않도록 예방하

는 중요한 열쇠입니다. 충분한 수분 섭취는 담즙이 원활히 흘러 소화와 건강을 돕는 첫걸음입니다.

2. 담즙 흐름이 느려진다

담즙은 간에서 생산되어 담낭에 저장된 뒤, 소화를 돕기 위해 필요할 때 배출됩니다. 그러나 물이 부족하면 담즙은 마치 오래된 파이프 속에서 끈적해진 액체처럼 흐름이 느려집니다. 일부 담즙은 담낭에 너무 오래 머물며 점점 굳어지고, 결국 단단한 결정을 만들어 담석 형성을 촉진합니다.

충분한 물은 담즙이 부드럽게 흐르게 하고, 파이프가 막히는 것을 방지하며 담낭의 건강을 지키는 가장 간단한 해결책입니다. 물 한 잔은 소화기관의 원활한 작동을 유지하는 열쇠입니다.

3. 담즙 성분의 균형이 깨진다

담즙은 음식 소화를 돕는 액체로, 콜레스테롤, 담즙산, 빌리루빈 같은 성분들로 구성되어져 있습니다. 간은 이 성분들의 양을 알맞게 조절해서 담즙이 제대로 일을 할 수 있도록 도와줍니다. 그러나 만성탈수 상태에서는 간이 이 균형을 유지하기 어려워지며, 콜레스테롤이 과도하게 많아지거나 담즙산이 부족해지면서 담석이 생길 가능성이 높아집니다.

🖊 혹시 이런 증상을 겪고 계신가요?

담석증은 초기에 별다른 증상이 없을 수 있지만, 다음과 같은 신호가 있다면 의심해볼 필요가 있습니다.

① 기름진 음식을 먹은 후 복부 오른쪽 위가 아프다.
② 소화가 잘 안되고 속이 더부룩하다.
③ 구역질이나 구토 증상이 자주 있다.
④ 피부나 눈이 노랗게 변한다(심한 경우).

이런 증상들은 단순한 소화 문제로 넘기기 쉽지만, 사실 만성탈수로 인해 담즙이 농축되면서 생긴 담석 때문일 수 있습니다.

🖊 49세 가정주부 은희(가명) 씨의 이야기
　　 - 물과 작은 변화가 가져온 건강한 삶

은희 씨가 처음 우리 병원을 방문했을 때 오른쪽 상복부 통증을 호소하며 걱정스러운 표정을 감추지 못했습니다. 통증은 몇 달 전부터 시작되었고, 최근에는 등으로 뻗어나가는 느낌이 들었다고 했습니다. 진단 결과는 "담석증"이었고, 다행히 상태가 심각하지 않아 관리로 충분히 호전될 수 있음을 설명드렸습니다.

◆ 의외의 원인, 물 부족과 잘못된 식습관

심층 상담 중 저는 은희 씨의 식습관과 생활 습관을 자세히 살펴봤습니다. 그녀는 고지방, 튀긴 음식, 가공식품을 즐겨 먹으며, 물 섭취는 하루 두세 잔에 불과했습니다.

"은희 씨, 담즙은 간에서 생성되는데, 충분한 물이 있어야 묽고 원활히 흐를 수 있어요. 하지만 물이 부족하면 담즙이 점점 농축되고, 담낭에서 잘 흐르지 못하죠. 이렇게 되면 시간이 지나 담즙 속 콜레스테롤이나 다른 성분이 침전되면서 담석이 생길 가능성이 높아집니다."

뿐만 아니라, 고지방 음식과 튀긴 음식은 담즙 분비를 과도하게 자극하거나 정체시켜 담석 형성을 촉진할 수 있다는 점을 설명드렸습니다.

그녀는 깜짝 놀라며 자신의 식습관과 물 섭취 습관을 돌아보았습니다. "하루 종일 두세 잔 정도밖에 마시지 않았어요. 그나마도 목이 너무 마를 때 겨우 마시는 정도였어요."

◆ 작은 변화, 물 한 잔과 식단 개선의 시작

저는 그녀에게 하루 2리터 이상의 물을 꾸준히 마실 것을 권유하며 이렇게 설명드렸습니다.

"물을 충분히 마시면 담즙이 희석되어 원활히 흐르게 됩니다. 이는 담석 형성을 막는 데 큰 도움이 돼요. 또, 고지방 음식과 가공식품을 줄이고, 신선한 채소와 섬유질이 풍부한 음식을 섭취하는 것이 중요합니다."

추천한 주요 변화는 다음과 같습니다.

식단 개선:

- 튀긴 음식과 가공식품을 줄이고, 대신 브로콜리, 케일, 비트 같은 십자화과 채소를 섭취하도록 권장했습니다.
- 레몬과 올리브오일은 담즙의 흐름을 촉진하고 담낭의 수축을 돕는 데 유용합니다.
- 강황은 염증을 줄이고 담즙 분비를 도와 담석 예방에 도움을 줄 수 있습니다.
- 건강한 지방 섭취: 올리브오일, 아보카도, 견과류 같은 건강한 지방을 적당히 섭취하면 담낭의 운동을 촉진할 수 있습니다.

건강기능식품 활용:

- 밀크씨슬 : 간을 보호하고 담즙 생성을 촉진합니다.
- 레시틴 : 담즙 내 콜레스테롤을 용해해 담석 형성을 줄이는 데 도움을 줍니다.
- 오메가-3 : 오메가-3는 염증 완화, 담즙 흐름 개선, 콜레스테롤 조절 등 담석증 예방과 관리를 돕는 다방면의 효과를 제공합니다.
- 식이섬유 : 식이섬유는 담즙 배출 촉진, 콜레스테롤 감소, 혈당 조절, 장 건강 증진 등 담석증 예방과 관리에 중요한 역할을 합니다. 식단에 충분한 식이섬유를 포함하면 담낭 건강을 유지하고 담석 형성 위험을 줄이는 데 큰 도움을 줄 수 있습니다.

◆ 한 달 후, 은희 씨의 놀라운 변화

한 달 후 정기 검진에서 은희 씨는 자신의 변화를 이야기하며 웃음을 보였습니다.

"소화가 정말 편안해졌어요. 배의 팽만감도 줄어들고, 하루 종일 느끼던 피로감이 사라졌어요. 피부도 촉촉해지고, 한결 맑아진 느낌이에요."

검사 결과 담석은 더 이상 커지지 않았고, 복부 통증도 거의 사라졌습니다. 은희 씨의 노력은 분명한 결과를 가져왔습니다.

◆ 건강은 작은 습관에서 시작됩니다

은희 씨는 이제 하루 2리터의 물을 마시고, 건강한 식단과 건강기능식품을 실천하는 것이 일상이 되었다고 말합니다. 담석증은 예방이 가장 중요한 질환입니다. 물 한 잔, 건강한 한 끼의 식사, 그리고 적절한 보충제는 담석 형성을 막고 간과 담낭의 건강을 지키는 강력한 도구입니다.

오늘부터 물 한 잔으로 당신의 건강을 지키는 첫걸음을 시작해보세요. "작은 변화가 큰 건강을 만듭니다."

참고

담석을 예방하고 건강한 삶을 유지하고 싶으신가요? 그렇다면 〈부록 5. 담석 예방을 위한 똑똑한 식탁 – 간과 담낭을 위한 건강한 선택〉을 꼭 참고하세요. 간과 담낭의 건강을 지키기 위해 실천할 수 있는 식단 선택과 생활 습관에 대한 실용적이고 공감 가는 정보가 담겨 있습니다.

17
만성탈수와 고혈압의 관계
: 물 부족이 혈압을 높인다

"물을 적게 마시는 것이 혈압에 영향을 준다고요?"

고혈압은 보통 염분 섭취 과다나 스트레스로 발생한다고 생각하기 쉽지만, 의외로 만성탈수가 고혈압을 유발하는 숨은 원인일 수 있습니다. 물이 부족하면 몸의 혈압 조절 시스템은 마치 비상 모드에 돌입하듯 과부하 상태에 빠지게 됩니다. 그 결과 혈압이 높아질 위험이 커집니다.

물 부족이 어떻게 고혈압과 연결되는지 알아보면, 물 한 잔의 중요성을 새롭게 깨닫게 될 것입니다.

✎ 만성탈수가 고혈압을 유발하는 이유

1. 농축된 혈액이 혈관에 저항을 준다

탈수 상태에서는 혈액 속 수분이 줄어들어 혈액이 끈적하고 농축된 상태가 됩니다. 이로 인해 혈액은 마치 좁아진 도로에서 교통 체증이 심해지듯, 혈관 안에서 더 큰 저항을 만듭니다. 심장은 이러한 저항을 극복하기 위해 더 강하게, 더 빠르게 작동해야 하고, 그 결과 혈압이 자연스럽게 상승합니다.

물을 충분히 마시는 것은 이 도로를 깨끗하게 정리하고, 심장이 과로하지 않도록 돕는 가장 간단하고 효과적인 방법입니다.

2. 혈액량 감소로 혈관이 좁아진다

물이 부족해 혈액량이 줄어들면, 몸은 혈액 순환을 유지하기 위해 자동으로 혈관을 좁히는 생존 메커니즘을 작동시킵니다. 그러나 좁아진 혈관은 혈액의 흐름을 방해하며, 이로 인해 심장은 더 큰 압력으로 혈액을 밀어내야 하고, 결과적으로 혈압이 상승하게 됩니다.

이 상황은 마치 물이 부족한 수로에서 흐름을 유지하려고 폭을 좁히는 것과 같아, 흐름은 유지되지만 압력은 높아지는 결과를 초래합니다. 충분한 물 섭취는 혈액량을 회복시켜 혈관을 자연스럽게 확장시키고, 몸의 균형을 되찾아주는 가장 기본적인 해결책입니다.

3. 라스(RAAS) 시스템의 과도한 활성화

만성탈수는 신장의 혈액 흐름을 줄여, 몸의 혈압을 유지하려는 레닌-안지오텐신 시스템(RAAS)을 과도하게 활성화시킵니다. 이 시스템은 혈압을 높이기 위해 안지오텐신 II라는 강력한 물질을 분비하며, 이는 혈관을 수축시키고 혈압을 더욱 상승시킵니다.

RAAS는 원래 몸을 보호하기 위한 장치지만, 물이 부족한 상태에서는 마치 과도한 경보 시스템처럼 지나치게 작동해 오히려 문제를 악화시킵니다. 흥미롭게도, 고혈압을 치료하는 대표적인 약물 중 다수가 이 과도한 시스템을 차단하는 데 초점을 맞추고 있습니다. 충분한 물 섭취는 이 경보 시스템을 진정시키고, 혈압이 안정적으로 유지될 수 있도록 돕는 가장 자연스러운 방법입니다.

> **"레닌-안지오텐신-알도스테론 시스템: 몸속 물과 소금의 지휘자"**
>
> 우리 몸속에는 수분과 염분의 균형을 완벽히 조율하는 지휘자가 있습니다. 바로 레닌-안지오텐신-알도스테론 시스템(RAAS) 입니다.
>
> - 레닌은 몸속 수분 부족을 감지하는 경고음,
> - 안지오텐신은 혈관을 조율해 물과 염분의 흐름을 조절하는 교통 경찰,
> - 알도스테론은 수분과 염분을 저장하며 몸의 균형을 유지하는 창고 관리자 역할을 합니다.
>
> 이 시스템은 혈압, 수분, 염분의 균형을 유지해 우리 몸이 원활히 작동하도록 돕습니다. 하지만 물 섭취가 부족하면 RAAS가 과도하게 작동해 혈압 상승, 피로, 체내 스트레스 등을 유발할 수 있습니다.
>
> 또한 이 레닌-안지오텐신-알도스테론 시스템(RAAS)은 마치 몸속 혈압 조절 센터처럼 작동해서 혈압을 유지합니다.
> 하지만 스트레스, 수분 부족, 염분 과다 섭취 등이 RAAS 시스템을 과도하게 활성화하면, 혈압이 높아지고 몸에 부담을 줄 수 있습니다. 이때 혈압약은 과도하게 작동한 RAAS 시스템을 억제하고 혈압을 안정화시키는 중요한 역할을 합니다.

- ACE 억제제: 안지오텐신 생성을 차단해 혈관을 확장하고 혈압을 낮춥니다.
- ARB 약물: 안지오텐신이 혈관을 수축하지 못하도록 막아줍니다.
- 알도스테론 억제제: 과도한 염분과 수분을 배출해 혈압을 조절합니다.

그런데 여기서 한 가지 궁금증이 생기지 않나요?
"평소 물을 충분히 마셔서 RAAS 시스템이 과도하게 활성화되지 않도록 하면, 적어도 이 원인으로 인한 혈압약 복용은 필요 없지 않을까?"
맞습니다. 물은 가장 자연스럽고 간단한 '천연 혈압약'입니다.

수분 부족은 RAAS 시스템을 활성화해 혈압을 높이는 주요 요인 중 하나입니다. 반대로 물을 충분히 마시면 RAAS 시스템이 과하게 작동하지 않아 혈압을 안정적으로 유지할 수 있습니다.

"지금, 몸속 균형을 위한 선택을 시작하세요." 물을 마시는 작은 습관이 혈압 관리의 첫걸음이 될 수 있습니다. 매일 꾸준히 충분한 물을 섭취하세요. 건강한 혈압과 몸의 균형을 유지하는 가장 간단한 방법은 바로 물 한 잔입니다!

4. 항이뇨호르몬(ADH)의 역할

탈수 상태에 빠지면, 몸은 물을 보존하기 위해 항이뇨호르몬(ADH)을 분비하며 절약 모드에 돌입합니다. ADH는 신장에서 물을 재흡수하도록 유도해 체내 수분 손실을 최소화하려 하지만, 이 과정에서 나트륨 농도가 상대적으로 높아지게 됩니다. 결과적으로, 혈액 내 나트륨 농도가 증가하면서 혈압이 상승하는 부작용을 초래할 수 있습니다. 또한 항이뇨호르몬이 더 많이 분비되면 그 자체가 혈관을 수축시키는 작용이 있어 혈압을 올리게 됩니다.

물은 이러한 절약 모드가 과도하게 작동하지 않도록 도와주며, 몸이 자연스럽고 균형 있게 기능하도록 유지하는 가장 기본적이고 효과적인 도구입니다.

5. 염증과 혈관 경직

만성탈수는 체내 염증 반응을 유발해 혈관 벽을 마치 딱딱해진 고무 호스처럼 경직되게 만듭니다. 이런 경직된 혈관은 혈액이 부드럽게 흐르지 못하도록 방해하며, 심장은 더 큰 압력으로 혈액을 밀어내야 합니다. 그 결과, 고혈압으로 이어지는 악순환이 시작됩니다.

충분한 물 섭취는 이 딱딱해진 호스를 다시 유연하게 만들어, 혈액이 자연스럽게 흐를 수 있도록 돕는 가장 기본적인 방법입니다. 물은 몸의 균형을 회복하는 시작점입니다.

✎ 이런 증상, 혹시 물 부족 때문일까?

① **특별한 이유없이 혈압이 점차 높아진다** : 특별한 이유 없이 혈압이 상승했다면 물 섭취 부족을 의심해보세요.

② **심장이 두근거리고 빠르게 뛴다** : 물 부족으로 심장이 더 열심히 일하고 있을 가능성이 있습니다.

③ **두통과 피로감이 지속된다** : 탈수로 인한 혈액 순환 문제의 신호일 수 있습니다.

✏️ "물 한 잔과 음식 한 접시"
– 혈압을 낮춘 영훈[가명] 씨의 이야기

직장 퇴근 후 진료실 문을 열고 들어온 55세 영훈 씨는 환한 미소를 띠고 있었습니다.

"선생님, 지난번에 알려주신 물 마시는 습관과 식단 조언 덕분에 혈압이 많이 안정됐습니다. 정말 감사합니다."

그의 말은 저에게도 큰 기쁨이었습니다.

◆ 첫 상담: 간단한 질문에서 시작된 변화

한 달 전, 영훈 씨는 건강검진 결과를 받아보고 걱정하며 저를 찾았습니다.

"혈압이 조금 높다는 말을 들었어요. 약을 먹어야 한다고 하니 불안하더라고요. 혹시 약 없이 관리할 방법이 있을까요?"

저는 그의 생활 습관을 하나씩 물어보며 핵심적인 문제를 찾아내기 시작했습니다.

"물을 하루에 얼마나 드시나요?" 영훈 씨는 머뭇거리며 대답했습니다. "글쎄요, 아침엔 커피, 점심에도 커피, 저녁엔 맥주 한잔. 물은 거의 안 마십니다."

저는 물 섭취의 중요성을 설명하며, 칼륨과 나트륨의 균형이 혈압 조절에 얼마나 중요한지도 이야기했습니다.

"영훈 씨, 물을 충분히 마시면 혈액이 묽어지고 신장이 나트륨을 더 잘 배출하게 됩니다. 그런데 나트륨을 배출하는 데 중요한 게 바로 칼륨이에요. 칼륨이 풍부한 음식을 섭취하면 신장의 기능이 더 잘 작동하고, 혈압도 안정적으로 유지됩니다." 그는 고개를 끄덕이며 말했습니다. "물을 마시는 것만으로도 혈압에 도움이 되나요? 그리고 칼륨이 많은 음식은 뭘 먹으면 될까요?"

◆ 새로운 습관: 물과 칼륨의 조화

그날 이후, 영훈 씨는 작은 물병과 채소 바구니로 새로운 삶을 시작했습니다.

① **물 마시는 습관** : 매일 아침 따뜻한 물 한 잔으로 하루를 시작하고, 식사 30분 전후로 물을 마셨습니다. 커피 대신 물 한 잔을 선택하기 위해 알람까지 설정했습니다.

② **칼륨이 풍부한 음식 섭취** : 바나나, 시금치, 고구마, 아보카도, 오렌지를 식단에 추가했습니다. "이게 혈압 관리에 좋다니 더 열심히 먹어야겠네요!"

◆ 3주 후, 찾아온 변화

3주 후, 다시 병원을 찾은 영훈 씨는 환한 얼굴로 말했습니다.
"선생님, 혈압이 눈에 띄게 좋아졌습니다. 기운도 좋아지고, 커피를 줄이니 집중력도 더 좋아진 것 같아요."

그의 혈압 수치는 정상 범위에 가까워졌고, 그는 신장이 나트륨을 잘 배출하도록 돕는 칼륨의 역할을 몸소 체감했습니다.

◆ 물과 칼륨이 준 건강한 삶

영훈 씨는 말합니다. "물이랑 음식이 이렇게 중요한지 몰랐어요. 바나나 하나랑 물 한 잔이 이렇게 큰 변화를 줄 줄이야. 커피보다 이게 훨씬 좋네요!"

저는 그에게 조언했습니다.

"물을 꾸준히 마시고, 칼륨이 풍부한 음식을 식단에 넣는 건 혈압 관리의 기본입니다. 나트륨을 배출하고 혈압을 안정시키는 데 이 조합만큼 효과적인 방법은 없죠."

영훈 씨의 경험은 단순한 물 한 잔과 한 접시의 음식이 얼마나 큰 변화를 가져올 수 있는지를 보여줍니다.

"자연이 준 선물, 물과 음식. 물 한 잔과 칼륨이 풍부한 한 접시의 음식이 당신의 혈압을 안정시키고 건강한 삶을 선물할 수 있습니다. 오늘부터 당신도 물 한 잔, 바나나 한 개로 건강한 삶을 시작해보세요!"

참고

칼륨이 풍부한 채소와 과일에 대해 더 알고 싶으신가요? 〈부록 6. 칼륨 함량이 높은 채소와 과일〉에서 자세한 정보를 확인해 보세요. 당신 건강을 위한 보다 나은 선택들이 기다리고 있을 겁니다.

18

만성탈수와 당뇨병
: 물 부족이 혈당을 춤추게 한다?

"물을 적게 마시는 게 당뇨병과도 관련이 있을까요?"

당뇨병은 주로 유전적 요인이나 식습관, 비만 등으로 발생한다고 알려져 있습니다. 하지만 만성탈수 역시 당뇨병 발병과 혈당 조절에 깊은 영향을 미치는 숨은 원인입니다. 물은 단순히 갈증을 해소하는 역할을 넘어, 혈당 조절과 신장 건강, 인슐린 작용에 핵심적인 역할을 합니다. 이번 글에서는 만성탈수가 어떻게 당뇨병과 연결되고, 혈당 관리에 영향을 미치는지 살펴보겠습니다.

📝 만성탈수와 당뇨병의 숨겨진 연결고리

1. 혈액 농축으로 혈당 농도 증가

만성탈수 상태에서는 혈액 속 수분이 부족해지면서 혈액이 끈적해지고 농축됩니다. 이로 인해 혈액 속 포도당 농도가 상대적으로 높아지고, 시간이 지날수록 당뇨병 위험이 증가할 수 있습니다. 이는 마치 물이 부족해진 강물이 줄어들면서 오염 물질의 농도가 점점 높아지는 것과 같습니다.

충분한 물 섭취는 혈액을 묽게 유지하며, 혈당 균형을 지키는 데 중요한 역할을 합니다. 물 한 잔은 건강한 혈액 흐름을 만드는 가장 간단한 첫걸음입니다.

2. 신장의 혈당 배출 능력 저하

신장은 혈액 속 과도한 당을 여과해 소변으로 배출함으로써 혈당을 조절합니다. 그러나 만성탈수로 인해 신장으로 가는 혈류량이 줄어들면, 이 여과 시스템이 제대로 작동하지 못하게 됩니다. 그 결과, 혈당이 과도하게 축적되어 높은 수치로 유지되며, 당뇨병 관리가 더욱 어려워질 수 있습니다.

충분한 물 섭취는 신장이 원활하게 작동할 수 있도록 돕고, 혈당 균형을 유지하는 필수 조건이 됩니다. 물은 신장의 부담을 덜어주는 가장 간단한 해결책입니다.

3. 인슐린 저항성 증가

탈수로 인해 세포 내 수분이 부족해지면, 세포는 마치 녹슬고 뻑뻑해진 자물쇠처럼 인슐린(열쇠)에 제대로 반응하지 못합니다. 이로 인해 혈당이 세포 안으로 흡수되지 못하고, 혈액 속에 남아 수치가 더욱 상승합니다. 시간이 지날수록 이러한 상태는 제2형 당뇨병의 위험을 높이는 요인이 됩니다.

충분한 물 섭취는 자물쇠에 윤활유를 더해 원활히 작동하게 만들듯, 세포가 인슐린과 원활히 소통하도록 돕는 필수 조건입니다. 물은 혈당 조절의 숨은 조력자입니다.

4. 코르티솔 분비로 혈당 상승

탈수는 몸에 스트레스를 주어, 마치 긴급 상황에 대비하듯 스트레스 호르몬인 코르티솔의 분비를 증가시킵니다. 코르티솔은 간에게 "에너지를 준비하라"는 신호를 보내 포도당을 방출하게 하며, 그 결과 혈당이 상승합니다.

하지만 이 긴급 대처가 장기간 이어지면 높은 혈당 상태가 지속되고, 결국 당뇨병 발병 위험을 크게 높이게 됩니다. 충분한 물 섭취는 몸의 스트레스 반응을 진정시키고, 코르티솔 분비를 억제해 혈당 균형을 유지하는 중요한 역할을 합니다. 물은 몸을 안정시키는 가장 간단한 해결책입니다.

5. 염증 반응 활성화

만성탈수는 체내 염증 반응을 마치 작은 불씨를 거대한 화염으로 키우듯 촉진합니다. 이 염증은 단순한 반응을 넘어, 인슐린 저항성을 심화시키는 주요 요인으로 작용합니다. 염증의 불길 속에서 세포는 인슐린 신호를 제대로 받아들이지 못하고, 이는 혈당 조절을 더욱 어렵게 만들어 당뇨병과의 연결고리를 강화합니다. 충분한 물 섭취는 이 불길을 진정시키는 물줄기처럼 작용해 염증을 억제하고, 세포가 인슐린과 원활히 소통하도록 돕는 첫걸음이 됩니다.

물 한 잔이 몸의 균형을 되찾는 강력한 도구입니다.

📝 당뇨병 환자에게 탈수가 더 위험한 이유

당뇨병 환자는 일반인보다 탈수 상태에 빠질 가능성이 더 높습니다. 그 이유는 다음과 같습니다.

① **과도한 소변 배출** : 당뇨병 환자는 혈당이 높아 신장은 혈액 속 과잉 포도당을 배출하려고 더 많은 소변을 만들기 때문입니다. 이를 '삼투성 이뇨'라고 부르는데, 이 과정에서 몸은 대량의 물과 함께 중요한 전해질도 잃게 되어 탈수를 유발합니다.

② **갈증 신호 둔감화** : 당뇨병 환자는 이미 갈증 신호가 약화된 경우가 많아 충분한 물을 마시지 못할 가능성이 큽니다. 이는 탈수와 혈당 상승의 악순환을 만들게 됩니다.

③ **혈당 농축의 악순환** : 탈수 상태에서는 혈당 농도가 높아지고, 이는 다시 신장의 부담을 늘리며 추가적인 탈수를 유발합니다.

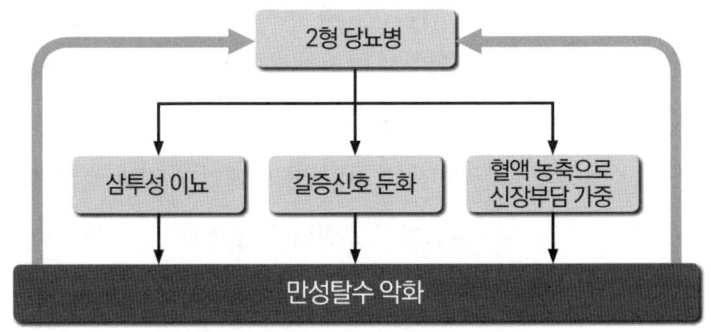

그림 9. 2형 당뇨병과 만성탈수의 악순환 고리

✏️ 이런 증상, 혹시 물 부족 때문일까?

① 갈증이 자주 느껴진다 : 혈당상승과 탈수가 함께 나타날 가능성이 높습니다.

② 소변량이 많고 색이 진하다 : 물 부족과 혈당 조절 문제가 동시에 나타난 신호일 수 있습니다.

③ 피로감과 집중력 저하가 느껴진다 : 탈수와 혈당 변동의 결과일 수 있습니다.

✏️ "물 한 잔의 기적"
　　– 혈당을 낮추고 건강을 되찾다

◆ 내원 당시, 무기력 속에서 찾은 작은 희망

54세의 사업가 정우(가명) 씨는 3년 전 당뇨병 진단을 받았습니다. 약물과 식단 조절을 시도했지만 혈당은 여전히 불안정했고, 피로와 손발 저림은 그의 일상을 갉아먹고 있었습니다.

기능의학 의원을 방문한 정우 씨의 첫 혈액검사 결과, 당화혈색소(HbA1c) 수치는 7.2. 이는 당뇨병이 조절되지 않고 있다는 명확한 신호였습니다.

"더 나아질 수 있을까요?" 그가 걱정스러운 표정으로 물었을 때, 저는 말했습니다.

"작은 변화로 시작해 봅시다. 물, 식단, 운동이 모두 힘을 합치면 더 나은 결과를 만들 수 있습니다."

◆ 물, 식단, 운동 – 건강의 세 축

1. 물 한 잔의 시작

저는 정우 씨에게 하루 최소 2리터의 물을 마시도록 권했습니다.

아침에 따뜻한 물 한 잔으로 하루를 시작하고, 식사 30분 전에 물을 마셔서 과식을 방지하도록 했습니다.

카페인 음료 대신 순수한 물과 허브차로 세포가 충분히 물을 머금도록 했습니다.

물을 충분히 마시면 혈액이 묽어져 신장이 나트륨을 잘 배출할 수 있고, 혈당 변동도 완화될 수 있음을 설명드렸습니다.

2. 저탄수화물 식단으로 전환

흰쌀밥, 특히 찹쌀, 그리고 빵, 면, 과자 같은 단순 탄수화물을 줄이고, 채소, 견과류, 단백질 위주의 식단으로 전환하도록 지도했습니다.

특히 칼륨이 풍부한 음식(예: 아보카도, 브로콜리, 고구마)을 포함시켜 혈압과 혈당 조절에 도움을 주도록 했습니다.

식사 후 혈당 상승을 막기 위해 천천히 소화되는 당지수(GI)가 낮은 탄수화물을 선택하도록 했습니다.

3. 운동을 일상에 포함

걷기부터 시작해 매일 30분씩 규칙적으로 운동하도록 격려했습니다. 근력 운동을 병행하며 인슐린 민감성을 높이는 데 초점을 맞췄습니다.

◆ 3개월 후, 놀라운 변화

3개월 후 정우 씨는 다시 병원을 찾았습니다.

그의 당화혈색소 수치(HbA1c)는 5.8로 거의 정상 범위에 가까워졌습니다.

"이게 정말 가능할 줄 몰랐어요." 그는 환한 미소로 말했습니다.

그뿐만 아니라, 피로감과 손발 저림이 거의 사라졌고, 체중이 7kg 줄어들었으며, 혈압과 콜레스테롤 수치도 안정되었습니다.

"물을 꾸준히 마시고, 식단을 바꾸고 운동을 했을 뿐인데, 삶이 이렇게 달라질 줄은 몰랐습니다."

◆ 건강한 변화의 원동력

정우 씨는 지금도 물병과 건강한 간식을 늘 가지고 다니며, 매일 운동 시간을 확보합니다. 그는 말합니다.

"물을 마시는 간단한 습관부터 시작했지만, 그 작은 변화가 제 건강을 완전히 바꿔놨습니다. 이제는 제 몸을 더 아끼고, 더 나은 삶을 살아가려고 합니다."

당신도 오늘부터 시작할 수 있습니다

물을 충분히 마시고, 식단을 조절하고 운동을 하는 작은 습관은 당뇨병 관리의 핵심입니다. 정우 씨의 이야기는 이 세 가지가 어떻게 혈당 조절과 삶의 질 개선에 기여할 수 있는지를 보여줍니다.

"오늘, 물 한 잔으로 시작하세요. 당신의 건강한 내일은 지금 손에 든 물병에서 시작될 수 있습니다."

19
만성탈수와 관절염
: 물 부족이 관절에 보내는 SOS

"물과 관절염이 무슨 상관일까?"

관절염은 나이가 들면서 자연스럽게 발생하거나, 유전적 요인이나 부상으로 생기는 질환으로 알려져 있습니다. 하지만 만성탈수가 관절염을 유발하거나 악화시키는 숨겨진 요인일 수 있다는 사실은 잘 알려져 있지 않습니다. 물은 관절의 부드러운 움직임을 돕고 충격을 흡수하며, 관절염 증상을 완화하는 데 중요한 역할을 합니다. 이번 글에서는 물 부족이 어떻게 관절 건강에 영향을 미치는지, 그리고 관절염과의 연관성을 알아보겠습니다.

관절염이란 무엇인가요?

관절염은 관절에 염증이 생겨 통증, 부기, 운동 제한 등을 유발하는 질환입니다. 가장 흔한 형태로는 퇴행성 관절염(골 관절염)과 류마티스 관절염이 있습니다. 이들 질환은 발생 원인은 다르지만, 모두 관절을 둘러싼 연골이 손상되거나 염증이 생기는 문제입니다

① **퇴행성 관절염** : 연골이 닳아 없어지면서 관절이 마찰을 일으키는 질환.
② **류마티스 관절염** : 면역 체계 이상으로 관절에 염증이 생기는 질환.

두 질환 모두 물 부족이 악영향을 미칠 수 있습니다.

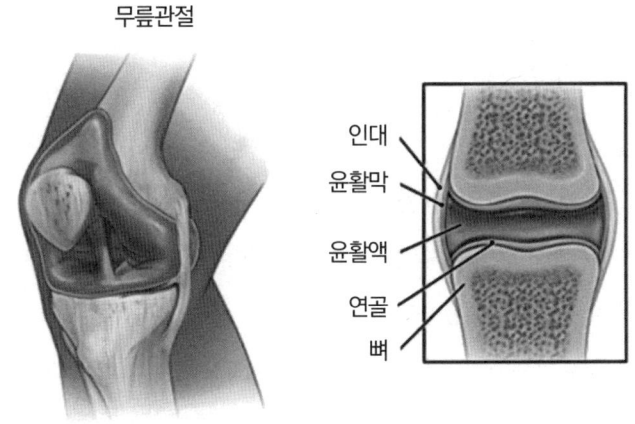

그림 10. 무릎관절의 구조

왜 물이 관절 건강에 중요한가요?

1. 윤활액의 역할

관절 사이에는 윤활액(활액)이 있어 마치 부드럽게 움직이는 기계의 윤활유처럼 관절이 매끄럽게 작동하도록 돕습니다. 이 윤활액의 주성분은

물로, 충분한 수분이 공급되지 않으면 윤활액의 양이 줄어들어 관절이 건조하고 뻑뻑해집니다.

윤활액이 부족해지면 관절 표면은 서로 직접 마찰하게 되고, 이는 통증과 손상을 초래할 수 있습니다. 마치 기름이 부족한 자전거 체인이 부드럽게 돌아가지 못하고 마모되듯, 물 부족은 관절의 기능을 방해합니다.

충분한 물 섭취는 관절을 보호하고 부드럽게 움직이도록 돕는 가장 기본적인 방법입니다. 물은 관절 건강의 숨은 파트너입니다.

2. 연골의 보호

관절을 감싸는 연골은 마치 스프링 매트리스처럼 충격을 흡수하고 관절이 부드럽게 움직이도록 돕는 필수적인 구조물입니다. 연골의 70-80%는 물로 이루어져 있어, 충분한 수분이 있어야만 이 스프링이 제대로 작동하며 탄력을 유지할 수 있습니다.

하지만 물이 부족하면 연골은 마치 오래 사용해 눌리고 탄성을 잃은 매트리스처럼 제 기능을 잃어버립니다. 그 결과, 관절의 뼈끼리 직접 마찰하며 통증과 염증이 발생하게 됩니다.

충분한 물 섭취는 연골을 건강하게 유지하며, 관절이 매끄럽고 자연스럽게 움직일 수 있도록 돕는 가장 중요한 요소입니다. 물은 관절의 스프링을 다시 살아나게 만드는 생명의 원천입니다.

3. 노폐물 제거

물은 관절과 주변 조직에서 발생하는 염증 유발 물질과 노폐물을 마치 청소부처럼 씻어내는 중요한 역할을 합니다. 하지만 탈수 상태가 되면 이 청소 과정이 제대로 이루어지지 않아 노폐물이 축적되고, 염증 반응이 더욱 심화될 수 있습니다.

충분한 물 섭취는 관절 속 불필요한 찌꺼기를 씻어내어, 염증을 완화하고 관절 건강을 지키는 가장 자연스러운 방법입니다. 물은 관절의 청결을 유지하는 강력한 파트너입니다.

4. 근육과 인대의 긴장: 물 부족으로 경직된 서포트 시스템

물은 관절을 지지하는 근육과 인대를 유연하게 유지하는 데 필수적입니다. 하지만 물이 부족하면 이 서포트 시스템은 마치 오래된 고무줄처럼 뻣뻣해지고 긴장하게 됩니다. 결과적으로 관절은 더 큰 부담을 받으며, 시간이 지나면 관절염과 같은 문제를 악화시킬 수 있습니다.

충분한 물 섭취는 근육과 인대를 부드럽게 유지하며, 관절이 제 기능을 다할 수 있도록 돕는 가장 기본적인 방법입니다. 물은 관절과 그 주변 구조를 연결하는 자연의 윤활제입니다.

5. 염증 반응 활성화

탈수는 몸의 염증 반응을 활성화하며, 관절을 마치 윤활액이 부족해 점점 녹슬어가는 기계의 톱니바퀴처럼 만들게 됩니다. 이로 인해 관절은 부드럽게 움직이지 못하고, 마찰로 인해 부기와 통증이 발생합니다. 만약 이 상태가 지속된다면, 관절은 더 심각한 손상을 입어 관절염으로 이어질 수 있습니다.

충분한 물 섭취는 이 녹을 제거하고, 톱니바퀴가 원활히 돌아가도록 돕는 가장 중요한 역할을 합니다. 물은 관절의 매끄러운 움직임을 지키는 필수적인 윤활제입니다.

🖉 이런 증상, 혹시 물 부족 때문일까?

① 관절이 뻣뻣하고 아프다 : 윤활액이 부족해 관절 마찰이 증가했을 가능성이 있습니다.

② 관절이 붓고 열감이 느껴진다 : 물 부족으로 염증이 악화된 신호일 수 있습니다.

③ 움직일 때 관절에서 뚝뚝 소리가 난다 : 윤활 부족으로 관절이 마찰을 받고 있다는 신호일 수 있습니다.

🖉 "작은 변화가 관절을 지킵니다"
  – 물 한 잔과 건강한 선택의 힘

◆ 정미[가명] 씨의 고민

60세의 주부 정미(가명) 씨는 매일 아침 침대에서 일어날 때마다 무릎과 손가락이 뻣뻣하고 아팠습니다. 처음에는 "나이가 드니 어쩔 수 없지"라며 넘겼지만, 통증은 점점 심해졌습니다. 간단한 집안일을 할 때도 관절이 욱신거렸고, 계단을 오르는 일조차 고역이 됐습니다.

결국 병원을 찾은 정미 씨는 관절염 초기라는 말을 듣고 막막함을 느꼈습니다. 관절염은 한번 시작되면 완전히 치료하기 어려운 병이라고 들었기 때문입니다. 약물 치료를 시작했지만, 그녀는 "약 말고 다른 방법은 없을까?"라는 생각에 본원을 찾게 되었습니다.

◈ 기능의학의원을 찾아 새로운 길을 발견하다

본원을 찾은 정미 씨는 관절 건강을 회복하기 위한 새로운 접근법을 배우게 되었습니다. 우선, 상담에서 그녀의 생활 습관을 분석하며 작은 문제를 발견했습니다. "물을 얼마나 드시나요?"라는 질문에 정미 씨는 머리를 긁적이며 대답했습니다. "하루에 두세 잔 정도요. 사실 물을 거의 마시지 않는 것 같아요."

또한 그녀는 자주 먹는 음식들이 염증을 유발하고 악화시키는 가공식품과 기름진 요리에 치우쳐 있었고, 관절에 부담을 줄 수 있는 과체중 상태라는 것도 상담을 통해 깨닫게 되었습니다.

저는 이렇게 설명했습니다. "만성탈수는 관절 건강을 망치는 중요한 원인입니다. 물이 부족하면 관절을 보호하는 활액이 줄어들고, 염증 반응도 심해지죠. 또한, 염증을 줄이는 항염 식단과 체중 관리도 관절 건강에는 큰 역할을 합니다."

◈ 작은 변화의 시작

정미 씨는 새로운 생활 습관을 시작했습니다. 우선, 매일 물을 충분히 마시는 것부터 실천에 옮겼습니다.

아침마다 따뜻한 물 한 잔으로 하루를 시작하며, 관절의 활력을 깨웠습니다. 식사 30분 전에 물 한 잔으로 소화를 돕고 과식을 방지했습니다. 물병을 항상 들고 다니며 하루 2리터의 목표를 세웠습니다.

또한 저는 정미 씨에게 체중 관리와 염증 감소를 돕는 항염 식단도 함께 권했습니다.

브로콜리, 시금치, 아보카도, 생강, 강황, 연어와 같은 건강한 항염 식재료를 식단에 포함시켰고, 염증을 악화시키는 가공식품과 과도한 당 섭취를 줄였습니다. 그리고 소량씩 천천히 먹도록 해서 과식을 방지하고, 체중 감량을 돕는 규칙적인 식사 패턴을 유지하도록 했습니다.

아울러 운동도 서서히 추가했습니다. 관절에 무리를 주지 않는 수영과 요가, 간단한 스트레칭으로 시작했으며, 매일 조금씩 걷는 습관을 기르도록 했습니다.

◆ 3개월 후, 찾아온 변화

정미 씨는 3개월 후 병원을 다시 찾았을 때 완전히 달라진 모습이었습니다. "무릎이 덜 뻐근하고, 가볍게 산책도 할 수 있어요. 통증이 많이 줄었고, 몸도 한결 가벼워졌어요!"

그녀는 5kg을 감량하며 무릎에 가해지던 부담을 덜어냈습니다. 관절의 뻣뻣함과 통증이 눈에 띄게 완화되었습니다. 그리고 피로감도 줄고, 더 활기찬 일상을 보내고 있었습니다.

정미 씨는 이렇게 말합니다. "물을 마시는 게 이렇게 큰 차이를 만들 줄 몰랐어요. 여기에 건강한 음식과 가벼운 운동까지 더하니 몸이 완전히 달라졌어요."

건강한 관절은 작은 습관에서 시작됩니다. 관절염은 불가피한 고통이 아닙니다. 물을 충분히 마시고, 항염 식단을 실천하며, 체중을 관리하는 작은 변화가 큰 차이를 만들어냅니다. "오늘 물 한 잔, 신선한 채소 한 접시, 그리고 가벼운 산책으로 당신의 관절을 지키는 첫걸음을 시작해보세요. 내일의 건강한 관절이 오늘의 선택에서 만들어집니다."

20
만성탈수와 골다공증
: 물 부족이 뼈를 갉아먹는다?

"골다공증은 뼈가 약해지는 병인데, 물 부족과 무슨 관련이 있을까요?"

골다공증은 흔히 칼슘 부족이나 노화의 자연스러운 결과로 여겨집니다. 하지만 물이 부족해도 골다공증 위험이 높아질 수 있다는 사실은 잘 알려져 있지 않습니다. 뼈는 단단한 조직처럼 보이지만, 실제로는 약 25%가 물로 이루어진 살아 있는 조직입니다. 물은 뼈를 건강하게 유지하고 재생하는 데 중요한 역할을 합니다. 이번 글에서는 만성탈수가 어떻게 골다공증을 악화시키는지 쉽게 설명드리겠습니다.

✏️ 골다공증이란?

골다공증은 뼈가 점점 약해지고 밀도가 낮아져 쉽게 골절되는 질환입니다. 뼈는 칼슘, 마그네슘, 인 같은 미네랄로 구성되어 있고, 이들 성분이 균형을 이루어야 건강한 상태를 유지할 수 있습니다.

골다공증은 주로 다음과 같은 요인으로 발생합니다:

① **나이** : 뼈의 재생 속도가 느려지는 노화.

② **폐경** : 특히 여성은 폐경 후 호르몬 변화로 인해 뼈가 더 빠르게 약해질 수 있습니다.

③ **영양 부족** : 칼슘과 비타민 D 섭취 부족.

하지만 이 외에도 "물 부족"이라는 보이지 않는 위험이 뼈 건강을 위협할 수 있습니다.

✏️ 만성탈수가 골다공증에 미치는 영향

1. 뼈를 이루는 수분 부족

뼈는 단단한 돌처럼 보이지만, 그 속은 수분과 미네랄로 이루어진 살아 있는 조직입니다. 물은 뼈의 구조를 유지하고 탄력을 부여하며, 충격을 흡수하는 중요한 역할을 합니다.

하지만 만성탈수 상태에서는 뼈가 필요한 수분을 충분히 공급받지 못해, 단단하지만 쉽게 부서질 수 있는 상태로 변합니다. 이는 마치 물을 충분히 머금은 나무는 튼튼하고 유연하지만, 마른 나무는 쉽게 부러지는 것과 같습니다.

충분한 물 섭취는 뼈를 튼튼하고 유연하게 유지하며, 삶의 기본 구조를 지키는 데 필수적입니다. 물은 뼈의 숨겨진 강인함을 유지하는 핵심 요소입니다.

2. 칼슘 손실 촉진

탈수 상태가 되면, 몸은 수분과 나트륨을 보존하기 위해 신장을 과도하게 작동시킵니다. 그러나 이 과정에서 중요한 미네랄인 칼슘이 소변으로 배출됩니다. 지속적인 칼슘 손실로 인해 몸은 부족한 칼슘을 메우기 위해 뼈에서 칼슘을 끌어다 쓰는 비상 대책을 가동합니다.

하지만 이 대책이 반복되면, 뼈는 점점 약해지고 밀도가 낮아져 골다공증의 위험이 높아집니다. 이는 마치 재정을 유지하려고 집을 담보로 대출을 받다가, 결국 집이 허물어질 위험에 처하는 것과 같습니다.

충분한 물 섭취는 이러한 악순환을 막고, 뼈를 건강하게 유지하는 데 핵심적인 역할을 합니다. 물은 뼈의 안정성과 강도를 지키는 중요한 방패입니다.

3. 산성 환경으로 인한 미네랄 소모

탈수 상태에서는 체내에 젖산, 요산과 같은 산성 물질이 축적되며, 몸은 점차 산성 환경으로 변하게 됩니다. 이를 중화하기 위해 우리 몸은 뼈에서 칼슘과 같은 미네랄을 끌어다 사용하는 대책을 세웁니다. 그러나 이러한 과정이 반복되면, 뼈는 점점 약해지고 골밀도가 감소하며, 장기적으로는 골다공증의 위험이 커집니다. 이는 마치 산성 비에 노출된 석상이 서서히 부식되고 약해지는 것과 같습니다.

충분한 물 섭취는 체내 산성 물질을 희석하고 배출하며, 몸의 산도 균형을 유지해 뼈를 보호하는 자연스러운 방법입니다. 물은 뼈의 강인함을 지키는 중요한 수호자입니다.

4. 뼈 재생 능력 저하

뼈는 끊임없이 낡은 조직을 제거하고 새로운 조직으로 대체하는 리모델링 과정을 통해 강도와 건강을 유지합니다. 그러나 만성탈수는 이 정교한 시스템의 균형을 깨뜨립니다.

뼈를 형성하는 조골세포(osteoblast)의 활동은 줄어드는 반면, 뼈를 분해하는 파골세포(osteoclast)의 활동은 증가하여 뼈가 더 빠르게 약해집니다. 이는 마치 건물을 유지보수할 재료가 부족한 상태에서 철거만 진행하는 것과 같아, 뼈가 점점 손상되고 약해집니다.

충분한 물 섭취는 뼈 리모델링 시스템의 균형을 되찾아, 손상을 복구하고 건강한 뼈를 유지하는 데 필수적인 역할을 합니다. 물은 뼈를 튼튼히 지탱하는 보이지 않는 기초입니다.

파골세포와 조골세포 : 뼈 속 균형의 비밀

우리 뼈는 단단하고 변하지 않을 것처럼 보이지만, 실제로는 끊임없이 변화하는 조직입니다. 이 변화를 조율하는 두 주역이 바로 파골세포와 조골세포입니다.

파골세포(Osteoclasts)는 오래되고 손상된 뼈를 분해해 새 공간을 만들고,
조골세포(Osteoblasts)는 그 자리에 새로운 뼈를 만들어 건강한 뼈 구조를 유지합니다.

이 두 세포가 마치 춤을 추듯 균형 있게 작동할 때, 우리의 뼈는 단단함과 유연함을 동시에 갖출 수 있습니다. 하지만 이 균형이 깨지면 문제가 생깁니다.

파골세포가 과도하게 활동하면 뼈가 약해지고 골다공증 같은 질환으로 이어질 수 있습니다. 반대로 조골세포가 제 역할을 못하면, 뼈 재생이 제대로 이루어지지 않아 손상에서 회복이 더뎌집니다.

"뼈 건강은 이 두 세포의 완벽한 협동에서 시작됩니다."

충분한 수분 섭취, 규칙적인 운동, 충분한 영양 섭취, 그리고 건강한 생활습관은 파골세포와 조골세포의 균형을 유지해 뼈를 강하게 만듭니다. 지금, 당신의 뼈 속에서 일어나고 있는 작은 균형의 비밀을 돌아보고 건강한 변화를 시작해보세요!

🖊 이런 증상, 혹시 물 부족 때문일까?

① **뼈가 약하고 쉽게 부러진다** : 뼈가 물을 충분히 머금지 못하면 유연성이 감소해 골절 가능성이 높아집니다.

② **근육과 관절에 통증이 느껴진다** : 물 부족은 관절뿐 아니라 뼈 건강에도 영향을 미칩니다.

③ **체력이 급격히 떨어지고 피로감을 느낀다** : 탈수로 인한 미네랄 부족과 관련이 있을 수 있습니다.

✏️ "순덕[가명] 씨의 두 번째 삶"
– 골다공증과의 동행에서 활력으로

70세 순덕 씨는 최근 골다공증 진단을 받았습니다. 병원에서 "작은 충격에도 뼈가 부러질 수 있다"는 말을 들은 후, 그녀는 깊은 불안에 빠졌습니다. "혹시 넘어지기라도 하면 어쩌지?"라는 생각이 머릿속을 떠나지 않았습니다. 일상생활이 점점 위축되었고, 그녀는 집 안에서도 조심스럽게 움직이기 시작했습니다.

◆ 작은 변화가 필요하다

순덕 씨는 친구의 추천으로 본원을 찾았습니다. 진료실에서의 그녀의 첫 마디, "제가 정말 골절 없이 건강하게 지낼 수 있을까요?"

심층 상담이 이어지면서 놀라운 사실이 밝혀졌습니다. 순덕 씨는 물을 거의 마시지 않고 있었습니다. 갈증 신호가 무뎌진 탓에 목마름을 느끼지 못했고, 하루 수분 섭취량은 겨우 한두 잔에 불과했습니다. 또한 편식이 심한 식단 탓에 칼슘, 비타민 D, 마그네슘, 비타민 K, 단백질 같은 뼈 건강에 필수적인 영양소가 심각하게 부족한 상태였습니다.

"물 부족은 뼈에도 큰 영향을 미칩니다."라는 설명에 순덕 씨는 의아해하며 물었습니다. "물이 뼈 건강에 그렇게 중요한가요?"

"그럼요. 물은 뼈 속 대사 과정을 돕고, 영양소가 뼈로 제대로 전달되도록 돕습니다. 특히, 탈수는 뼈를 약하게 하고 골밀도를 더 빠르게 감소시킬 수 있어요."

◆ 작은 실천이 시작되다

저의 설명을 들은 순덕 씨는 작지만 중요한 변화를 시작했습니다. 아침마다 따뜻한 물 한 잔으로 하루를 열고, 정해진 시간마다 물을 마시기 위해 알람을 설정했습니다. 그녀는 비타민 K와 마그네슘이 풍부한 채소들을 식단에 포함하기 시작하고, 양질의 칼슘, 비타민 D 보충제, 그리고 식물성 단백질 보충제도 꾸준히 챙겼습니다.

"처음엔 물 한 잔도 버겁더니, 이제는 하루 2리터를 꾸준히 마시는 게 습관이 되었어요." 그녀는 뿌듯한 미소로 말했습니다.

◆ 움직임이 주는 자유

순덕 씨는 단순히 물만 마시는 데 그치지 않았습니다. 걷기와 계단 오르기 같은 체중 부하 운동을 매일 실천했습니다. 처음에는 힘들어하던 그녀가 점점 더 오래 걸을 수 있게 되었고, 계단을 오를 때도 발걸음이 가벼워졌습니다. 그녀는 운동을 통해 자신감을 되찾으며 "내 몸이 다시 튼튼해지는 것 같다"는 희망을 품게 되었습니다.

◆ 활력 있는 삶으로

3개월 후, 순덕 씨는 다시 찾았습니다. 그녀는 전혀 다른 모습이었습니다. 몸도 마음도 한층 가벼워진 모습으로 이렇게 말했습니다. "골절에 대한 두려움은 이제 없어졌어요. 뼈를 돌보는 작은 습관들이 제 삶을 바꾸고 있어요. 앞으로도 꾸준히 할 거예요."

이제 그녀는 두려움이 아닌 활력으로 가득 찬 삶을 살고 있습니다. 물 한 잔, 올바른 영양소, 그리고 꾸준한 운동이 그녀를 두 번째 삶으로 인도 했습니다.

"건강한 뼈는 하루아침에 만들어지지 않습니다. 작은 변화가 모여 큰 차이를 만듭니다."

순덕 씨의 이야기처럼, 물 한 잔과 작은 실천들이 당신의 뼈와 삶을 지켜줄 수 있습니다. 오늘, 당신도 건강한 삶을 위한 첫걸음을 시작해보 세요.

21
만성탈수와 섬유근육통
: 목마른 근육이 보내는 경고

"몸 전체가 뻐근하고 쑤시는데, 혹시 물 부족 때문일까요?"

섬유근육통은 전신에 만성적인 통증과 피로를 유발하는 질환으로, 일상생활에 큰 불편을 줍니다. 하지만 이 병의 원인을 물 부족과 연결 지어 생각하는 경우는 드뭅니다. 물은 단순히 갈증을 해소하는 것을 넘어, 몸 전체의 근육과 신경, 염증 반응을 조절하는 중요한 역할을 합니다. 만성탈수는 이러한 체내 시스템에 혼란을 가져와 통증을 더 악화시킬 수 있습니다. 이번 장에서는 만성탈수가 통증을 키우는 이유를 살펴보겠습니다.

📝 섬유근육통, 왜 이렇게 아플까?

섬유근육통은 온몸에 걸쳐 다양한 부위에서 발생하는 만성적인 통증 질환입니다. 이 질환의 가장 큰 특징은 특정 부위에만 통증이 집중되는 것이 아니라, 전신에 걸쳐 다양한 부위에서 통증이 발생한다는 점입니다

① **근육과 관절의 통증** : 주로 목, 어깨, 허리, 무릎 등에서 시작해 전신으로 확산됩니다.

② **피로와 수면장애** : 충분히 자도 개운하지 않고, 깊은 잠을 자지 못하는 경우가 많습니다.

③ **기억력 저하와 집중력 문제** : 흔히 '섬유안개(Fibro Fog)'라고 불리는 증상으로, 일상적인 업무 수행이 어려워질 수 있습니다.

원인은 명확히 밝혀지지 않았지만, 스트레스, 신경계 이상, 그리고 만성탈수가 주요 악화 요인으로 작용할 수 있습니다.

왜 만성탈수가 섬유근육통을 악화시킬까?

1. 근육과 조직의 수분 부족

우리의 근육과 조직은 충분한 수분을 통해 유연성과 탄력성을 유지하며, 매끄럽고 부드러운 움직임을 가능하게 합니다. 하지만 물이 부족하면 이 균형이 무너져 다양한 문제가 발생합니다.

① **굳어진 근육** : 물 부족은 근육을 마치 마른 나뭇가지처럼 딱딱하고 경직되게 만들어, 작은 자극에도 통증을 유발합니다.

② **증가한 마찰** : 수분 부족은 관절과 근육 사이의 윤활을 방해해, 움직일 때마다 마찰이 심해지고 뻣뻣함과 통증이 더해집니다.

충분한 물 섭취는 근육과 조직에 필요한 부드러움을 되찾아 주며, 몸이 자연스럽게 움직일 수 있도록 돕는 가장 기본적인 해결책입니다. 물은 유연함과 탄력성을 유지하는 생명의 윤활유입니다.

2. 염증 반응 과도 활성화

물은 체내 염증을 완화하고, 몸의 균형을 유지하는 데 필수적인 조력자입니다. 그러나 물이 부족하면 염증 반응이 마치 통제할 수 없는 화재처럼 과도하게 활성화되며, 다양한 문제를 초래합니다.

① **염증 물질의 축적** : 물 부족은 염증 물질이 쌓이는 것을 막지 못해, 근육과 관절의 통증을 점점 악화시킵니다.

② **통증 민감도 증가** : 만성 염증이 지속되면 통증에 대한 민감도가 극도로 높아져 일상적인 움직임조차 고통스럽게 느껴질 수 있습니다.

충분한 물 섭취는 몸속 염증의 불씨를 잠재우고, 통증을 완화하며 근육과 관절이 건강한 균형을 유지하도록 돕는 가장 자연스러운 해결책입니다. 물은 몸을 진정시키고 회복으로 이끄는 가장 강력한 동반자입니다.

3. 노폐물 축적

물은 근육과 조직에서 생성된 노폐물을 배출하며, 몸을 깨끗하고 건강하게 유지하는 필수적인 역할을 합니다. 하지만 탈수 상태에서는 이 정화 시스템이 제대로 작동하지 못해, 독소가 몸속에 쌓이게 됩니다.

이러한 축적된 노폐물은 마치 도시의 쓰레기 수거가 중단된 것처럼 신체 곳곳에 문제를 일으키며, 통증과 불편함을 유발합니다. 충분한 물 섭취는 몸속 정화 시스템을 다시 가동시켜 독소를 씻어내고, 통증을 완화하며 건강한 상태를 유지하게 만듭니다. 물은 몸을 깨끗이 비우는 가장 자연스러운 청소부입니다.

4. 신경 과민 상태

물 부족은 신경 신호 전달을 방해하며, 신경계를 마치 과부하가 걸린 전선처럼 과민한 상태로 만듭니다. 이로 인해 작은 자극에도 과도한 반응을 일으키며, 통증이 증폭되고 증상을 더욱 악화시키게 됩니다.

충분한 물 섭취는 신경 회로를 안정화하고, 몸이 자극에 과잉 반응하지 않도록 돕는 중요한 역할을 합니다. 물은 신경계를 진정시키고 정상적인 소통을 복원하는 가장 자연스러운 조력자입니다.

5. 스트레스 호르몬 증가

탈수는 몸에 긴급 경고 신호를 보내, 마치 과열된 엔진처럼 스트레스 호르몬인 코르티솔의 분비를 급격히 증가시킵니다. 코르티솔 수치가 높아지면 몸속 염증 반응은 더욱 활발해지고, 신경은 민감해져 작은 통증도 크게 느껴지게 됩니다.

충분한 물 섭취는 이 과열된 엔진을 식히는 냉각수처럼 작용해, 코르티솔 수치를 낮추고 염증과 통증 민감도를 완화하는 데 도움을 줍니다. 물은 몸을 진정시키고 균형을 되찾아주는 가장 기본적인 해법입니다.

🖉 이런 증상, 혹시 물 부족 때문일까?

① **근육이 자주 뭉치고 뻐근하다** : 탈수로 인해 근육이 탄력을 잃고 경직된 상태일 수 있습니다.

② **피로와 통증이 사라지지 않는다** : 노폐물과 염증 물질이 쌓여 통증이 지속될 가능성이 있습니다.

③ **스트레스가 심할 때 통증이 더 심해진다** : 탈수로 인해 신경계와 염증 반응이 예민해졌을 수 있습니다.

④ **소변 색이 짙고 양이 줄었을 때** : 탈수의 대표적 신호입니다

🖉 "물 한 잔과 작은 변화로 되찾은 삶"
   – 섬유근육통의 희망 이야기

◆ **지친 몸과 마음, 이유를 모르는 통증**

40세의 직장인 윤희[가명] 씨는 몇 달 전부터 시작된 통증이 점점 심해지면서 삶의 질이 바닥을 쳤습니다. 아침에 눈을 뜨는 순간부터 뻣뻣한 목과 어깨, 허리의 통증이 그녀를 괴롭혔습니다. 낮에는 업무에 집중하기 어려울 정도로 몸이 지쳤고, 밤에는 통증 때문에 잠을 설쳤습니다.

"도대체 왜 이렇게 아픈 걸까요?"

종합검사 결과는 이상 없음. 스트레스와 과로라는 진단만 들은 그녀는 자신이 과민한 건가 싶어 자책하기도 했습니다. 그때 지인의 추천으로 본원을 찾았습니다.

◆ 탈수와 영양 불균형, 숨겨진 적을 발견하다

윤희 씨와 상담을 진행하며 중요한 단서를 발견할 수 있었습니다.

"하루에 물을 얼마나 드시나요?"

"글쎄요, 커피가 거의 전부인 것 같아요. 물은 잘 안 마셔요."

그녀의 검사 결과는 만성탈수를 말해주고 있었습니다. 혈액 농축, 높은 소변 비중, 히스타민 분비 세포 수 증가. 이 모든 것이 그녀의 몸이 물을 필요로 하고 있음을 시사했습니다. 그리고 "물이 부족하면 몸 전체에 염증이 증가하고, 근육과 신경이 민감해져 통증이 생길 수 있어요."라고 설명드렸죠.

또한, 그녀의 식습관을 살펴본 결과, 항염 음식은 그녀의 식단에서 찾기 힘들었고, 특정 영양소들은 결핍된 상태였습니다. 그리고 만성 스트레스와 불규칙한 식사, 가공식품 위주의 식단은 문제를 더 악화시키고 있었습니다.

◆ 작은 변화의 시작

저는 윤희 씨에게 섬유근육통을 완화하기 위해 다음과 같은 계획을 제안했습니다.

1. 수분 섭취 늘리기

하루 2리터 이상의 물을 마시도록 권유했습니다. 아침에 장운동을 촉진시키는 따뜻한 물 한 잔으로 하루를 시작하고, 식사 30분 전후에 물을 마셔 소화를 돕고 염증을 줄이도록 권유했습니다.

2. 항염증 식단 도입

"음식이 약입니다." 염증을 줄이고 신체 회복을 돕는 식단을 강조했습니다.

추천 식품으로 연어, 고등어 같은 오메가-3가 풍부한 생선, 녹황색 채소(브로콜리, 케일), 아보카도, 베리류 등을 권해드렸고, 반면 정제된 탄수화물, 단순당, 트랜스지방, 식용유, 가공식품 등은 피할 것을 당부 드렸습니다.

3. 영양소 보충

특정 영양소가 통증과 염증 완화에 필수적임을 설명하며, 필요한 영양제를 처방했습니다.

- 마그네슘 : 근육 이완과 신경 안정에 도움.
- 비타민 D : 염증 조절과 면역 강화.
- 오메가-3 : 강력한 항염 효과로 통증 완화.
- 코엔자임 Q10 : 에너지 생산과 항산화 작용.
- 비타민 B군 : 신경 보호와 스트레스 완화.

4. 스트레스 관리와 운동

명상과 가벼운 요가로 긴장을 완화하고, 걷기와 같은 저강도 유산소 운동을 추가했습니다.

◆ 4주 후, 찾아온 변화

한 달이 지나 윤희 씨는 병원을 다시 찾았습니다. 그녀는 활짝 웃으며 말했습니다.

"통증이 훨씬 줄어들었어요. 피로감도 사라지고 밤에도 푹 잘 수 있게 됐어요."

특히 꾸준한 물 섭취는 그녀의 몸을 눈에 띄게 변화시켰습니다. 피부가 맑아졌고, 관절과 근육의 뻣뻣함이 줄어들었으며, 소화도 더 원활해졌습니다.

영양제를 꾸준히 복용하며 항염증 식단을 실천한 결과, 통증과 피로는 눈에 띄게 줄어들었고, 그녀의 삶은 활력을 되찾았습니다.

◆ 작은 습관, 큰 변화

윤희 씨의 경험은 만성탈수와 영양 불균형이 섬유근육통을 얼마나 악화시킬 수 있는지를 보여줍니다. 물 한 잔, 건강한 식사 한 끼, 필요한 영양소 하나가 그녀의 몸을 회복시키는 첫걸음이었습니다.

"이젠 물 한 잔도 소중히 생각하며 마십니다. 제 몸이 이렇게 좋아질 줄은 상상도 못 했어요."

◆ 당신의 몸도 물과 영양을 기다리고 있습니다

물이 부족한 몸은 마치 메마른 땅처럼 고통을 호소합니다. 하지만 물 한 잔과 올바른 영양소는 그 땅을 되살리고, 통증을 줄이며, 삶에 활력을 불어넣을 수 있습니다.

지금 당신도 물 한 잔으로 시작해보세요. 작은 변화가 당신의 삶을 바꿀지도 모릅니다.

"건강은 특별한 것이 아닙니다. 꾸준한 물 한 잔, 한 끼의 건강한 식사가 당신의 몸을 지키는 가장 큰 비밀입니다."

22

만성탈수와 암의 관계

: 물을 놓친 세포, 암으로 돌변한다?

"물을 적게 마시는 것과 암이 관련이 있을까요?"

암은 유전적 요인, 환경적 요인, 잘못된 생활습관 등 여러 원인으로 발생하는 복잡한 질병입니다. 그런데 물이 부족한 상태, 즉 만성탈수가 암 발생과 진행에 영향을 줄 수 있다는 사실은 잘 알려져 있지 않습니다. 물은 세포를 건강하게 유지하고, 몸속 독소를 배출하며, 염증 반응을 조절하는 데 필수적입니다. 이번 글에서는 만성탈수가 암을 유발할 수 있는 과정을 쉽게 설명하고, 건강을 지키기 위해 우리가 실천할 수 있는 작은 변화를 소개합니다.

✏️ 만성탈수가 암을 부르는 이유

1. 독소 축적과 세포 손상

물은 몸속 노폐물과 독소를 씻어내는 청소부 역할을 합니다. 그러나 물이 부족하면 간과 신장은 제 기능을 발휘하지 못하고, 독소가 몸속 세포에 점점 축적됩니다. 이러한 독소는 세포를 손상시키고, DNA를 변형시켜 암 발생 위험을 높일 수 있습니다.

이는 마치 흐르지 않는 강이 오염물질로 뒤덮여 물고기와 생태계를 위협하는 모습과 같습니다. 우리 몸도 물이 부족하면 세포는 독소에 노출되고, 제 기능을 잃어버릴 위험에 처하게 됩니다. 충분한 물은 강을 다시 깨끗이 흐르게 하듯, 몸속 독소를 제거하고 세포를 건강하게 지키는 필수 열쇠입니다.

2. 염증 반응 활성화

만성탈수는 체내 염증 반응을 자극하며, 염증은 세포를 지속적으로 자극해 돌연변이를 유발할 가능성을 높입니다. 장기간 이어진 염증은 암이 발생하기 쉬운 환경을 만들어냅니다.

이 과정은 마치 메마른 초원에서 작은 불씨가 순식간에 거대한 산불로 번지는 모습과 같습니다. 탈수 상태에서는 염증이 쉽게 확대되고 통제하기 어려운 상태로 치닫습니다. 충분한 물 섭취는 이 불씨를 잠재우고, 몸속 염증을 억제해 건강한 균형을 유지하는 가장 효과적인 방법입니다. 물은 몸의 자연 방어를 강화하는 생명의 수호자입니다.

3. 산소 부족과 산성 환경

물은 혈액을 순환시켜 산소와 영양분을 세포에 전달하는 생명의 매개체입니다. 하지만 물이 부족하면 혈액은 마치 끈적한 늪처럼 느리게 흐르고, 산소 공급은 줄어들어 세포들은 숨이 막히는 환경에 놓이게 됩니다. 이러한 상황은 암세포에게는 오히려 성장하기 좋은 조건을 제공합니다. 암세포는 산소가 부족한 환경에서도 잘 자라며, 탈수는 체내 산성 환경을 조성해 그들의 생존과 성장을 더욱 돕는 비옥한 토양이 됩니다.

충분한 물 섭취는 혈액을 부드럽게 흐르게 하고, 세포에 산소와 영양을 원활히 공급하며, 몸의 산성화를 막아 건강을 지키는 가장 간단한 방법입니다. 물은 몸속 균형을 유지하는 가장 강력한 생명의 동반자입니다.

워버그 효과 : 암세포는 설탕을 좋아해요!

"암세포는 에너지를 다른 방식으로 만든다고?"

우리 몸의 세포들은 에너지를 얻기 위해 산소와 설탕(포도당)을 사용해요. 그런데 암세포는 이상하게도 산소가 충분해도 설탕만 잔뜩 사용해서 에너지를 만들어요. 이것을 '발효'라고도 하죠. 과학자 오토 워버그가 발견한 이 현상을 워버그 효과라고 부릅니다.

암세포는 정상세포보다 설탕을 10배나 더 많이 먹기 때문에, 이 효과를 암 진단에 사용합니다. PET-CT라고 불리는 검사인데, 혈액으로 설탕(포도당)을 주입하면 암을 쉽게 찾을 수 있어요. 설탕이 암세포로 많이 몰리기 때문입니다.

---

4. 세포 기능 저하

물은 세포가 노폐물을 내보내고 영양분을 받아들이는 데 없어서는 안

될 필수 요소입니다. 그러나 물이 부족하면 세포는 마치 연료가 부족한 자동차처럼 대사가 느려지고 제 기능을 발휘하지 못하게 됩니다. 정상적인 세포가 제 역할을 하지 못하면 내부 시스템에 오류가 생기며, 돌연변이가 발생할 가능성이 높아집니다. 이 돌연변이는 결국 암세포로 변형될 위험을 높이는 치명적인 결과를 초래할 수 있습니다.

충분한 물 섭취는 세포가 원활히 작동할 수 있는 환경을 조성하며, 건강을 지키는 가장 기본적인 방법입니다. 물은 세포에 활력을 불어넣고 생명의 균형을 유지하는 가장 중요한 동력입니다.

📝 수분 부족과 면역 체계의 약화

충분한 수분 섭취는 면역계가 암세포를 찾아내고 제거하는 데 핵심적인 역할을 합니다. 그러나 탈수 상태에서는 면역 세포의 기능이 약화되어, 암세포와 싸우는 힘이 크게 줄어듭니다. 이로 인해 면역계는 마치 무장 해제된 방어선처럼 무력해지고, 암세포는 쉽게 몸속에서 성장할 수 있는 환경을 얻게 됩니다.

물이 부족한 몸은 전투를 준비하지 못한 병사들처럼, 외부 침입자와 싸울 힘을 잃게 됩니다. 충분한 물 섭취는 면역계에 필요한 활력을 제공하며, 몸의 방어 능력을 강화하는 가장 기본적인 방법입니다. 물은 몸을 지키는 가장 강력한 지원군입니다.

✏️ 이런 증상, 혹시 물 부족 때문일까?

① 피로감이 심하고 몸이 무겁다 : 탈수로 인해 독소가 축적된 신호일 수 있습니다.

② 염증으로 인해 통증이나 부종이 있다 : 만성탈수가 염증 반응을 악화시켰을 가능성이 있습니다.

③ 피부가 칙칙하고 건조하다 : 탈수와 혈액순환 장애로 나타날 수 있습니다.

✏️ "48세 은주 씨의 이야기"
 – 암을 이겨내기 위한 첫걸음

◆ 혼란 속에서 만난 새로운 시작

48세의 은주 씨는 최근 유방암 진단을 받았습니다. 그녀의 삶은 순식간에 두려움과 혼란으로 가득 찼습니다. 수술 전 항암치료를 앞둔 상황에서 무엇을 먹어야 하고, 어떻게 준비해야 할 지 도무지 감을 잡을 수 없었습니다. 머릿속은 온갖 생각으로 가득했지만, 그 어느 것도 해결의 실마리가 되지 않았습니다.

"내가 지금 무엇을 해야 할까?"

은주 씨는 절망적인 마음으로 언니에게 속내를 털어놓았고, 언니는 말했습니다. "내가 도움을 받았던 병원을 함께 가보자. 아마도 방법을 찾을 수 있을 지도 몰라."

그렇게 은주 씨는 본원을 찾게 되었습니다.

◆ 몸이 보내는 신호들

상담을 통해 저는 은주 씨의 평소 생활습관을 세세히 점검했습니다.

- **물 섭취 부족** : 하루에 한두 잔의 물로 버티며 커피와 탄산음료가 일상이 되어 있었습니다.
- **스트레스 과다** : 업무에 쫓겨 제대로 쉬지 못하고, 스트레스에 짓눌려 있었습니다.
- **불량한 식단** : 포화지방과 트랜스지방이 많은 고지방, 고칼로리 식단과 아질산염이 포함된 가공육, 그리고 쿠키, 케이크, 탄산음료 같은 당지수가 높은 음식을 주로 섭취하고 있었습니다.
- **불규칙한 식사** : 배달음식과 외식을 주로 하며, 업무 특성 상 끼니를 거르거나 폭식을 하는 습관을 가지고 있었습니다.

이 모든 것이 은주 씨의 몸에 염증과 독소를 쌓아가고 있었습니다. 저는 그녀에게 설명했습니다.

"우리 몸은 스스로를 치유할 능력이 있습니다. 하지만 지금 은주 씨의 몸은 그 힘을 발휘할 여건이 부족해요. 우선 물 한 잔과 건강한 식단으로 시작해봅시다. 좋은 물과 건강한 식단은 독소를 배출하고, 세포에 에너지를 불어넣는 가장 기본적인 도구입니다."

◆ 작은 변화로 시작된 여정

은주 씨는 본원의 조언에 따라 하루 2리터 이상의 물을 꾸준히 마시기 시작했습니다. 그녀를 위한 7일간의 맞춤형 항암·항염·항산화 식단 짜드리고 식단의 기본원칙도 설명 드렸습니다. 기본적인 내용을 간단히 설명 드리면 다음과 같습니다.

- 신선한 채소와 과일 : 몸속 염증을 줄이고 면역력을 강화하는 항산화 성분이 풍부한 식재료.
- 양질의 오일 : 엑스트라버진 올리브오일과 아보카도, 오메가-3가 포함된 균형 잡힌 지방 섭취.
- 균형 잡힌 영양소 : 비타민 D, 마그네슘, 셀레늄, 그리고 항산화제로 코엔자임 Q10 보충.

"건강은 단번에 찾아오는 것이 아닙니다. 작은 실천들이 쌓여 만들어집니다. 물 한 잔과 건강한 음식부터 시작해 보세요."

은주 씨는 매일 물병을 들고 다니며 자신만의 루틴을 만들어갔습니다. 아침에는 따뜻한 물 한 잔으로 시작하고, 식사 전에는 신선한 샐러드를 곁들였습니다.

◆ 한 달 후, 찾아온 변화

한 달이 지나자, 은주 씨는 몸이 달라졌다는 것을 느꼈습니다.
예전의 무겁고 피곤했던 느낌이 사라지고, 활력이 생겼습니다. 마음의 평화가 찾아와 두려움과 혼란이 줄어들며, 안정감을 되찾았습니다. 그녀는 이제 항암치료를 마주할 준비가 됐을 만큼 자신감이 회복되었다고 말했습니다.

"이제는 제 몸을 믿을 수 있을 것 같아요. 제가 건강을 되찾고 훨씬 더 건강한 사람이 될 수 있다는 자신감이 생겼습니다."

◆ 건강한 몸, 강한 마음

은주 씨의 이야기는 작은 변화가 얼마나 큰 힘을 발휘할 수 있는지를 보여줍니다.

"물 한 잔과 건강한 식단으로 시작된 작은 습관이 저를 완전히 바꿔놓았습니다. 이전에는 암이라는 단어만으로도 모든 것이 끝나는 것 같았지만, 이제는 제 몸이 암을 이길 수 있는 힘을 가지고 있다고 믿어요."

그녀는 더 이상 암에 대해 두려워하지 않습니다. 오히려 건강하고 활력 넘치는 삶을 다시 찾겠다는 결심으로 하루하루를 보내고 있습니다.

◆ 당신도 시작할 수 있습니다

"좋은 물 한 잔과 건강한 식단이 몸과 마음을 치유하는 첫걸음이 될 수 있습니다. 지금 당신도 작은 변화를 시작해 보세요. 당신의 몸은 그 작은 변화 하나로도 놀라운 힘을 발휘할 준비가 되어 있을 겁니다."

23

만성탈수와 월경전증후군(PMS)
: 목마른 호르몬이 몸과 마음을 뒤흔든다?

"생리 전에 찾아오는 복부 팽만감, 두통, 기분 변화… 물을 더 마시면 나아질 수 있을까요?"

월경전증후군(PMS)은 많은 여성이 매달 겪는 불편한 증상입니다. 복부가 팽팽하고, 몸이 붓거나 예민해지는 이 증상들은 흔히 호르몬의 변화로 인해 발생한다고 알려져 있습니다. 그런데, 만성적으로 물이 부족한 상태인 만성탈수가 이 증상들을 악화시킬 수 있다는 사실은 잘 알려져 있지 않습니다. 물은 우리 몸의 호르몬 조절과 혈액 순환, 염증 완화에 중요한 역할을 합니다. 이 장에서는 만성탈수와 월경전증후군(PMS)의 숨겨진 관계를 살펴보겠습니다.

📝 월경전증후군(PMS)이란 무엇인가요?

월경전증후군(PMS)은 월경이 시작되기 며칠 전, 여성의 몸과 마음에서 나타나는 다양한 증상을 말합니다. 흔한 증상으로는 다음과 같은 것들이 있습니다.

① **신체적 증상** : 복부 팽만감, 유방 통증, 두통, 피로, 부종 등

② **정신적 증상** : 우울감, 짜증, 감정 기복, 집중력 저하 등

이 증상들은 주로 에스트로겐과 프로게스테론 같은 호르몬의 변화로 인해 발생합니다. 하지만 만성탈수가 더해지면 월경전증후군(PMS) 증상이 더 심해질 수 있습니다.

월경전증후군(PMS)과 에스트로겐, 프로게스테론의 관계

"왜 월경(생리) 전에 기분이 왔다 갔다 하고, 몸이 아플까요?"
월경 전 증후군(PMS)은 생리 전에 몸과 마음에서 일어나는 변화를 말해요. 이 변화는 우리 몸 속의 에스트로겐과 프로게스테론이라는 특별한 호르몬이 큰 역할을 합니다. 이 두 호르몬은 몸이 생리를 준비하도록 도와주지만, 균형이 깨지면 PMS 증상이 생길 수 있어요.

에스트로겐과 프로게스테론, 누가 더 강할까?

① 에스트로겐 : "활발한 리더" : 에스트로겐은 에너지를 주고, 기분을 좋게 만들어주는 호르몬이에요. 하지만 너무 많아지면 짜증, 두통, 복부 팽만감을 느끼게 할 수 있어요. 에스트로겐은 마치 빠르게 달리는 자동차 같아요. 조절이 필요하죠!

② 프로게스테론 : "차분한 안정제" : 프로게스테론은 몸을 차분하고 안정되게 만들어줘요. 하지만 프로게스테론이 많아지면 졸음, 우울감을 느낄 수 있어요. 프로게스테론은 마치 천천히 걷는 산책하는 사람 같아요. 너무 많으면 게을러질 수 있죠!

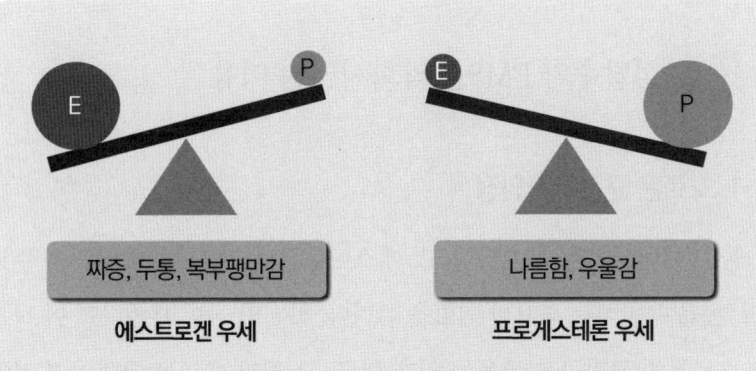

그림 11. 호르몬, 누가 더 강한지에 따라 증상이 달라집니다.

월경 전에는 왜 균형이 깨질까?

월경이 가까워지면 에스트로겐과 프로게스테론의 양이 계속 바뀌어요.
어떤 사람은 에스트로겐이 너무 많아져서 짜증이 납니다. 또 다른 사람은 프로게스테론이 많아져서 우울감을 느껴요.
두 호르몬이 잘 맞지 않으면 배가 아프거나 몸이 붓는 증상도 생길 수 있어요.

비유 : 에스트로겐과 프로게스테론의 춤

에스트로겐과 프로게스테론은 춤을 추는 파트너 같습니다. 두 사람이 발을 맞추면 춤이 아름답지만, 발을 밟거나 실수하면 춤이 엉망이 되죠! 월경 전에 이 호르몬 춤이 어긋날 때가 있어요. 그래서 월경전 증후군(PMS) 증상이 생긴답니다.

만성탈수가 PMS를 악화시키는 이유

1. 호르몬 균형의 불안정

물은 체내 호르몬 대사를 돕고, 에스트로겐과 프로게스테론 같은 주요 호르몬을 운반하는 중요한 역할을 합니다. 하지만 물이 부족하면 이 정교한 호르몬의 교향곡은 조율을 잃게 되고, 그 결과 호르몬 균형이 깨지며 불협화음이 발생합니다.

특히 에스트로겐과 프로게스테론의 변화가 더 극심해지면 생리 전 불편함이 악화되어 신체적, 감정적 부담을 가중시킬 수 있습니다. 충분한 물 섭취는 이 교향곡의 흐름을 부드럽게 조율해, 몸이 다시 균형과 안정을 찾도록 돕는 가장 기본적인 방법입니다. 물은 호르몬의 조화로운 연주를 가능하게 하는 보이지 않는 지휘자입니다.

2. 체액 정체와 부종

탈수 상태에 빠지면, 몸은 부족한 물을 저장하려는 전략으로 체내 수분을 붙잡아 두려 합니다. 그러나 이 "저수지" 역할은 오히려 복부 팽만감, 유방 통증, 부종 같은 PMS 증상을 더 악화시키는 결과를 초래합니다.

마치 비가 오지 않을 것을 우려해 과도하게 물을 저장하는 저수지가 넘치는 것처럼, 몸은 물 부족의 위기를 대비하려다 오히려 불편함을 키우게 됩니다. 충분한 물 섭취는 이 불필요한 저수지 전략을 해제하고, 몸이 자연스럽게 균형을 유지할 수 있도록 돕는 가장 효과적인 방법입니다. 물은 몸의 순환을 원활히 하는 생명의 원천입니다.

3. 염증 반응 증가

몸에 물이 부족하면 염증 반응이 활성화되며, 이는 복부 경련이나 두통 같은 월경 전 통증을 더욱 심화시킬 수 있습니다. 염증은 생리통을 악화시키는 주된 요인 중 하나로, 물 부족은 마치 작은 불씨를 거대한 화염으로 키우는 역할을 합니다.

충분한 물 섭취는 염증의 불씨를 진정시키고, 통증을 완화하며 몸의 균형을 회복하는 가장 기본적인 방법입니다. 물은 생리 전 통증을 줄이고 몸을 진정시키는 가장 강력한 천연 진정제입니다.

4. 혈액 순환 장애

탈수로 인해 혈액이 끈적해지고 흐름이 느려지면, 마치 막힌 도로에서 차량이 제 속도를 내지 못하는 것처럼 몸의 순환도 정체됩니다. 이로 인해 근육은 산소와 영양을 제대로 공급받지 못하고 긴장 상태에 빠지며, 생리 전 경직과 피로가 더 심화됩니다. 이 정체가 지속되면 생리통 같은 통증을 유발하는 악순환으로 이어질 수 있습니다. 충분한 물 섭취는 이 막힌 도로를 다시 열어주어 혈액이 원활히 흐르고, 몸의 균형과 편안함을 되찾을 수 있도록 돕는 가장 기본적인 해결책입니다. 물은 교통 흐름을 회복시키는 몸의 신호등입니다.

5. 감정적 증상 악화

물이 부족하면 몸은 스트레스 호르몬인 코르티솔을 과도하게 분비하며, 이는 마치 마음의 저울이 한쪽으로 기울어지는 것처럼 감정의 균형을 무너뜨립니다. 그 결과, 불안감, 짜증, 우울감과 같은 월경전 증후군(PMS) 증상이 더 심해질 수 있습니다.

충분한 물 섭취는 이 마음의 저울을 다시 평형 상태로 되돌리는 역할을 하며, 감정을 안정시키고 PMS 증상을 완화하는 가장 간단한 해결책입니다. 물은 몸과 마음의 조화를 유지하는 숨은 조력자입니다.

✏️ 이런 증상, 혹시 물 부족 때문일까?

① 복부가 팽팽하고 몸이 붓는다 : 탈수로 인해 체내 수분이 정체되었을 가능성이 있습니다.

② 생리통이 평소보다 심하다 : 염증 반응과 혈액 순환 장애가 원인일 가능성이 있습니다.

③ 생리 전 우울감과 피로감이 심하다 : 탈수로 인해 스트레스 호르몬이 증가했을 수 있습니다.

📝 "지수 씨의 변화"
– 물 한 잔과 작은 실천이 만든 평온

28세의 직장인 지수 씨는 매달 찾아오는 월경전 증후군(PMS)으로 일상이 엉망이었습니다. 배가 빵빵하게 부풀어오르고, 감정은 롤러코스터를 타듯 불안정했으며, 이유 없이 화가 치밀어 오르곤 했습니다. 지수 씨는 이러한 증상을 단순히 "여자라면 겪는 일"이라고 치부하며 그냥 견디는 것이 당연하다고 생각해왔습니다.

그러던 어느 날, 친구의 권유로 본원을 찾게 되었습니다. 처음 상담에서 저는 지수 씨의 생활습관을 면밀히 살폈고, 몇 가지 주요 문제를 발견할 수 있었습니다.

◆ 문제의 핵심, 물 부족과 영양 불균형

"하루에 물을 얼마나 마시나요?"

지수 씨는 잠시 망설이다 대답했습니다. "거의 안 마셔요. 커피랑 음료로 대신하죠."

게다가 지수 씨는 야근과 스트레스가 많은 업무 속에서 균형 잡힌 식사를 챙길 여유가 없었습니다. 대개 패스트푸드나 인스턴트 음식으로 끼니를 때우고, 녹황색 채소와 생선을 거의 섭취하지 않았습니다. 운동도 거의 하지 않아 몸은 항상 무거웠습니다.

저는 지수 씨에게 물 부족이 PMS를 악화시키는 중요한 원인 중 하나임을 설명했습니다. "몸이 수분이 부족하면 호르몬 균형이 무너지고, 염증 반응이 증가해 감정 기복과 신체 증상이 더 심해질 수 있어요."

◆ 작은 변화, 새로운 시작

지수 씨는 권유를 받아들여 다음과 같은 변화를 시작했습니다.

1. 물 한 잔으로 시작하는 하루

하루 2리터 이상의 물을 마시는 습관을 들였습니다. 아침에 일어나자마자 따뜻한 물 한 잔으로 장을 깨웠고, 업무 중에도 꾸준히 물을 섭취하며 몸에 수분을 충분히 공급했습니다.

2. 영양소 보충 - 몸의 균형 되찾기

저는 그녀에게 기능의학적으로 중요한 몇 가지 영양소를 추천했습니다.

- 마그네슘 : 근육 이완과 신경 안정에 도움을 주어 통증과 스트레스를 완화합니다.
- 비타민 B6 : 세로토닌 합성을 도와 감정 기복을 줄이고 피로를 해소합니다.
- 오메가-3 지방산 : 염증을 줄이고, 생리통을 완화하며, 기분 안정에 기여합니다.
- 비타민 D : 호르몬 균형과 면역 조절을 돕는 필수 영양소로, 에너지 증진에도 효과적입니다.
- 아연 : 면역 조절과 호르몬 대사에 관여하며, PMS로 인한 피부 문제

(여드름 등)와 염증을 줄이는 데 도움을 줍니다.

지수 씨는 영양소가 풍부한 음식을 선택했습니다. 연어와 고등어 같은 생선을 섭취하고, 견과류, 녹황색 채소, 아보카도를 식단에 추가했습니다.

3. 운동 - 활력 되찾기

러닝, 라이딩, 스피닝 같은 운동을 매일 꾸준히 시작했습니다. 운동은 엔돌핀 분비를 촉진해 기분을 개선하고, 몸속 염증을 줄이는 데도 큰 도움을 줍니다.

◈ 4주 후, 찾아온 변화

지수 씨는 한 달 만에 놀라운 변화를 느꼈습니다. 배 팽만감 완화되어 복부가 가벼워지고, 옷이 여유롭게 맞았습니다. 감정적 안정을 회복하여 사소한 일에 화를 내거나 울컥하는 일이 눈에 띄게 줄었습니다. 평소 진통제 없이는 버티기 어려웠던 생리통이 훨씬 가벼워졌습니다. 그리고 몸이 가볍고 활력이 넘쳤습니다.

지수 씨는 이렇게 말했습니다. "물 한 잔부터 시작했어요. 운동과 영양을 더했더니 제 몸이 달라졌어요. 이제는 매달 찾아오는 PMS도 더 이상 두렵지 않아요."

24

만성탈수와 난임

: 물을 잃은 몸, 생명 잉태의 기회를 놓치다!

"물을 충분히 마시는 것이 임신 준비에 얼마나 중요한지 아시나요?"

난임은 전 세계적으로 많은 부부에게 심리적, 신체적, 그리고 경제적 부담을 주는 큰 문제입니다. 대개 불임의 원인을 호르몬 불균형, 스트레스, 유전적 요인 등에서 찾습니다. 하지만 우리가 쉽게 간과하는 원인 중 하나가 바로 만성탈수입니다. 물은 생식 건강을 유지하고 최적화하는 데 필수적인 요소입니다. 수분 섭취가 부족하면 임신 가능성을 낮출 수 있는 다양한 문제가 생길 수 있습니다.

✏️ 물과 생식 건강 : 반드시 연결된 생명의 고리

1. 호르몬 균형 유지

우리 몸의 호르몬은 체액을 통해 세포와 조직으로 전달되는 중요한 메시지입니다. 물은 이 배달 네트워크의 핵심 요소로, 호르몬이 정확한 시간에 필요한 곳으로 전달되도록 돕습니다. 그러나 물이 부족하면 배달 경로가 느려지거나 막히게 되고, 에스트로겐, 프로게스테론, 테스토스테론 같은 생식 호르몬의 균형이 깨질 수 있습니다. 이는 배란 장애나 정자 생성 문제로 이어질 수 있습니다.

충분한 물 섭취는 이 네트워크를 원활히 작동시켜 몸속 메시지가 정확히 전달되도록 돕는 가장 기본적인 방법입니다. 물은 몸속 소통을 유지하는 신뢰할 수 있는 배달원입니다.

2. 생식기관의 기능 지원

① **여성의 경우** : 충분한 물은 자궁과 난소로의 혈류를 원활히 해 자궁 내막의 두께와 난소기능을 유지합니다. 하지만 탈수 상태에서는 이 혈류가 감소해 자궁 내막이 얇아지거나 포근함을 잃고, 배란 능력이 저하될 수 있습니다.

② **남성의 경우** : 정액의 90% 이상이 물로 이루어져 있어, 물 부족은 정액의 양과 질에 직접적인 영향을 미칩니다. 탈수 상태에서는 정자의 이동성과 생존율이 낮아져 생식 능력에 장애를 초래할 수 있습니다.

충분한 물 섭취는 생식기관에 영양과 활력을 제공하며, 생명의 씨앗을 지키는 가장 기본적이고 필수적인 요소입니다. 물은 새로운 생명을 위한 몸의 기반을 다지는 자연의 설계자입니다.

3. 염증과 산성 환경 억제

물이 부족하면 몸속 염증 반응이 활발해지고, pH 균형이 무너지며 산성 환경이 조성됩니다. 이러한 변화는 정자의 생존과 운동 능력을 저하시켜, 난자와의 만남이 어려워지고 임신 가능성을 감소시킵니다.

물은 이 불균형을 바로잡는 중요한 역할을 합니다. 충분한 물 섭취는 염증을 완화하고, 몸의 pH를 건강한 중성 상태로 유지하며, 생식기관에 적합한 환경을 만들어줍니다. 물은 생식 건강의 균형을 회복하는 가장 간단하면서도 강력한 도구입니다.

✏️ 만성탈수가 난임을 유발하는 주요 이유

1. 호르몬 불균형

앞서 설명드렸듯이, 탈수는 호르몬 전달과 대사에 필요한 수분을 부족하게 만들어 생식 호르몬의 균형을 무너뜨립니다. 그 결과 배란 주기가 불규칙해지고 정자 생성이 저하되어 생식 능력이 약화될 수 있습니다. 충분한 물은 생명을 잉태하기 위한 기본입니다.

2. 자궁 경부 점액 감소

자궁 경부 점액은 정자가 난자에 도달하도록 돕는 다리와 같은 역할을 합니다. 그러나 물이 부족하면 이 중요한 다리가 약해지고 점액이 충분히 분비되지 않아, 정자가 목적지에 도달하기 어렵게 됩니다.

충분한 물 섭취는 이 다리를 튼튼히 유지해 정자가 자유롭게 이동할 수 있는 최적의 환경을 만들어줍니다. 물은 생명의 여정을 이어주는 가장 기본적인 연결고리입니다.

3. 자궁 내막 기능 저하

탈수는 자궁으로 가는 혈류와 영양 공급을 방해하여, 자궁 내막을 마치 물 부족으로 메마른 땅처럼 건조하고 얇게 만듭니다. 건강한 내막은 수정란이 착상하고 자라나는 데 필수적인 비옥한 토양과 같기에, 충분한 수분 섭취는 생명 잉태를 위한 첫걸음이 됩니다.

4. 스트레스 호르몬 증가

만성탈수는 스트레스 호르몬인 코르티솔의 과도한 분비를 유발하며, 이는 생식 호르몬의 균형을 무너뜨려 배란과 정자 생성에 부정적인 영향을 미칩니다. 생존과 생식은 서로 우선순위가 다른 시스템으로, 몸이 "생존" 모드에 돌입하면 "생식"은 뒷전으로 밀려납니다.

코르티솔은 몸이 위협을 느낄 때 분비되는 대표적인 생존 호르몬으로, 마치 호랑이에게 쫓기는 순간 생명을 유지하는 데 모든 에너지를 집중하느라 생식 기능을 일시적으로 차단하는 것과 같습니다. 하지만 이 상태가 장기화되면, 생식 호르몬의 균형이 지속적으로 깨지며 난임 위험이 높아질 수 있습니다.

충분한 물 섭취는 몸의 스트레스를 완화하고 코르티솔 수치를 낮춰, 생존과 생식 시스템 간의 균형을 되찾아주는 가장 기본적인 방법입니다. 물은 생존 본능 속에서도 생식 능력을 지켜주는 생명의 조율자입니다.

5. 혈액 순환 저하 : 생식기관의 숨통을 죄는 물 부족

탈수로 인해 혈액이 끈적해지고 흐름이 느려지면, 생식기관으로 산소와 영양이 충분히 공급되지 못합니다. 이는 마치 물이 부족한 강이 주변 생태계에 필요한 자원을 전달하지 못해 생명을 위협하는 것과 같습니다.

이러한 산소와 영양 부족은 생식기관의 기능을 저하시키고, 장기적으로는 생식 능력을 약화시키는 결과를 초래합니다. 충분한 물 섭취는 혈액을 다시 부드럽게 흐르게 하여 생식기관에 필요한 활력을 되찾아주는 가장 간단한 해결책입니다. 물은 생명의 흐름을 이어주는 필수 원천입니다.

✏️ 이런 증상, 혹시 물 부족 때문일까?

① **생리 주기가 불규칙하다** : 탈수로 인해 호르몬 균형이 깨졌을 가능성이 있습니다.

② **배란 장애나 난소기능 저하** : 물 부족으로 혈액 순환과 난소 건강이 저하되었을 수 있습니다.

③ **적극적인 노력에도 임신이 잘 안 된다** : 탈수로 인해 질 점액 부족과 생식 환경의 질적 저하가 원인일 수 있습니다.

📝 "물 한 잔으로 시작된 새로운 희망"
– 생식 건강의 첫걸음

35세의 은영 씨는 결혼 5년 차, 아이를 간절히 원했지만 두 줄의 기쁨은 찾아오지 않았습니다. 여러 차례 건강검진을 통해 큰 이상은 없다는 소견을 받았지만, 시간이 지나도 임신 소식이 들리지 않자 점점 불안과 좌절감이 커져만 갔습니다. "왜 우리만 이런 걸까?" 그녀와 남편은 매일같이 고민에 잠겼습니다.

◆ 우연한 발견, 새로운 시작

그러던 중, 친구의 권유로 지푸라기라도 잡는 심정으로 은영 씨는 본원을 찾게 되었습니다. 상담 중 저는 은영 씨의 생활습관에서 중요한 단서를 발견했습니다.

"은영 씨, 하루에 물을 얼마나 마시나요?" "글쎄요, 커피랑 탄산음료를 자주 마시지만, 정작 물은 거의 안 마시는 것 같아요."

수분 섭취 부족은 단순한 갈증의 문제가 아닙니다. 저는 은영 씨에게 이렇게 설명했습니다.

"우리 몸의 모든 세포, 특히 난소와 정자는 건강한 환경에서 잘 기능해야 해요. 물이 부족하면 혈액 순환이 원활하지 않고, 생식 기관으로 전달되는 산소와 영양소가 부족해질 수 있습니다. 만성탈수는 생식 환경을 약화시키는 숨은 원인이 될 수 있어요."

◆ 기능의학적으로 접근하다

은영 씨의 경우, 단순히 물을 마시는 것뿐만 아니라, 생식 건강을 최적화하기 위한 여러 접근이 필요했습니다. 저는 그녀에게 다음을 제안했습니다.

1. 물 한 잔의 힘

매일 아침, 따뜻한 물 한 잔으로 하루를 시작하며 신진대사를 깨우는 습관을 제안했습니다. 하루에 2리터 이상의 물을 꾸준히 섭취하도록 권유하며, 갈증을 느끼기 전에 물을 마시는 규칙을 정했습니다.

2. 영양소 보충

- 마그네슘 : 호르몬 균형을 잡고 스트레스를 완화하며 생식 기능을 지원합니다.
- 오메가-3 지방산 : 염증을 줄이고, 난소와 자궁 환경을 건강하게 유지합니다.
- 비타민 D : 난소와 정자의 기능을 개선하고, 호르몬 조절에 중요한 역할을 합니다.
- 비타민 B군 : 특히 엽산(B9)은 난자와 정자의 질을 높이고 태아의 건강한 발달을 돕습니다.
- 코엔자임 Q10 : 세포 에너지를 증진시켜 난자와 정자의 질을 높이는 데 효과적입니다.

3. 항염 식단

염증을 줄이기 위해 가공식품과 설탕 섭취를 줄이고, 녹황색 채소, 생선, 아보카도, 견과류 등을 포함한 항염 식단을 시작했습니다.

4. 운동과 스트레스 관리

- **걷기와 요가** : 혈액 순환을 개선하고, 생식 기관에 산소와 영양소를 더 잘 공급합니다.
- **명상과 호흡 운동** : 스트레스가 호르몬 균형을 무너뜨릴 수 있음을 설명하며, 이를 완화하는 방법을 권유했습니다.

◈ 3개월 후, 찾아온 변화

3개월 후, 은영 씨는 병원을 다시 방문하며 미소를 지었습니다.

"몸이 가벼워졌어요. 예전에는 항상 피곤했는데, 이제는 에너지가 넘쳐요. 생리 주기도 더 규칙적이고, 생리통도 줄어들었어요."

기분 좋은 소식은 거기서 끝나지 않았습니다. 몇 주 뒤, 은영 씨는 임신 테스트기에서 두 줄을 확인하며 눈물을 흘렸습니다.

"물을 마시는 것부터 시작했어요. 그 작은 변화가 이렇게 큰 기적을 만들 줄은 상상도 못 했어요."

◈ 작은 습관이 만드는 큰 변화

은영 씨의 사례는 생식 건강을 유지하기 위해 얼마나 많은 요소들이 균형을 이루어야 하는지를 보여줍니다. 그중에서도 물은 기본 중의 기본입니다. 충분한 물 섭취는 호르몬 조절, 혈액 순환, 세포 건강에 필수적입니다.

"생명은 물에서 시작됩니다. 건강한 생식 환경을 원하신다면, 지금 바로 물 한 잔을 마시는 작은 실천부터 시작하세요. 그 한 잔이 기적을 만들 수 있습니다."

25

만성탈수와 임신합병증

: 물을 잃으면 엄마와 아기 모두 위험하다?

"물을 적게 마시는 것이 임신에 어떤 영향을 미칠까요?"

임신은 엄마와 아기가 함께 만들어가는 경이로운 여정입니다. 이 여정에서 물은 단순히 갈증을 해소하는 것 이상의 역할을 합니다. 물은 태아의 건강한 성장을 돕고, 엄마의 몸이 변화에 적응하도록 지원하는 생명의 필수 자원입니다.

그러나 수분 섭취가 부족하면 엄마와 아기 모두에게 위험 요소가 될 수 있습니다. 만성탈수는 임신 중 합병증을 유발할 가능성을 높이며, 이 아름다운 여정에 불필요한 장애물을 만들 수 있습니다. 물이 어떻게 엄마와 아기를 보호하고 지원하는지 함께 알아보겠습니다.

📝 임신 중 물이 중요한 이유

1. 태아의 성장 지원 : 생명의 강을 흐르게 하는 물의 역할

임신 중 엄마의 혈액량은 최대 50%까지 증가하며, 이는 태아에게 영양과 산소를 공급하는 생명의 강과도 같습니다. 그러나 물이 부족하면 이 강물의 흐름이 약해져, 태아가 성장하는 데 필요한 자원을 충분히 전달받지 못할 수 있습니다.

충분한 수분 섭취는 이 생명의 강을 풍성하게 만들어 태아가 건강하게 자랄 수 있도록 돕는 가장 중요한 요소입니다. 물은 엄마와 아기를 연결하는 생명의 다리입니다.

2. 노폐물 배출 지원 : 엄마와 아기를 위한 몸속 정화 시스템

태반을 통해 태아의 노폐물은 엄마의 몸으로 전달되고, 이 노폐물은 신장을 통해 배출됩니다. 하지만 물이 부족하면 신장의 정화 시스템이 제 기능을 발휘하지 못해, 독소가 쌓이고 엄마와 아기 모두에게 부정적인 영향을 미칠 수 있습니다.

충분한 물 섭취는 이 정화 시스템을 원활히 작동시켜, 몸속 노폐물을 깨끗하게 배출하고 건강한 환경을 유지하는 데 필수적입니다. 물은 엄마와 아기의 몸을 맑게 흐르게 하는 생명의 필터입니다.

왜 만성탈수가 임신합병증을 유발할까?

1. 양수 부족 : 태아를 감싸는 생명의 바다

양수는 태아를 보호하고 자유롭게 움직이며 성장할 수 있도록 돕는 생명의 바다와 같은 존재입니다. 그러나 물이 부족하면 이 바다가 점차 줄어들어 태아의 움직임이 제한되고, 발달 과정에 영향을 미칠 수 있습니다. 심지어 조산의 위험도 높아질 수 있습니다.

충분한 수분 섭취는 이 생명의 바다를 채우는 가장 기본적이고 중요한 방법으로, 태아가 건강하게 자랄 수 있는 최적의 환경을 제공합니다. 물은 엄마와 아기 사이의 안전한 울타리입니다.

양수과소증

양소과소증이란 양수량이 비정상적으로 적은 상태를 말하며, 태아와 모체 모두에게 다양한 영향을 미칠 수 있습니다.

태아에 미치는 영향:

1. **성장 지연** : 양수는 태아가 자유롭게 움직이며 자랄 공간을 제공합니다. 양수가 부족하면 성장과 발달이 제한될 수 있습니다.
2. **폐 발달 저하** : 태아의 폐는 양수를 들이마시며 발달합니다. 양수가 부족하면 폐 성장이 지연될 수 있습니다.
3. **태아 스트레스** : 양수가 적으면 탯줄이 눌리거나 꼬일 위험이 커져, 산소 공급이 부족해질 수 있습니다.

4. 분만 중 위험 : 양수가 충분하지 않으면 태아가 압박을 받아 분만 중 합병증 가능성이 높아집니다.

모체에 미치는 영향 :

1. 분만 합병증 증가 : 양수가 부족하면 유도 분만이나 제왕절개 필요성이 커질 수 있습니다.
2. 산모 스트레스 증가 : 태아의 건강 문제 가능성으로 인해 심리적 부담이 가중될 수 있습니다.

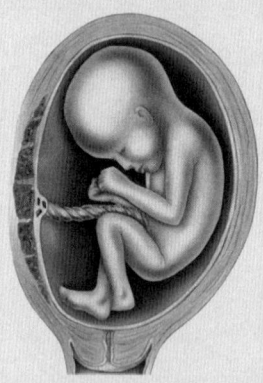

그림 12. 양수 부족으로 인해 자궁 내에서 편히 움직일 공간을 잃고 압박을 받고 있는 태아

결론적으로 양수과소증은 태아의 건강과 발달에 심각한 영향을 미칠 수 있으므로, 조기 발견과 적절한 관리가 매우 중요합니다.

2. 태반 기능 저하 : 생명의 연결 고리가 약해질 때

물은 태반을 통해 태아에게 산소와 영양소를 공급하는 데 필수적인 역할을 합니다. 그러나 탈수 상태가 되면 혈액 순환이 느려지고, 태반의 기능이 약화되어 엄마와 아기 모두에게 다음과 같은 위험을 초래할 수 있습니다.

① 태아 성장 지연 : 태반을 통한 산소와 영양 공급이 원활하지 않으면 태아의 발달 속도가 느려지고, 저체중아로 태어날 가능성이 높아집니다.

② 조산 위험 증가 : 태반으로 가는 혈류가 줄어들면서 자궁이 더 쉽게 수축하여 조산의 가능성이 커질 수 있습니다.

③ 저산소증 발생 : 태아가 산소를 충분히 공급받지 못하면 저산소증과 같은 심각한 건강 문제가 발생할 수 있습니다.

충분한 물 섭취는 태반의 연결 고리를 튼튼히 유지하고, 태아에게 생명을 이어주는 가장 중요한 역할을 합니다. 물은 엄마와 아기를 이어주는 생명의 다리입니다.

3. 임신성 고혈압과 자간전증[임신 중독증]
: 물 부족이 만든 압력의 악순환

만성탈수는 혈액을 농축시켜 순환을 방해하며, 몸은 이를 보완하기 위해 혈압을 높이는 비상 대책을 가동합니다. 동시에, 감소한 혈액량은 태반으로의 산소와 영양 공급을 저해하고, 이를 해결하려는 생리적 반응이 다시 혈압 상승을 촉진합니다.

이와 같은 악순환은 임신성 고혈압과 자간전증(임신 중독증)의 위험을 크게 높일 수 있습니다. 충분한 물 섭취는 혈액을 묽게 하고 순환을 원활하게 하여 이러한 위험을 줄이는 가장 효과적인 방법입니다. 물은 임신 중 엄마와 아기의 건강을 지키는 기본적인 보호막입니다.

4. 변비와 요로감염 : 물 부족이 만든 이중 장애물

임신 중에는 호르몬 변화와 커진 자궁이 장과 방광을 압박해 소화와 배뇨가 어려워질 수 있습니다. 여기에 물 섭취가 부족하면, 이 두 가지 문제가 더욱 악화됩니다.

수분 부족은 장 운동을 둔화시켜 변비를 심화시키고, 요로를 건조하게 만들어 세균이 번식하기 쉬운 환경을 조성합니다. 이러한 상태는 단순히 산모의 불편함을 넘어 태아의 건강에도 부정적인 영향을 미칠 수 있습니다.

충분한 물 섭취는 장과 방광의 건강을 회복시키고, 엄마와 아기 모두를 위한 건강한 환경을 유지하는 데 필수적입니다. 물은 임신 중 몸속 장애물을 제거하는 생명의 흐름입니다.

5. 조산 위험 증가 : 물 부족이 만든 생명의 조기 경보

탈수는 자궁 근육을 과도하게 자극해 불필요한 수축을 유발하며, 이는 조기 진통으로 이어져 아기가 예정일보다 일찍 태어날 가능성을 높이는 주요 요인이 됩니다.

더불어, 탈수로 인해 혈액량이 감소하고 태반 기능이 약화되면 태아에게 산소와 영양 공급이 원활하지 않아 조산 위험은 더욱 커집니다. 충분한 물 섭취는 이러한 생명의 경고 신호를 예방하고, 엄마와 아기 모두의 건강을 보호하는 가장 기본적이고 효과적인 방법입니다. 물은 생명을 지키는 자연의 안전망입니다.

📝 임신 중 이런 증상, 혹시 물 부족 때문일까?

① 몸이 붓고 혈압이 높아진다 : 탈수는 혈액 순환을 방해해 부종과 고혈압을 유발할 수 있습니다.

② 배가 자주 뭉치고 수축이 느껴진다 : 탈수로 자궁 근육이 긴장해서 수축의 신호일 가능성이 있습니다.

③ 소변 색이 짙고 소변을 보기 불편하다 : 물 부족으로 소변 농도가 진해지고 요로감염 위험이 증가할 수 있습니다.

📝 "예지[가명] 씨의 새로운 시작"
– 물 한 잔과 함께 온 생명의 기쁨"

예지 씨는 37세의 커리어우먼으로 늘 바쁜 회사 생활 속에서 살아왔습니다. 하지만 지난 몇 년은 그녀에게 너무나 힘든 시간이었습니다. 두 차례의 유산과 한 번의 계류유산. 매번 기쁨으로 시작된 임신이 상실로 끝날 때마다 예지 씨는 자신을 책망했습니다.

"내가 뭔가를 잘못해서 이런 일이 생긴 걸까?"

시댁의 따가운 시선과 자기 비난 속에서, 그녀의 마음은 점점 더 지쳐갔습니다. 산부인과에서 할 수 있는 모든 검사를 받았지만 결과는 늘 똑같았습니다. "별다른 이상은 없습니다." 의사의 말은 위로가 되기보다는 더 큰 막막함을 안겨주었습니다. 그녀는 다시 임신을 시도하는 것이 두렵고 부담스러웠습니다.

◆ 동생의 권유로 찾은 희망

어느 날, 예지 씨는 동생의 소개로 기능의학 진료를 받기로 결심했습니다. 본원의 문을 열면서 그녀는 조심스럽게 자신이 겪은 일들을 이야기했습니다. 심층 상담을 통해 그녀의 일상 속 몇 가지 중요한 문제점이 드러났습니다.

1. 수분 섭취 부족

예지 씨는 하루 종일 커피와 음료로 버티며, 물은 거의 마시지 않는 생활을 하고 있었습니다. 이는 체내 균형을 무너뜨리고, 세포와 생식 건강에 부정적인 영향을 미치고 있었습니다.

2. 영양 불균형

혈액검사 결과 그녀의 몸은 필수 영양소가 부족한 상태였습니다. 바쁜 업무로 인해 규칙적인 식사를 하지 못했고, 식단도 건강하지 못했습니다.

3. 중금속 축적

모발 검사에서는 납, 수은, 비소 같은 중금속이 높은 수치로 검출되었습니다. 이 독소들은 생식 건강뿐 아니라 전반적인 건강에도 치명적일 수 있었습니다.

4. 스트레스 과부하

유산의 경험은 그녀에게 극심한 정서적 충격을 주었고, 회사에서의 압박감까지 더해지면서 몸과 마음이 모두 지쳐 있었습니다.

◆ **변화의 시작 : 물과 함께**

"예지 씨, 몸은 회복할 수 있는 능력을 가지고 있습니다. 하지만 지금은 휴식과 지원이 필요합니다."

저는 그녀에게 몇 가지 간단한 실천을 권유했습니다.

- 하루 2리터 이상의 좋은 물을 꾸준히 마실 것. 물은 중금속 배출과 세포 재생에 중요한 역할을 합니다.
- 중금속 해독을 돕는 브로콜리, 마늘, 양배추와 같은 식품을 식단에 추가하고, 셀레늄과 비타민 C 보충제를 섭취할 것.
- 스트레스 관리 : 매일 10분 명상과 가벼운 스트레칭을 통해 긴장을 완화하고 마음의 여유를 찾을 것.
- 균형 잡힌 식단 : 식사 시간을 규칙적으로 지키고, 충분한 채소, 수분이 많고 덜 단 과일, 양질의 단백질을 섭취할 것.

◆ **6개월 후, 기적 같은 소식**

변화는 천천히 그러나 분명히 찾아왔습니다. 1달 후, 그녀는 몸이 가벼워지고 피로감이 줄어드는 것을 느꼈습니다. 3달 후에는 피부가 맑아지고 소화도 훨씬 편안해졌습니다. 무엇보다 마음속 두려움이 조금씩 사라지고, 스스로를 돌보는 시간이 늘어나면서 심리적 안정감을 되찾았습니다.

그리고 8개월 후, 예지 씨는 기쁜 소식을 들고 본원을 찾았습니다. 그녀의 눈에는 눈물이 고여 있었습니다. "선생님, 저 임신했어요. 이번엔 정말 괜찮을 거라는 확신이 들어요."

◆ 행복한 오늘을 꿈꾸며

현재 임신 12주 차인 예지 씨는 이제 유산의 불안감에서 벗어나 건강한 삶을 살아가고 있습니다. 그녀는 매일 아침 따뜻한 물 한 잔으로 하루를 시작하며, 규칙적인 식단과 스트레칭으로 자신과 아이를 돌보고 있습니다.

"내 몸이 얼마나 소중한지, 물 한 잔의 가치를 이제야 알게 되었어요. 이번엔 반드시 건강하게 아이를 만날 거예요."

◆ 작은 습관이 만든 기적

예지 씨의 이야기는 우리에게 말해줍니다. 몸은 스스로 치유할 수 있는 능력을 가지고 있으며, 작은 변화가 큰 기적을 만들 수 있다는 것을.

"좋은 물 한 잔, 건강한 몸과 생명을 위한 첫걸음입니다."
당신도 오늘부터 시작해보세요.

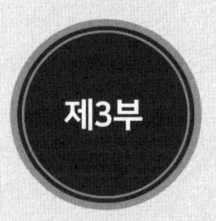

제3부

물, 잘못된 선택이 건강을 위협할 수 있습니다

"잘못된 선택은 순간의 실수지만, 그 피해는 평생의 교훈이 될 수 있다."
– 윈스턴 처칠

"피해를 입었다면 그것을 배움으로 바꿔라.
그렇지 않으면 그것은 진정한 피해로 남는다."
– 에릭 호퍼

잘못된 선택은 처음엔 작은 실수로 보일 수 있습니다.
하지만 시간이 지나면서 그것이 예상치 못한 큰 피해를 가져올 때,
우리는 비로소 그 선택의 무게를 깨닫게 됩니다.

우리가 매일 마시는 물은 단순한 갈증 해소를 넘어, 생명 유지와 건강에 중요한 역할을 합니다. 하지만 과도한 정수 처리는 물 속 필수 미네랄인 칼슘과 마그네슘을 제거해 균형을 잃게 하고, 건강에 해로울 수 있습니다.

좋은 물은 단순히 깨끗한 것 이상을 의미합니다. 몸에 필요한 미네랄을 풍부하게 함유하고, 병원균과 유해 물질로부터 안전해야 하며, 흡수율이 높아야 합니다. 또한, 자연의 생명력을 간직한 물이어야 몸과 조화를 이루고 활력을 제공합니다.

매일 마시는 물 한 잔이 우리의 건강과 삶을 변화시킬 수 있습니다. 좋은 물은 단순한 액체가 아닌, 자연이 준 생명의 선물입니다.

26
너무 깨끗한 물, 정말 건강할까요?

깨끗한 물은 건강의 상징처럼 여겨집니다. 하지만 지나치게 깨끗한 물이 오히려 우리 몸에 해를 끼칠 수 있다는 사실은 의외로 잘 알려져 있지 않습니다. 맑고 투명하게 보이는 물이 항상 건강한 물을 뜻하는 것은 아닙니다. 특히 역삼투(Reverse Osmosis, RO) 기술로 정수된 물은 우리가 예상치 못한 문제를 안고 있을 수 있습니다.

✏️ 역삼투 정수물(RO Water)이란?

역삼투압 정수물(RO 정수물)은 증류수에 가까울 정도로 깨끗한 물을 제공합니다. 이 기술은 물 속의 미세한 오염물질, 중금속, 박테리아, 심지어 바이러스까지도 걸러냅니다. 일반적인 필터로는 잡아낼 수 없는 미세한 입자들조차 제거하는 초정밀 시스템이죠.

그 비밀은 삼투압(Reverse Osmosis)이라는 기술에 있습니다. 자연적으로 물이 이동하는 삼투압의 방향을 거꾸로 뒤집어 강한 압력을 이용해 오염물질을 분리하는 방법입니다. 결과는?

✎ 맑다고 모두 좋은 물은 아닙니다
- 역삼투 정수물의 숨겨진 진실

우리가 매일 마시는 물. 깨끗하다는 이유만으로 충분할까요? 물 속에는 우리의 건강과 생명을 지키는 필수적인 요소들이 숨어 있습니다. 하지만 역삼투(RO) 정수물은 이 중요한 요소들마저 제거해버리는, 지나치게 '완벽한 물'입니다. 표면적으로 맑고 깨끗해 보일지 몰라도, 그 이면에는 보이지 않는 위험이 숨어 있습니다.

1. 미네랄을 잃은 물, 건강도 잃는다

역삼투 정수물은 중금속, 박테리아, 농약 같은 오염물질을 제거하지만, 여기서 멈추지 않습니다. 칼슘, 마그네슘, 칼륨 같은 필수 미네랄도 함께 사라져버립니다. 그 결과, 영양소를 잃은 물은 몸에 필요한 균형을 깨뜨리고 건강을 위협하게 됩니다.

- 칼슘 부족은 뼈와 치아를 약화시켜 골다공증과 치아 손상의 위험을 높입니다.
- 마그네슘 결핍은 심장과 근육 활동에 필수적인 역할을 하지 못해 심혈관 질환이나 근육 경련 같은 문제를 일으킬 수 있습니다.
- 칼륨 부족은 전해질 균형을 무너뜨려 피로감과 부정맥을 초래할 가능성을 높입니다.

결국, 영양소를 잃은 물은 겉으로는 맑아 보이지만, '정크푸드 같은 물'이 될 수 있습니다.

2. 몸의 균형이 무너지는 전해질 붕괴

우리 몸은 전해질을 통해 근육과 신경을 조율합니다. 하지만 역삼투 정수물은 이 균형을 깨뜨릴 수 있습니다.

특히 더운 날씨나 운동 후처럼 체내 수분과 전해질이 급격히 소모되는 상황에서 역삼투 정수물만 마시면, 피로감, 두통, 근육 경련이 쉽게 발생할 수 있습니다. 때로는 심박수가 올라가고 부정맥 같은 심각한 증상을 유발하기도 합니다.

3. 약산성 물, 은밀한 위협

역삼투 정수물은 pH 5~6의 약산성 상태를 띱니다. 장기적으로 이러한 물은 체내 산도를 높이고, 우리 몸에 부정적인 영향을 미칠 수 있습니다.

약산성 물은 몸의 산도를 중화하기 위해 뼈에서 칼슘을 끌어와 골밀도를 약화시킬 가능성이 있습니다. 또한 위장이 민감한 사람들은 산도가 높은 물로 인해 속쓰림이나 소화불량 같은 위장 장애를 경험할 가능성이 있습니다.

4. 장 속의 작은 생태계, 미네랄 없인 흔들린다

장내 유익균은 미네랄을 에너지원으로 삼아 성장하고 활동합니다. 하지만 미네랄이 거의 없는 역삼투 정수물은 장내 환경을 악화시키고, 유익균의 감소와 유해균의 증가를 초래할 수 있습니다. 결국, 소화 장애는 물론 면역력 저하로 이어질 가능성이 커집니다.

역삼투압 물이 장내 마이크로바이옴 생태계를 흔드는 숨겨진 이유

우리가 매일 마시는 물은 단순히 갈증을 해소하는 도구가 아닙니다. 물은 우리 몸 전체, 특히 장내 미생물의 건강에 직접적인 영향을 미칩니다. 그런데 역삼투압(RO) 물처럼 모든 미네랄과 영양소가 제거된 물을 꾸준히 마시면, 장내 유익균의 균형이 깨지고 면역 체계까지 흔들릴 수 있다는 사실, 알고 계셨나요?

◆ 장내 미생물과 물의 관계

우리의 장은 작은 생명체들이 생태계를 이루고 있습니다. 이 생태계는 유익균, 중립균, 유해균으로 구성되며, 이들의 다양성이 유지될 때 건강한 장 상태를 유지할 수 있습니다. 특히 유익균은 소화를 돕고, 염증을 억제하며, 면역력을 높이는 등 몸 전체의 건강에 필수적인 역할을 합니다. 그런데 이런 미생물들은 무엇으로 성장하고 살아갈까요? 답은 간단합니다. 영양소와 미네랄입니다.

◆ 역삼투압 물의 문제 : 장내 유익균 감소의 이유

① 미네랄 결핍 : 유익균의 생존을 위협하다.

물 속 미네랄은 단순히 우리 몸에만 중요한 것이 아닙니다. 유익균은 미네랄을 영양소로 사용하며, 이를 통해 증식하고 활동합니다. 그러나 역삼투압 물에는 칼슘, 마그네슘, 칼륨 같은 미네랄이 완전히 제거된 상태입니다. 결과적으로, 유익균이 필요한 자원을 공급받지 못하고 감소하기 시작합니다.

2011년에 발표된 한 연구에 따르면, 미네랄이 결핍된 환경에서 유익균의 성장률이 크게 저하되는 것이 확인되었습니다. 반대로 미네랄이 풍부한 물 환경에서는 유익균이 더 잘 증식하고 장내 균형을 유지했습니다.

② 산성 환경 조성 : 유익균을 위협하다

역삼투압 물과 증류수는 보통 약산성(pH 5~6)입니다. 유익균은 중성 또는 약알칼리성 환경에서 가장 잘 살아가는데, 약산성 물을 장기적으로 섭취하면 장내 환경이 산성화될 수 있습니다. 산성 환경은 유익균의 생존을 어렵게 하고, 유해균이 증식하기 좋은 조건을 만듭니다.

2007년(M. Sánchez et al)과 2008년(Willem M. de Vos)에 발표된 두 편의 논문에 따르면, 산성 환경에서는 유익균인 락토바실러스와 비피도박테리움의 생존율이 급격히 감소하는 반면, 유해균인 대장균이나 클로스트리디움이 더 쉽게 증식합니다.

③ 장 점막 보호 기능 약화

미네랄 결핍과 산성 환경이 결합되면, 장 점막의 방어막 역할도 약해질 수 있습니다. 유익균은 장 점막을 보호하고, 유해균이 장벽을 침투하지 못하게 막는 역할을 합니다.

그러나 유익균이 감소하면 점막의 방어 능력이 약화되고, 염증성 질환이나 과민성 장 증후군 같은 문제가 발생할 위험이 높아집니다.

실제로, 장 점막의 건강과 장내 미생물 균형이 깨지면 크론병, 대장염과 같은 염증성 질환이 유발될 수 있다는 연구 결과가 다수 보고되고 있습니다.

누구에게 더 위험한 물일까?

역삼투 정수물은 겉보기엔 맑고 깨끗해 보이지만, 특정 그룹에겐 숨은 위협이 될 수 있습니다. 물이 단순히 갈증을 해소하는 역할을 넘어, 몸에 필요한 균형을 유지하는 데 중요한 요소라는 점을 생각하면, 그 선택은 더욱 신중해야 합니다.

1. 성장기 어린이 : 미래를 지탱할 기초를 잃다

어린이에게 물은 단순한 음료가 아닙니다. 성장과 발달의 디딤돌이 되는 필수 자원입니다. 하지만 역삼투 정수물은 이 중요한 역할을 방해할 수 있습니다.

칼슘 부족은 뼈와 치아 발육을 저해하며, 성장 장애를 유발할 수 있습니다. 또한 마그네슘 결핍은 신경 발달과 근육 기능에 영향을 미쳐 학습 능력과 신체 발달을 늦출 수 있습니다. 아이에게 좋은 물은 단순히 갈증을 해소하는 게 아니라, 건강한 미래를 위한 투자입니다.

2. 고령자 : 약해진 뼈와 심장에 닿는 부담

나이가 들수록 몸은 더 많은 주의와 관리가 필요합니다. 특히 물의 선택은 노년기의 삶의 질을 좌우할 수 있습니다.

칼슘 부족은 이미 약해진 뼈를 더욱 취약하게 만들어 작은 충격에도 쉽게 손상을 입게 합니다. 또한 마그네슘 부족은 심장 리듬에 영향을 미쳐 심혈관 질환 위험을 높일 수 있습니다. 고령자는 갈증을 느끼는 감각이 둔해져 탈수 위험이 높은 만큼, 물의 질에 더욱 신경 써야 합니다.

3. 운동하는 사람 : 활동적인 몸을 지탱하는 필수 요소

운동 후 물 한 잔은 단순히 목을 축이는 게 아닙니다. 땀으로 소실된 전해질과 수분을 보충하며, 몸을 다시 일으켜 세우는 중요한 역할을 합니다.

칼슘과 마그네슘 부족은 운동 후 나타나는 근육 경련과 통증의 주요 원인입니다. 아울러 칼륨 결핍은 심장 리듬을 불안정하게 만들어 운동 후 심각한 문제를 초래할 수 있습니다. 운동 후 좋은 물은 단순한 해갈이 아니라, 몸을 회복시키는 동반자가 되어야 합니다.

4. 만성 질환자 : 작은 선택이 생명을 지킨다

만성 질환을 가진 사람들에게 물은 건강 유지의 핵심입니다. 미네랄과 전해질 균형이 무너지면 병세가 악화될 위험이 큽니다.

마그네슘과 칼슘 부족은 혈압 조절을 어렵게 만들어 고혈압 위험을 높이거나 기존의 고혈압을 악화시킬 수 있습니다. 또한 전해질 불균형은 혈당 조절을 방해하며, 합병증 발생 가능성을 증가시킵니다. 이들에게 물 한 잔은 단순히 목을 축이는 것이 아닙니다. 그것은 생명과 직결된 선택입니다.

✏️ 역삼투 정수물과 심혈관 건강
– 당신의 물 선택이 심장을 울리다

물을 마시는 단순한 행동이 심장 건강에 어떤 영향을 미칠 수 있을까요? 많은 사람들이 물의 깨끗함에만 초점을 맞추지만, 지나치게 정화된 물-특히 역삼투 정수물-이 심혈관계에 숨겨진 부담을 줄 수 있다는 사실은 잘 알려지지 않았습니다. 과학적 연구와 권고는 우리에게 명확한 경고를 보내고 있습니다.

◆ 미네랄 부족과 심혈관 질환 : 과학이 알려주는 교훈

마그네슘은 단순히 몸이 필요로 하는 미네랄 중 하나가 아닙니다. 그것은 심장 박동을 일정하게 유지하고 혈관을 이완시키는 데 필수적인 역할을 합니다.

2016년 대규모 연구에서는 마그네슘 섭취 부족이 심혈관 질환(CVD) 위험을 크게 증가시킨다는 사실이 밝혀졌습니다. 마그네슘은 심장의 '진정제'라 불릴 정도로 중요한 물질이지만, 역삼투 정수물은 이 필수 미네랄을 모두 제거해버립니다.

세계보건기구(WHO) 역시 이 문제를 간과하지 않았습니다. WHO는 음용수에 마그네슘 최소 10mg/L, 칼슘 20mg/L가 포함되어야 한다고 권장합니다. 이 미네랄들은 혈압을 조절하고, 혈관을 건강하게 유지하며, 심장 기능을 지원하는 데 필수적입니다. 하지만 역삼투 정수물은 맑게 보일지언정, 이런 기준을 충족하지 못하며 건강에 필요한 '생명력'을 잃은 물일 뿐입니다.

"마그네슘, 당신의 심장을 지키는 숨은 영웅!"

프레밍험 심장 연구가 전하는 경고 :
"마그네슘이 부족하면, 당신의 심장도 위험해질 수 있다!"

1950년대 미국, 보스턴 근교의 작은 마을 프레밍험. 이곳에서 시작된 프레밍험 심장 연구는 전 세계 의학계에 획기적인 사실을 던져줍니다. 바로 마그네슘 부족이 심혈관 질환과 깊은 연관이 있다는 것입니다. 그런데 마그네슘? 뭔가 낯설고 멀게 느껴지신

다구요? 그렇다면 이 이야기를 꼭 끝까지 읽어보세요. 당신의 심장을 지킬 비밀이 담겨 있으니까요!

◆ **프레밍험에서 시작된 진실 : 심장병의 숨은 원인?**

프레밍험 심장 연구는 심혈관질환의 위험 요인을 찾기 위해 수십 년간 진행된 대규모 연구입니다. 수천 명의 사람들이 참여하며, 이들의 생활 습관, 영양 섭취, 건강 상태를 면밀히 추적했습니다.

그리고 그 결과! 마그네슘이 부족한 사람들에서 고혈압, 부정맥, 심근경색 등 심혈관 질환 발병률이 유의미하게 높다는 사실이 밝혀졌습니다. 특히, 마그네슘 결핍은 혈관을 수축시키고, 혈압을 높이며, 심장의 부담을 증가시켜 치명적인 결과를 초래할 수 있었습니다.

◆ **마그네슘, 그런데 물과 무슨 상관이야?**

여기서 중요한 질문이 하나 떠오릅니다. 마그네슘은 음식으로도 섭취할 수 있는데, 왜 물이 중요한 걸까?

답은 간단합니다 : 물은 우리가 매일 가장 많이 섭취하는 영양소입니다. 자연적인 물에는 칼슘과 마그네슘 같은 미네랄이 풍부하게 포함되어 있습니다.

하지만 오늘날 우리는 어떤 물을 마시고 있을까요?

미네랄이 제거된 역삼투압 정수물을 마시고 있다면, 매일 마셔야 할 중요한 마그네슘 섭취가 차단되고 있는 셈입니다. 이는 시간이 지남에 따라 심혈관 건강에 부정적인 영향을 미칠 위험이 높아진다는 경고로 이어질 수 있습니다.

◆ **작은 선택이 당신의 심장을 지킨다**

이제 질문을 바꿔 보겠습니다. 매일 마시는 물이 당신의 심장을 위협하고 있다면?

마그네슘이 부족한 물을 계속 마신다면, 심장은 더 많은 부담을 견뎌야 합니다. 시간이 지나면서 혈관은 딱딱해지고, 심장은 더 빨리 지쳐버릴 것입니다.

> 하지만 희망은 있습니다.
> 자연에서 온 미네랄이 풍부한 물을 마시는 습관만으로도 심혈관질환의 위험을 줄일 수 있다는 사실! 마그네슘이 포함된 물은 심장에 영양을 공급하고, 혈압을 안정시키며, 심장을 더 건강하게 만들어줍니다.
>
> ◆ 오늘부터 물을 바꾸세요!
>
> 프레밍험 연구가 말하는 건 단순합니다.
> 좋은 물, 미네랄이 풍부한 물을 마시는 작은 변화가 당신의 심장을 구할 수 있다는 것입니다. "매일 마시는 한 잔의 물이 당신의 심장을 더 오래, 더 강하게 뛰게 합니다."
> 이제 선택은 당신의 몫입니다. 심장에게 더 나은 선택을 해주세요. 당신의 심장은 매일 고맙다고 말할 겁니다.

깨끗함이 뼈도 약하게 만든다?

깨끗한 물을 마시기 위해 사용하는 역삼투압(RO) 정수기는 우리 생활의 일부가 되었습니다. 하지만 이 방식으로 정수된 물이 뼈에 미칠 장기적인 영향을 생각해 본 적 있으신가요? 역삼투(RO) 정수는 물 속의 불순물뿐만 아니라 칼슘과 마그네슘 같은 필수 미네랄까지도 거의 완벽하게 제거합니다. 이 과정이 건강을 위한다는 본래의 목적과는 반대로, 오히려 우리의 뼈 건강을 위협할 수 있다는 우려가 제기되고 있습니다.

세계보건기구(WHO)는 미네랄이 거의 없는 '탈염수'를 오랜 기간 섭취하면 필수 미네랄 섭취가 부족해질 가능성을 경고했습니다. WHO 보고서에서도, 물 속 칼슘과 마그네슘이 뼈 건강 유지에 중요한 역할을 할 수 있다고 밝혔습니다. 즉, 역삼투압(RO) 정수를 지속적으로 마신다면 뼈를 튼튼하게 유지하는 데 필요한 미네랄 섭취가 줄어들 수 있다는 것입니다.

골다공증은 흔히 연령, 호르몬 변화, 운동 부족 등의 요인으로만 생각되지만, 우리가 매일 마시는 물도 중요한 영향을 미칠 수 있습니다. 일부 연구에서는 역삼투압(RO) 정수를 주 생활용수로 사용하는 집단에서 골다공증 위험이 증가할 가능성이 있다는 결과를 보여줍니다. 특히, 물로 섭취하던 칼슘과 마그네슘이 줄어드는 상황에서 식단에서도 이 미네랄이 충분히 보충되지 않는다면, 시간이 지나면서 뼈 건강이 크게 약화될 수 있습니다.

문제는 이런 변화가 서서히, 그리고 눈에 보이지 않게 진행된다는 점입니다. 당장 아무 문제가 없는 것처럼 보여도, 수년 혹은 수십 년이 지난 후에는 뼈가 약해져 골다공증이라는 심각한 질병으로 이어질 가능성을 배제할 수 없습니다. 특히, 중장년층이나 고령층에서 이런 위험은 더 커질 수 있습니다.

이제 물을 선택할 때 단순히 깨끗함만을 추구할 것이 아니라, 그 물이 건강을 얼마나 온전히 지킬 수 있는지도 고민해야 할 때입니다. 미네랄 보충이 가능하도록 식단을 철저히 관리하거나, 미네랄이 보존된 물을 선택하는 것도 하나의 방법이 될 수 있습니다. 당신의 뼈 건강은 지금부터의 선택에 달려 있습니다. 우리가 마시는 물이 단순히 갈증을 해소하는 것을 넘어, 몸의 균형과 건강을 지키는 중요한 역할을 한다는 점을 기억하세요.

지금부터 역삼투압 정수물이 골다공증을 유발할 수 있는 이유에 대해서 구체적으로 살펴보겠습니다.

1. 미네랄 결핍, 뼈를 약하게 만드는 첫걸음

역삼투압(RO) 정수물은 불순물을 제거하는 과정에서 칼슘, 마그네슘 등 모든 미네랄이 함께 제거됩니다. 앞서 설명 드렸듯이, WHO는 2005년 보고서에서 미네랄이 제거된 물을 장기간 섭취하면 뼈 건강에 필수적인 미량 미네랄이 결핍될 가능성을 경고했습니다. 특히, 미네랄 섭취량이 부족한 상태에서는 골밀도가 점차 감소하여 골다공증의 위험이 커질 수 있습니다. 이는 WHO의 "Nutrients in Drinking Water" 보고서에서 다시 한 번 강조되었으며, 미네랄 결핍이 심혈관질환 위험과도 연관이 있다는 점이 밝혀졌습니다.

추가로 이어진 2016년 연구(International Journal of Environmental Research and Public Health)에서는 경수(hard water)를 섭취하는 지역 주민이 연수(soft water)를 섭취하는 지역 주민보다 골밀도가 더 높다는 점을 확인했습니다. 이는 물 속 미네랄 섭취가 뼈 건강에 중요한 역할을 할 수 있음을 시사합니다.

2. 약산성 물, 뼈를 갉아먹는 산성의 위험

RO 정수물은 보통 약산성(pH 5~6)인데, 이는 체내 산염기 균형에 부정적인 영향을 미칠 수 있습니다. 몸은 산성 환경을 중화하기 위해 뼈에서 칼슘을 끌어다 사용하게 되며, 이는 장기적으로 골밀도를 감소시킬 위험이 있습니다. 2004년 연구(American Journal of Clinical Nutrition)에서는 산성 식단이 체내 칼슘 대사를 증가시켜 뼈의 칼슘 손실을 가속화할 수 있다고 보고했습니다. RO 정수물의 약산성 특성은 이런 산성 환경을 악화시키는 요인으로 작용할 수 있습니다.

또한 2018년 연구(Osteoporosis International)는 체내 산성화가 뼈의 탈회(Decalcification)를 유도하며, 이 과정에서 칼슘이 빠져나가 골다공증 위험을 높일 수 있다고 밝힌 바 있습니다.

3. 칼슘 흡수율 감소, 뼈 건강의 이중 타격

물 속 미네랄은 단순히 섭취되는 것에 그치지 않고, 음식에서 칼슘을 흡수하는 데도 중요한 역할을 합니다. RO 정수물처럼 미네랄이 부족한 물은 칼슘 흡수 효율을 저하시킬 수 있습니다. 유럽 연구(Journal of Bone and Mineral Research, 2010)에 따르면, 칼슘과 마그네슘 함량이 낮은 물을 장기간 섭취한 그룹은 음식에서 칼슘 흡수율이 감소하고 골밀도도 낮아지는 경향을 보였습니다.

물 속 미네랄은 체내에서 칼슘 대사의 조절자로 작용합니다. 특히, 마그네슘은 칼슘 흡수와 대사 과정에서 필수적인 요소로, 미네랄 결핍 상태에서는 칼슘 대사 장애가 발생할 가능성이 높습니다.

4. 전해질 불균형, 뼈와 전신 건강에 치명적 영향

미네랄은 뼈 건강뿐만 아니라 체내 전해질 균형 유지에도 필수적입니다. 미네랄이 없는 RO 정수물을 장기간 섭취하면 전해질 균형이 깨질 수 있으며, 이는 신체 대사 과정 전반에 부정적인 영향을 미칠 수 있습니다. 전해질 불균형은 칼슘 대사를 포함한 뼈 형성 과정에 영향을 미쳐 골다공증 위험을 높이는 데 기여합니다.

2015년 연구(European Journal of Clinical Nutrition)에서는 미네랄 부족으로 인해 발생하는 전해질 불균형이 근육 경련, 피로, 골 손실 위험 증가와 연관이 있다고 밝혔습니다. 또한, Environmental Health Perspectives의 2017년 논문에서는 미네랄이 부족한 물 섭취가 신체 대사의 교란을 일으키며, 이는 뼈 건강뿐만 아니라 심혈관계에도 부정적인 영향을 미칠 수 있다고 보고했습니다.

깨끗한 물의 함정 : 아프리카에서 드러난 뼈 건강의 위기

한때 "깨끗한 물"은 모든 문제의 해결책처럼 여겨졌습니다. 특히 오염된 지하수로 고통받던 아프리카 일부 지역에서는 증류수에 가까운 물이 희망의 상징처럼 등장했습니다.
"깨끗하고, 박테리아도 없고, 완벽한 물!"
하지만 이 깨끗함이 숨겨진 함정을 가지고 있었다는 사실이 밝혀지는 데는 오래 걸리지 않았습니다. 시간이 지나면서 깨끗한 물을 마신 사람들에게서 뼈 건강이 무너지고 골절이 급증하는 일이 벌어졌습니다.

◆ **깨끗한 물, 왜 문제가 되었을까?**
이 지역에서는 지하수에 포함된 병원균과 중금속을 제거하기 위해 증류수와 유사한 물을 공급하기 시작했습니다.
증류수는 물을 끓여 증기로 만든 뒤 냉각하여 얻는 방식으로, 박테리아와 오염물질을 효과적으로 제거합니다. 하지만, 이 과정에서 칼슘, 마그네슘 같은 필수 미네랄도 완전히 제거된다는 사실은 간과되었습니다.

처음엔 모두가 환호했습니다. "드디어 깨끗한 물을 마신다!"
하지만 몇 년 뒤, 이 지역의 병원에는 점점 더 많은 사람들이 뼈 통증과 골절을 호소하며 찾아왔습니다.

◆ **깨끗한 물도 지나치면 독이 될 수 있다**

이 사건은 우리에게 중요한 교훈을 남깁니다. 깨끗한 물은 중요하지만, 건강한 물이 되기 위해서는 미네랄이 포함되어야 한다는 사실입니다.
미네랄이 부족한 물은 단순히 맛의 문제가 아니라, 우리 몸의 근간을 무너뜨릴 수 있는 치명적인 위험을 가지고 있습니다.

◆ **작은 변화가 당신의 뼈를 지킵니다**

깨끗한 물을 넘어 진짜 건강한 물을 마시는 선택을 하세요. 골다공증은 물에서도 시작될 수 있습니다. 오늘 당신의 물 한 잔이 미래의 건강한 뼈를 만듭니다. 지금이 바로 바꿀 때입니다!

📝 건강한 물을 선택하는 법
– 당신의 몸을 위한 최고의 선택

1. 필수 미네랄을 담은 물을 선택하세요

물을 선택할 때 가장 먼저 확인해야 할 것은 미네랄 함유 여부입니다. 물 속 칼슘과 마그네슘은 뼈와 심장 건강에 필수적인 영양소로, 우리 몸이 정상적으로 기능하는 데 큰 역할을 합니다.

NSF/ANSI 58 인증을 받은 역삼투 정수기를 사용한다면, 정수 과정에서 제거된 미네랄을 보충하는 리미네랄라이저(remineralizer) 기능이 있는지 반드시 확인하세요. 미네랄이 풍부한 물은 단순한 음용을 넘어 건강을 지키는 중요한 동반자가 됩니다.

2. pH 균형은 건강의 기본입니다

물의 pH는 6.5~8.5 사이일 때 가장 적합합니다.

너무 산성인 물은 체내 산성을 증가시켜 뼈 건강과 소화에 부담을 줄 수 있고, 지나치게 알칼리성인 물은 위장의 자연적인 산도를 방해해 소화 불량을 유발할 수 있습니다. 균형 잡힌 pH는 물이 단순한 갈증 해소를 넘어 몸의 균형을 유지하는 역할을 할 수 있게 합니다. 물 한 잔 속에서도 균형은 중요합니다.

3. 충분히, 그리고 꾸준히 마시세요

물을 잘 선택하는 것도 중요하지만, 얼마나 자주, 충분히 마시느냐도 건강을 좌우합니다. 물을 마시는 습관은 건강을 유지하는 가장 간단하면서도 가장 강력한 방법입니다.

📝 깨끗한 물 vs. 건강한 물 : 차이를 이해하라

"깨끗한 물"은 얼핏 완벽해 보일 수 있습니다. 불순물이 모두 제거된 물은 마치 깔끔하게 비워진 그릇과 같습니다. 하지만 그 그릇에 필요한 영양이 담기지 않는다면, 단순히 비어 있을 뿐입니다. 역삼투압 정수물은 불순물을 제거하는 데는 탁월하지만, 생명에 필수적인 미네랄까지 모두 제거해 버립니다. 결과적으로, 지나치게 깨끗한 물은 오히려 몸에 필요한 영양소를 빼앗아가는 독이 될 수 있습니다.

"건강한 물"은 단순히 깨끗한 것을 넘어 균형을 갖추고 있어야 합니다. 물 속의 칼슘과 마그네슘 같은 미네랄은 심혈관 건강을 유지하고 몸의 기능을 조화롭게 작동하도록 돕습니다. 이것은 마치 적정량의 양질의 식재료 조합이 요리를 완성하는 것과 같습니다. 너무 과하거나 부족하면 요리를 망치듯이, 물도 미네랄 균형이 맞아야 진정으로 건강한 물이 될 수 있습니다.

"깨끗한 물은 시작일 뿐, 건강한 물이 완성입니다."

27

알칼리이온수

: 건강을 위한 마법의 물? 아니면, 조심해야 할 선택?

혹시 알칼리 이온수가 든 컵을 손에 들고, 정말 건강에 도움이 될까 아니면 위험한 선택일까 고민해본 적이 있나요? 이런 의문이 드는 것은 당신만 그런 것이 아닙니다. 알칼리수에 대해서 누군가는 건강의 혁명이라 극찬하지만, 또 다른 누군가는 그 숨겨진 위험을 경고합니다.

이것은 단순히 지나가는 건강 유행이 아닙니다. 우리의 몸은 최적의 건강을 위해 정교한 pH 균형을 유지해야 하는 복잡하고 섬세한 생태계입니다. 산성과 알칼리성이 균형을 이루는 이 시스템은 우리가 제대로 기능하고 살아가기 위해 필수적입니다.

이번 여정에서는 자연의 샘물이 주는 천연의 알칼리수부터 기술로 만들어진 인공 알칼리수까지, 그 안에 숨겨진 비밀을 들여다보려 합니다. 만약 알칼리로 균형이 지나치게 기울어진다면 우리의 몸에 어떤 일이 벌어질까요? 혹은 인공 알칼리이온수와 비슷한 작용을 하는 제산제를 과도하게 사용할 경우 위산의 화학적 균형이 무너질 위험은 어떨까요?

✏️ 우리 몸의 pH 척도, 건강의 열쇠

pH 척도는 단순한 숫자가 아닙니다. 0부터 14까지, 이 숫자는 우리 몸의 건강을 좌우하는 중요한 역할을 합니다. 0은 극도로 산성이고, 14는 완전히 알칼리성을 나타내며, 7은 중성을 의미합니다. 그런데 우리 몸이 항상 '중성'이어야만 할까요?

◆ 우리 몸의 균형, 맞춤형 환경

우리 몸의 각 부위는 '맞춤형' pH 환경에서 가장 잘 작동합니다. 마치 파티에서 각자 선호하는 음악 볼륨이 있듯이, pH도 너무 높거나 낮으면 몸의 리듬이 깨질 수 있습니다. 예를 들어, 혈액은 약간의 알칼리성을 좋아합니다. 건강한 혈액의 pH는 7.35~7.45 사이를 유지해야 합니다. 반면, 위는 완전히 다른 취향을 가지고 있습니다.

위는 클래식보다는 헤비메탈을 선호합니다. pH 1~3의 강한 산성 환경은 음식을 분해해 소화 가능한 형태로 만들고, 동시에 유해한 병원균을 퇴치합니다. 이 강력한 산성은 위 건강의 핵심입니다.

◆ 혈액 pH, 몸이 지키는 철통 방어선.

혈액의 pH는 7.35~7.45라는 좁은 범위에서 엄격하게 유지됩니다. 만약 이 범위에서 조금이라도 벗어난다면, 우리의 생명은 심각한 위협을 받을 수 있습니다. 하지만 이런 상황이 거의 발생하지 않는 이유는 신장과

폐가 pH 조절의 핵심 역할을 맡고 있기 때문입니다.

1. 신장은 어떤 역할을 할까?

신장은 혈액 속 과잉 산성 물질이나 알칼리성 물질을 걸러내 배출합니다. 필요할 경우, 중화제를 만들어 혈액 pH를 안정적으로 유지합니다.

2. 폐는 어떻게 돕는가?

폐는 이산화탄소의 농도를 조절해 혈액의 산도를 조절합니다. 숨을 깊게 들이마시고 내쉴 때마다 몸의 산성도를 세밀하게 조정하고 있는 셈입니다.

이 강력한 시스템 덕분에 우리가 먹는 음식이나 마시는 물이 혈액 pH에 미치는 영향은 매우 미미합니다. 설령 산성 음식을 먹거나 알칼리성 물을 마신다고 해도, 몸은 이를 감지하고 자동으로 균형을 맞춥니다.

✏️ 알칼리수, 도대체 정체는 무엇일까요?

우리가 마시는 물은 단순히 투명하고 깨끗한 액체 그 이상입니다. 물의 pH 척도는 물이 얼마나 산성인지, 또는 알칼리성인지 측정하는 기준이 됩니다. 이 척도는 0에서 14까지로 나뉘며, pH 7은 중성을, 7 미만은 산성을, 7 초과는 알칼리성을 뜻합니다.

간단히 말해, 물 속에 수소 이온이 많을수록 산성이 강해지고, 적을수록 알칼리성이 높아집니다. 우리가 흔히 마시는 일반적인 음용수는 pH 7 정도로 중성이며, 대부분의 인공적인 알칼리이온수는 pH 8에서 10 사이에 있습니다.

◈ 천연 알칼리수와 인공 알칼리수의 차이는 뭘까요?

● 천연 알칼리수

자연이 만들어낸 물은 단순한 액체가 아닙니다. 강물, 샘물, 빗물까지 모두 자연의 정교한 과정을 거쳐 만들어지며, 우리 몸과 완벽하게 조화를 이루도록 설계되어 있습니다. 그 중 하나가 풍화작용입니다. 돌과 흙이 풍화되면서 미네랄이 물에 녹아들어, 자연스러운 약알칼리성을 띠게 됩니다. 이 미네랄은 칼슘, 마그네슘, 칼륨과 같은 필수 영양소로, 물 한 잔을 마실 때마다 우리 몸에 건강과 활력을 선사합니다. 자연이 만들어낸 약알칼리성 물은 이렇게 우리를 위한 완벽한 균형을 유지합니다.

● 인공 알칼리수

그런데, 사람이 만들어낸 알칼리수는 이와는 전혀 다른 방식으로 만들어집니다. 전기 분해라는 인위적인 과정을 통해 물의 pH를 강제로 높여 알칼리수로 변형시키는 것이죠. 이 과정에서 물 속 미네랄은 거의 포함되어 있지 못합니다. 말하자면, 알칼리수는 미네랄이라는 본질을 잃고, 껍데기만 남은 물인 셈입니다. 이는 마치 첨가물로 맛을 낸 인스턴트 음식이 자연식과 비교될 수 없는 것처럼, 자연의 물과는 근본적으로 다릅니다.

◆ 과도한 알칼리화의 함정

인공적인 알칼리수를 지나치게 마시면 알칼리혈증(alkalosis)이라는 상태가 발생할 수 있습니다. 이로 인해 근육 경련, 감각 이상 등 불편한 증상이 나타날 수 있으며, 위가 지나치게 알칼리화되면 위산저하(hypochlorhydria)나 무산증(achlorhydria) 같은 상태로 이어질 수 있습니다.

이런 상태는 단백질 소화와 미네랄 흡수를 방해하며, 알레르기 위험까지 높일 수 있습니다. 심한 경우, 혈액 내 칼륨과 칼슘 수치가 낮아져 심각한 건강 문제로 이어질 수 있습니다.

◆ 인공 알칼리 이온수와 제산제, 그 닮은꼴의 이야기

우리 몸은 완벽한 조화를 이루는 오케스트라와 같습니다. 수많은 화학 반응과 체계적인 균형 속에서 건강을 유지하며, pH 균형은 그 중심에서 중요한 역할을 합니다. 그러나 인공 알칼리 이온수와 제산제는 마치 외부에서 온 새로운 지휘자처럼 이 조화를 잠시 바꿔 놓습니다. 두 가지 모두 비슷한 방식으로 작용하지만, 장기적으로 우리의 몸에 미칠 영향을 다시 생각해볼 필요가 있습니다.

1. 제산제, 위산을 진정시키는 일시적인 해결사

속쓰림이나 위산 역류로 고생할 때, 제산제는 즉각적인 도움을 줍니다. 제산제는 과도하게 분비된 위산을 중화시켜 증상을 완화하고 불편함을 해소합니다. 하지만 문제는, 위산은 단순히 불편함의 원인이 아니라 음식 소화를 돕고, 병원균을 제거하며, 영양소 흡수를 지원하는 중요한 역할을 한다는 점입니다. 제산제를 과도하게 사용하면 이러한 위산의 자연스러운 기능이 약화될 수 있습니다. 결국, 장기적으로는 위 건강을 포함해서 알레르기 질환 같은 새로운 문제를 일으킬 수 있습니다.

2. 인공 알칼리 이온수, 몸속 pH를 잠시 조정하다

인공 알칼리 이온수 역시 우리 몸의 자연스러운 산-알칼리 균형에 영향을 미칩니다. 물을 전기 분해해 강제로 알칼리성을 띠게 만든 이온수는, 마치 제산제가 위산을 중화하듯 일시적으로 몸속 pH를 조정하는 역할을 합니다. 특히, 위산을 약화시키는 경향이 있어 위벽이 약해져 정상적인 위산 분비에도 속쓰림이 있는 분들은 일시적으로 속이 편안해지는 느낌을 줄 수 있습니다.

하지만 위산의 역할은 단순히 소화를 돕는 것 이상입니다. 위산은 소화를 통해 음식 속 미네랄을 흡수 가능하게 만들고, 장내 유해균을 억제하며, 면역력을 유지하는 데 중요한 역할을 합니다. 인공 알칼리 이온수를 과도하게 섭취하면 제산제처럼 위산의 균형을 방해해 소화불량, 영양소 결핍, 장내 미생물 불균형 같은 부작용을 초래할 수 있습니다.

여기서 잠깐!
속이 쓰릴 때 우리는 흔히 위산을 문제의 주범으로 지목합니다. 하지만 정말 위산이 과다해서일까요? 아니면, 위벽이 약해진 탓일까요? 이 두 가지 요인은 마치 동전의 양면처럼 서로 얽혀 있습니다. 속쓰림의 근본적인 원인을 탐구하고 싶으신 분들을 위해 준비한 〈부록 7. 속쓰림의 진짜 얼굴〉에서 이 주제에 대한 보다 깊은 이야기를 만나볼 수 있습니다.

◆ 요로 건강과 pH 균형

소변의 pH 균형은 요로 건강에 중요한 역할을 합니다. 알칼리수를 지나치게 섭취하면 소변의 pH 균형이 깨져 유해한 박테리아가 번성하기 쉬운 환경이 만들어지고, 이는 요로 감염의 위험을 높일 수 있습니다.

◆ 우리가 알아야 할 것

알칼리수는 건강에 도움이 될 수 있다는 주장도 있지만, 모든 알칼리수가 동일한 것은 아닙니다. 천연 알칼리수는 미네랄을 포함해 더 많은 이점을 제공할 수 있는 반면, 인공적으로 이온화된 알칼리수는 겉보기엔 비슷해 보여도 본질적으로 다른 성격을 가지고 있습니다.

다음에 알칼리수를 선택할 때는 단순히 '알칼리성'이라는 이름에만 의존하지 마세요. 그 물의 출처와 함유된 성분이 무엇인지 확인하는 것이 중요합니다. 더 자세한 정보는 〈부록 4. 알칼리 이온수기의 필터 : 정말 건강에 좋은 물을 만들까?〉에서 확인하실 수 있습니다.

📝 알칼리수를 마시는 이유는 무엇일까요?

많은 사람들은 알칼리수가 산성 식단의 부정적인 영향을 줄이고, 뼈 손실을 늦추며, 혈액 순환과 수분 상태를 개선할 수 있다고 믿습니다. 이 모든 주장은 매력적으로 들리지만, 과학적으로 증명된 사실은 거의 없습니다.

◆ 알칼리식단, 효과의 진짜 이유는?

알칼리식단이 건강에 긍정적인 영향을 미칠 수 있는 이유는 단순히 'pH 조절' 때문이 아닙니다. 과일과 채소가 비타민, 미네랄, 항산화제를 풍부하게 함유하고 있어 염증을 줄이고 건강을 개선하는 데 도움을 주기 때문입니다. 말하자면, 건강한 식습관 자체가 몸에 유익한 것이지, 음식의 pH 때문은 아니라는 것이죠.

◆ 이온화된 알칼리수, 가끔은 괜찮지만…

이온화된 물을 가끔 마시는 것은 큰 문제가 되지 않을 수 있습니다. 하지만 이를 장기적으로 섭취한다면 이야기는 달라집니다. 흔히 가정용 이온화 장치는 건강을 위한 도구로 광고되지만, 문제는 품질 관리가 부족할 수 있다는 점입니다.

Water 저널에 발표된 연구에 따르면, 이러한 기기가 pH 10을 초과하는 매우 높은 알칼리성을 가진 물을 생성할 가능성이 있다고 경고합니다. 이런 물을 장기간 마시면 대사성 전해질 불균형을 초래할 위험이 있습니다.

◆ 알칼리수 선택, 무엇이 진짜 중요할까?

알칼리수가 모든 건강 문제를 해결할 수 있다는 과장된 마케팅에 현혹되지 마세요. 건강은 단순히 'pH를 조절한다'는 이론으로 해결되지 않습니다. 진짜 중요한 것은 균형 잡힌 식단과 안전하고 신뢰할 수 있는 수분 섭취입니다.

물 한 잔, 음식 한 조각을 선택할 때 한 번 더 고민해보세요. 작은 선택이지만, 그 차이가 건강에 큰 변화를 가져올 수 있습니다. 과장된 마케팅보다 과학적 근거를 따르고, 몸과 마음의 균형을 지키는 현명한 선택을 해보세요.

알칼리수의 4가지 부작용

최근 발표된 연구(Tyler W LeBaron et al, 2022)에 따르면, 알칼리도가 지나치게 높은 물을 정기적으로 섭취하면 다음과 같은 위험이 증가할 수 있다고 합니다 : 위장 문제, 위식도 역류 질환, 고혈압, 영양 결핍.

또한, 혈액 내 칼륨 수치가 위험할 정도로 높아지는 고칼륨혈증(hyperkalemia)을 유발할 가능성도 있습니다.

지금부터 인공적인 알칼리이온수를 피해야 할 네 가지 이유에 대해서 구체적으로 살펴봅시다.

1. 미생물 감염 위험이 높아질 수 있습니다

우리 몸에는 유해한 미생물로부터 스스로를 방어하는 강력한 메커니즘이 존재합니다. 그 중 핵심은 바로 위산과 소변의 산성도입니다.

위산은 유해한 박테리아, 효모, 바이러스가 소화관에 침투하는 것을 막는 첫 번째 방어선입니다. 마찬가지로, 소변의 산성도 역시 요로 내 박테리아를 제거하는 데 중요한 역할을 합니다.

그런데 알칼리수를 정기적으로 마시면 어떻게 될까요? 알칼리수는 위산과 소변의 pH를 높여 산성을 약화시킬 수 있습니다. 이는 몸의 방어 시스템을 무력화시켜 위장과 요로 감염의 위험을 크게 증가시킬 수 있습니다.

단순히 건강을 위해 선택한 알칼리이온수가 오히려 감염의 문을 열어 줄 수 있다는 점, 생각해 보셨나요? 건강을 지키는 작은 선택이 얼마나 중요한지 다시 한번 기억해 주세요. 위와 요로의 방어막은 당신의 건강을 지키는 최전선입니다.

2. 영양소 결핍, 우리가 놓치기 쉬운 위험

우리 몸은 충분한 영양소를 흡수하기 위해 위산이라는 강력한 도구를 활용합니다. 위산은 음식을 분해해 비타민 B12, 철분, 마그네슘, 아연과 같은 필수 영양소를 흡수할 수 있는 형태로 바꿔줍니다. 그러나 만약 위산이 부족하다면? 이러한 중요한 영양소의 흡수율은 크게 떨어질 수밖에 없습니다.

뿐만 아니라, 산성 위 내용물은 소장에서 단백질과 지방을 소화하는 데 필요한 소화 효소의 분비를 자극합니다. 위산은 단순한 소화액이 아니라, 복잡한 소화 시스템의 시동 장치인 셈입니다.

문제는 알칼리수가 이를 방해할 수 있다는 점입니다. 알칼리도가 높은 물을 정기적으로 마시면 위산의 pH가 높아져 산도가 줄어듭니다. 이는 곧 비타민과 미네랄 흡수를 방해할 뿐 아니라, 지방과 단백질의 소화마저 어렵게 만들 수 있습니다.

그 결과, 복부 팽만감, 설사, 복통, 가스 같은 소화 문제를 겪을 위험이 높아질 수 있습니다. 결국, 우리가 건강을 위해 선택한 물이 오히려 우리 몸의 자연스러운 소화 과정을 방해하는 결과를 초래할 수 있습니다.

건강한 선택은 늘 균형에서 시작됩니다. 위산은 우리가 생각하는 것 이상으로 중요한 역할을 한다는 사실, 꼭 기억하세요!

3. 장내 미생물 불균형(Dysbiosis), 당신의 장이 보내는 경고

우리의 소화관에는 수십조개의 미생물들이 생태계를 이루며 살아가고 있습니다. 이 작은 생명체들은 면역 기능을 강화하고, 영양소 흡수를 돕고, 염증을 줄이며, 심지어 대장암으로부터 우리 몸을 보호하는 데 중요한 역할을 합니다.

그런데 알칼리이온수를 자주 마시면 어떤 일이 벌어질까요? 알칼리이온수는 위산을 중화시키고, 이는 유해한 박테리아와 곰팡이가 소화관으로 더 쉽게 침투할 수 있는 길을 열어줍니다. 그 결과, 유해한 미생물이 장에서 과도하게 증식하고 번성하게 됩니다.

이러한 상태를 장내 미생물 불균형(Dysbiosis) 또는 소장 내 세균 과증식

(SIBO)이라고 부르며, 건강에 심각한 영향을 미칠 수 있습니다. 소화 장애, 영양소 결핍, 복부 팽만감 같은 문제를 일으킬 뿐만 아니라, 뇌 안개(brain fog), 우울증, 염증성 질환, 비만과도 연관이 있습니다.

소화관은 단순히 음식을 처리하는 곳이 아닙니다. 장내 마이크로바이옴 균형은 우리의 전반적인 건강과 직결됩니다. 작지만 잘못된 하나의 선택, 예를 들어 인공적인 알칼리이온수를 과도하게 섭취하는 것만으로도 이 섬세한 균형이 깨질 수 있습니다.

여러분의 장이 보내는 신호를 무시하지 마세요. 건강한 장은 건강한 몸과 마음의 시작입니다.

4. 고칼륨혈증(Hyperkalemia), 우리가 간과하기 쉬운 위험

알칼리수가 정말 건강에 도움이 되는지 고민해 본 적이 있으신가요? 최근 발표된 또 다른 연구에 따르면 알칼리도가 높은 물을 마실 경우 혈중 칼륨 수치가 비정상적으로 높아지는 고칼륨혈증이라는 상태를 초래할 수 있다고 경고합니다.

병에 담긴 대부분의 알칼리수는 pH를 안전한 수준으로 유지하지만, 가정용 이온화 장치를 사용할 경우 pH 10을 넘는 알칼리수를 생성할 수 있습니다. 문제는 이러한 고알칼리수가 혈중 칼륨 수치를 과도하게 높일 가능성이 있다는 것입니다.

인공 알칼리이온수 섭취가 칼륨 수치를 상승시키는 정확한 이유는 아직 명확히 밝혀지지 않았지만, 연구에 따르면 이온화된 물이 세포 손상을 유발하고, 이로 인해 세포 내부의 칼륨이 혈류로 유출될 수 있는 것으로 생각합니다.

◆ 왜 이것이 중요한가요?

고칼륨혈증은 단순한 불편함이 아닙니다. 이 상태는 생명을 위협할 수 있는 심장 부정맥을 초래하거나, 신장 기능을 심각하게 손상시킬 수 있는 대사성 장애로 이어질 수 있습니다. 특히, 신장 질환이 있는 사람들은 알칼리이온수를 피해야 하는 이유가 바로 여기에 있습니다.

만약 알칼리이온수를 꾸준히 섭취하고 있다면, 건강에 미치는 영향을 다시 한번 생각해 볼 필요가 있습니다. 복부 불편감, 심장 박동 이상, 또는 다른 이상 증상이 나타난다면, 의료 전문가와 상의하는 것이 중요합니다.

요약하면, 수분은 우리의 건강과 삶의 질을 유지하는 데 가장 중요한 요소 중 하나입니다. 하지만 인공적인 알칼리수를 통해 몸의 pH 균형을 조절하려다 보면, 신장 질환, 장내 미생물 불균형(Dysbiosis), 영양소 결핍과 같은 예기치 않은 위험을 초래할 수 있습니다.

건강한 선택을 위해서는 이온화된 물을 피하는 것이 중요합니다. 대신, 나트륨, 칼륨, 마그네슘과 같은 천연 미네랄이 풍부한 천연 알칼리 물을 마시는 것이 최선의 선택입니다.

물은 단순히 갈증을 해소하는 것을 넘어, 우리의 몸을 지탱하는 가장 기본적인 요소입니다. 작은 변화가 당신의 건강에 큰 차이를 만들 수 있습니다.

알칼리 이온수기, 정말 건강을 위한 물일까?
의료기기로 분류된 이유는?

"매일 마시는 물, 그래서 더 신중해야 합니다."
알칼리 이온수기, 광고에서 "건강에 좋은 물"이라고 외치지만, 이 제품이 의료기기라는 사실을 알고 계셨나요?
대부분의 사람들이 알칼리 이온수기를 단순히 깨끗한 물을 제공하는 정수기 정도로 생각합니다. 하지만, 알칼리 이온수기는 '의료기기'로 식약청의 관리와 감독을 받습니다. 왜일까요? 우리가 일상적으로 마시는 물과는 본질적으로 다르기 때문입니다.

◆ 알칼리 이온수기, 왜 의료기기로 분류될까?

1. 알칼리 이온수의 기능과 효과

알칼리 이온수기는 물을 전기분해하여 pH 8~10의 알칼리성 물을 생성합니다. 제조사들은 이 물이 산성을 중화하고, 소화 개선 또는 몸의 pH를 조절한다고 주장합니다.

▶ 문제는?
이러한 효능은 일상적으로 마시는 물이 아닌, 특정 질환을 가진 사람들에게만 사용을 권장하는 '특별한 물'이라는 점입니다.

2. 식약청의 엄격한 관리 대상

식약청은 알칼리 이온수기를 '의료기기'로 분류하며, 그 사용 목적과 제한을 명확히 규정합니다.

▶ 의료기기란?
질병의 예방, 진단, 치료를 목적으로 사용하는 기기를 말합니다. 즉, 알칼리 이온수는 단순히 갈증을 해소하기 위한 물이 아니라, 특정 건강 상태에서만 효과를 기대할 수 있는 제품입니다.

◆ 매일 마셔도 괜찮을까?

1. 의료기기의 한계 : 모든 사람에게 적합하지 않다

알칼리 이온수는 특정 질환(예 : 위산 과다, 소화불량 등)을 가진 사람들에게 도움을 줄 수 있습니다. 그러나 정상적인 건강 상태의 사람들에게는 장기간 음용 시 오히려 부작용이 생길 가능성이 있습니다.

2. 장기 음용의 부작용

- 소화 문제 : 위산을 중화시켜 소화 효소의 작용을 방해, 장기적으로 소화 장애를 유발할 수 있습니다.
- 전해질 불균형 : 과도한 알칼리 물 섭취는 체내 전해질 균형을 깨뜨릴 수 있습니다.
- 신장 부담 : 신장이 산–염기 균형을 유지하기 위해 더 많은 일을 해야 하며, 이는 장기적으로 신장에 부담을 줄 수 있습니다.

◆ 알칼리 이온수, 당신에게 정말 필요할까?

의료기기라는 경고를 꼭 기억하세요!

알칼리 이온수기는 질병 치료나 관리 목적으로 설계된 물을 제공합니다. 따라서 정상적인 정수기처럼 매일 음용하는 것은 적합하지 않을 수 있습니다. 그래서 의료인의 감독이 필요합니다. 특정 건강 문제(위산 과다, 소화불량 등)가 있을 경우 의사의 상담을 통해 알칼리 이온수를 사용하는 것이 권장됩니다.

건강한 사람들은 자연 그대로의 깨끗한 물을 마시는 것이 더 바람직합니다.

28

중공사막필터
: 정말 깨끗한 물을 만드는 완벽한 기술일까?

깨끗한 물을 마시는 것은 누구나 꿈꾸는 기본적인 권리입니다. 그래서 정수기를 선택할 때 우리는 가장 "좋은 기술"을 찾으려고 합니다. 중공사막필터는 그중에서도 자주 등장하는 이름이죠. 수천 개의 미세한 구멍을 통해 물 속 불순물을 걸러낸다는 말만 들어도 믿음이 갑니다. 하지만 이 기술이 정말로 깨끗하고 안전한 물을 보장할까요? 한 번 깊이 살펴보겠습니다.

✏️ 중공사막필터, 어떤 기술인가요?

중공사막필터는 작은 튜브 모양의 필터로, 수많은 미세한 구멍을 통해 물 속 불순물을 물리적으로 걸러냅니다. 이 기술의 장점은 분명합니다.

- **맑은 물 제공** : 육안으로 보기에도 투명하고 깨끗한 물을 만들어줍니다.
- **화학물질 없이도 안전** : 박테리아나 큰 입자 같은 불순물을 걸러내는 데 효과적입니다.

겉으로 보기에 완벽해 보이는 기술이지만, 과연 모든 면에서 그렇다고 할 수 있을까요?

🖊 중공사막필터, 놓치고 가는 것들

깨끗해 보이는 물이 꼭 안전한 물은 아닙니다. 중공사막필터는 물리적으로 걸러내는 데 초점이 맞춰져 있어, 보이지 않는 위험을 간과할 수 있습니다.

1. 바이러스, 지나갈 수 있다

필터 구멍의 크기는 0.01~0.1마이크론 정도로 박테리아(약 1마이크론)와 기생충 같은 큰 입자를 걸러내는 데는 충분합니다. 하지만 바이러스(약 0.01~0.05마이크론)는 이보다 더 작아서 필터를 통과할 수 있습니다. 마치 모기장을 설치했는데, 모기보다 작은 벌레는 그대로 방 안으로 들어오는 것과 같습니다.

2. 화학물질과 중금속은 그대로 남는다

물 속에 녹아 있는 염소, 납, 수은 같은 중금속이나 농약 같은 화학물질은 물리적인 필터로는 제거할 수 없습니다. 맑아 보이는 국물에 녹아 있는 짠맛을 필터로 걸러낼 수 없는 것처럼, 눈에 보이지 않는 위협은 여전히 남아있습니다.

3. 세균이 필터 안에서 자랄 수 있다

필터는 이물질을 걸러내지만, 남아 있는 세균이 필터 내부에서 번식할 가능성이 있습니다. 쓰레기를 치우지 않고 그대로 쌓아둔다고 상상해 보세요. 오히려 더 큰 문제가 될 수 있습니다.

4. 자주 막히고, 교체가 필요하다

물이 오염된 지역에서 사용하는 경우 필터가 쉽게 막혀 성능이 떨어질 수 있습니다. 필터를 교체하지 않으면 물이 잘 걸러지지 않을 뿐만 아니라 오염된 물을 마실 위험이 있습니다. 빨대가 이물질로 막히면 물을 빨기 힘들어지듯, 필터도 마찬가지입니다.

✏️ 깨끗한 물을 위한 더 나은 선택

중공사막필터 만으로는 모든 문제를 해결할 수 없습니다. 깨끗한 물을 얻으려면 추가적인 기술이 필요합니다.

- **활성탄 필터**: 물 속의 화학물질, 염소, 냄새를 제거합니다.
- **UV 살균**: 바이러스와 세균을 효과적으로 죽입니다.
- **필터 관리**: 정기적인 필터 교체는 필수입니다.

중공사막필터는 물을 깨끗하게 만드는 유용한 기술입니다. 그러나 그

것만으로는 부족합니다. 겉으로 맑아 보이는 물이 진짜로 안전하려면 다양한 정수 기술이 조화를 이루어야 합니다.

> ### 플린트 사태 : 맑은 물에 숨겨진 납의 덫
>
> 2014년, 미국 미시간주 플린트.
> 이 도시는 깨끗한 수돗물 대신 납과 독소로 뒤덮인 물을 마시게 되었습니다. 단지 물을 마셨을 뿐인데, 사람들의 건강이 무너지고, 분노와 절망이 도시에 퍼졌습니다. 그런데 이 모든 상황을 해결해줄 것으로 믿었던 중공사막필터가 새로운 문제를 드러냈으니, 맑아 보이는 물이 안전한 물이 아니라는 사실이었습니다.
>
> ◆ 깨끗해 보이는 물이 내 몸을 무너뜨리다
>
> 미시간주 플린트는 낡은 수도관에서 나오는 물로 인해 납 오염이 발생했습니다. 문제의 원인은 시 정부가 더 저렴한 물 공급원을 선택하면서 정수 과정에서 중요한 부식 방지 처리를 생략한 데 있었습니다. 이로 인해 낡은 수도관에서 납이 물로 녹아 나와 수돗물이 오염되었습니다.
>
> 결과는?
> 수돗물을 마신 사람들, 특히 어린아이들이 납 중독으로 인해 발달 장애와 건강 문제를 겪기 시작했습니다. 분노한 시민들은 정부의 책임을 물었고, 이 문제는 미국 전역을 충격에 빠뜨렸습니다.
>
> ◆ 구세주처럼 등장한 중공사막필터, 그리고 허상
>
> 위기를 해결하기 위해 긴급히 배포된 것이 바로 중공사막필터 기반 휴대용 정수기였습니다. "박테리아와 기생충을 제거하고, 깨끗한 물을 제공합니다!"라는 설명은 사람들에게 희망을 안겨주었습니다. 필터를 통과한 물은 맑고 깨끗해 보였기 때문입니다.

하지만 이 필터는 납, 수은과 같은 중금속이나 화학 오염 물질을 제거할 수 없었습니다.

중공사막필터는 박테리아와 큰 입자 제거에는 효과적이지만, 납과 같은 화학적으로 녹아 있는 유해 물질은 여전히 남아 있었습니다. 물은 맑아 보였지만, 눈에 보이지 않는 독소가 그대로 남아있던 것입니다.

◆ 맑은 물의 함정에 빠진 플린트 시민들

필터를 사용한 플린트 주민들은 맑아진 물을 보며 안도했습니다.
"이제 괜찮겠지!"

하지만 시간이 지나면서 아이들은 여전히 발달 지연을 겪었고, 성인들은 심장 문제, 신경 손상 같은 납 중독의 증상을 호소하기 시작했습니다.

결국 드러난 사실은 중공사막필터는 보이는 문제만 해결했을 뿐, 눈에 보이지 않는 진짜 문제는 방치되었던 거죠. 납과 같은 중금속은 물 속에 화학적으로 녹아 있어 필터로 제거되지 않는다는 사실이 다시 한번 확인되었습니다.

◆ 당신이 마시는 물, 정말 괜찮은가요?

플린트 사태는 단순히 특정 지역의 재난이 아닙니다. 우리 모두가 마시는 물의 안전을 다시 생각해보게 만드는 경고입니다.

맑아 보이는 물은 그저 "보이는 것"일 뿐, 안전성을 보장하지 않습니다. 진짜 깨끗한 물을 위해서는, 물 속에 무엇이 남아 있고 무엇이 걸러졌는지 꼼꼼히 따져봐야 합니다.

당신이 매일 마시는 물, 그 안에 숨겨진 위험을 무시하지 마세요. 물은 단순히 투명한 액체가 아닙니다. 그것은 생명을 좌우하는 선택입니다.

맑아 보이는 물이 당신의 건강을 무너뜨리는 독이 될 수 있습니다. 오늘부터 물에 대해 더 깊이 생각하세요!

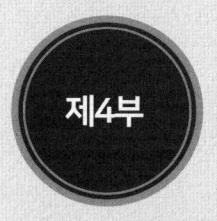

제4부

당신의 몸이 기다리는 물
: 진짜 좋은 물의 비밀

"자연은 말없이 우리를 치유한다.
바람 한 줄기와 나뭇잎의 속삭임에도 위로가 있다."
- 존 러스킨

"눈이 모든 것을 볼 수 있다고 믿는 순간, 당신은 진실을 놓치게 된다."
- 리처드 바크

"진실은 표면 아래에 숨어 있다. 그것을 찾으려면 깊이 들여다보아야 한다."
- 플라톤

맑은 호수 위를 지나가다 보면,
그 아래 숨겨진 바위와 소용돌이를 보지 못할 때가 있습니다.
물이 고요하다고 해서 그 밑에 위험이 없다고 믿는다면, 큰 화를 입을 수 있습니다.

물은 우리가 매일 마시는 가장 평범하면서도 필수적인 자원입니다. 하지만 정말 좋은 물이란 단순히 깨끗한 것을 넘어, 우리의 건강과 삶에 깊은 영향을 미치는 특별한 힘을 지닙니다.

좋은 물 한 잔은 단순히 갈증을 해소하는 것을 넘어, 몸 구석구석까지 에너지를 채우고 새로운 활력을 불어넣습니다. 그것은 마치 생명이 다시 깨어나는 순간처럼 우리의 세포 하나하나를 깨우고, 몸과 마음의 조화를 이뤄주는 작은 기적입니다.

우리가 매일 접하는 물은 같은 듯 보이지만, 그 안에 담긴 미네랄과 성분, 그리고 깨끗함의 정도에 따라 우리 몸에 주는 영향은 천차만별입니다. 물 속의 미세한 차이가 우리의 건강에 어떤 변화를 가져오는지 아는 순간, 물 한 잔도 더 특별하게 느껴질 것입니다.

29

깨끗하고 맛있는 물을 위한 기준

: NSF/ANSI 42

물은 우리의 삶에서 없어서는 안 될 필수 요소입니다. 한 잔의 물이 우리 몸을 채우고, 건강과 활력을 되찾아줍니다. 하지만 만약 물에서 이상한 맛이 나거나 염소 냄새가 난다면 어떨까요? 그 물은 더 이상 생명의 원천이 아니라, 꺼려지는 존재가 되고 맙니다.

이 문제를 해결하기 위해 만들어진 것이 바로 NSF/ANSI 42 표준입니다. 이 표준은 단순한 기술적 규제가 아닙니다. 그것은 우리가 마시는 물을 더 맛있고, 더 깨끗하고, 더 신뢰할 수 있도록 만들어주는 약속입니다.

✏️ 물의 본질, 더 맛있고 깨끗하게

깨끗한 물 한 잔은 단순한 음료 이상의 가치를 가지고 있습니다. 하지만 때로는 물에서 나는 염소 냄새나 흐릿한 탁도가 그 특별함을 앗아가곤 합니다. NSF/ANSI 42 표준은 이런 문제를 해결해 우리의 음용 경험을 한 차원 끌어올립니다.

그러면 NSF/ANSI 42표준을 인정받은 필터는 어떤 역할을 할까요?

1. 염소 : 물의 소독자, 그러나 때론 방해꾼

염소는 물을 깨끗하게 살균해주는 '청소 요정' 역할을 합니다. 하지만 그 과정에서 남겨지는 특유의 냄새와 맛은 마치 변질된 상태의 향수가 퍼진 듯 물의 매력을 떨어뜨립니다. NSF/ANSI 42 필터는 이런 염소를 말끔히 제거해, 물 본연의 깨끗하고 상쾌한 맛을 되돌려줍니다.

2. 탁도 : 물 속에 떠다니는 작은 '방해꾼'

물이 흐릿하게 보이는 이유는 물 속에 떠다니는 작은 입자들 때문입니다. 마치 창문에 낀 먼지가 풍경을 가리는 것처럼요. 필터는 이런 입자들을 제거해, 한 잔의 물이 맑고 투명한 '수정처럼' 보이도록 만들어줍니다.

3. 불쾌한 맛과 냄새 : 물의 첫인상을 망치는 요소

우리의 미각과 후각은 물의 첫인상을 결정합니다. 물 속 화합물이나 염소가 불쾌한 맛과 냄새를 남길 때, 마시는 즐거움은 반감됩니다. 이 필터는 물 속에서 이런 방해 요소들을 제거해, 물 한 잔이 주는 기쁨을 온전히 느낄 수 있게 합니다.

4. 입자 : 물 속에 숨은 작은 '불청객들'

녹, 모래, 먼지 같은 작은 입자들은 물을 흐리게 만들 뿐 아니라, 물 마시는 경험을 방해합니다. 필터는 이런 불청객들을 걸러내고, 맑고 순수한 물로 다시 태어나게 합니다.

5. 맑고 깨끗한 물로의 초대

NSF/ANSI 42는 단순히 물을 정화하는 기술 이상의 역할을 합니다. 마치 물에게 새 옷을 입혀주는 것처럼, 우리에게 물 본연의 깨끗함과 신선함을 선사합니다. 이제 물 한 잔을 마실 때, 그 안에 담긴 정성과 기술을 느껴보세요.

깨끗한 물 한 잔은 몸과 마음을 깨끗하게 만들어줍니다. 당신의 물이, 당신의 삶에 더 큰 감동을 줄 수 있도록 선택하세요.

왜 NSF/ANSI 42 인증이 중요한가요?

물을 마시는 건 단순한 갈증 해소가 아닙니다. 물을 자주, 충분히 마시는 것은 건강을 지키는 가장 기본이자 강력한 습관입니다. 그런데 물에서 염소 냄새가 나거나 맛이 이상하다면? 자연스럽게 물을 덜 마시게 되고, 이는 건강에도 부정적인 영향을 줄 수 있습니다.

1. NSF/ANSI 42 인증은 물을 마시는 즐거움을 되찾아줍니다.

이 인증은 단순히 물을 깨끗하게 하는 걸 넘어, 물의 맛과 냄새를 개선하는 데 중점을 둡니다. 마치 산속의 맑은 계곡물을 떠마시는 듯한 상쾌함을 매일 집에서도 느낄 수 있게 해주는 것이죠. 물맛이 좋아지면? 자연스럽게 물을 더 자주, 더 많이 마시게 됩니다. 그리고 이는 곧 건강한 습관으로 이어집니다.

2. 정수기의 품질, 어떻게 확인할까요?

정수기의 품질을 가장 쉽게 확인하는 방법은 NSF/ANSI 42 인증 마크를 찾아보는 것입니다. 이 마크는 필터가 염소와 탁도를 효과적으로 제거할 수 있는지, 그리고 그 성능이 신뢰할 만한지 국제적으로 검증받았다는 증거입니다. 마치 '이 필터는 물맛 전문가들이 보증한 제품'이라는 도장 같은 거죠.

📝 물 맛이 달라지면, 건강도 바뀝니다

한 잔의 물이 당신의 건강과 활력을 바꾸는 시작점이 될 수 있다면, 그 물의 중요성을 다시 생각해보지 않을 수 없겠죠? NSF/ANSI 42 인증은 단순히 물을 깨끗하게 만드는 데 그치지 않습니다. 이 인증은 물의 맛과 품질까지 보장합니다.

상상해보세요. 물맛이 상쾌하고 부드러워져, 마실 때마다 산속 맑은 계곡물을 떠온 듯한 기분이 든다면 어떨까요? 염소 냄새나 텁텁함이 사라지고, 물 한 모금이 갈증 해소를 넘어 작은 행복으로 느껴진다면, 당신은 물을 더 자주, 더 즐겁게 마시게 될 겁니다.

물은 우리 몸의 60%를 차지하고 있으며, 삶의 기본이 되는 필수 요소입니다. 하지만 단순히 물을 마시는 것만으로 충분하지 않습니다. 깨끗하고 맛있는 물은 더 자주 마시고 싶도록 만들어, 수분 섭취가 생활 습관으로 자리 잡도록 돕습니다.

> **NSF/ANSI 42 : 깨끗한 물의 기준이 된 흥미로운 역사**
>
> 깨끗한 물, 우리가 매일 당연히 마시는 물. 그런데 과연, 당신의 물은 정말로 안전하고 맛있을까?
>
> 지금은 당연한 듯 여겨지는 깨끗한 물의 기준, NSF/ANSI 42 표준이 만들어지기까지는 꽤 흥미로운 사건들이 있었습니다. 그 배경을 알게 되면, 단순히 물 한 잔을 마시면서도 뭔가 더 감사한 마음이 들지도 모릅니다.
>
> ◆ 염소와의 전쟁 : 물에서 '맛'과 '냄새'가 나는 이유
>
> 1900년대 초, 미국 도심에서는 수돗물 소독을 위해 염소를 사용하기 시작했습니다. "박테리아 퇴치 성공!" 그러나 문제는 물에서 염소 냄새와 이상한 맛이 나기 시작했습니다.
>
> 이쯤 되면 마시면서도 고민이 생기죠. "이 물, 정말 안전한 거야? 맛도 이상한데?"
> 특히, 1970년대 과학자들은 염소 소독 과정에서 나오는 트리할로메탄(THMs) 같은 화학 부산물이 건강에 해로울 가능성이 있다는 걸 알게되면서 사람들의 의심은 폭발했습니다.
>
> 깨끗해 보이는 물이 진짜 깨끗한 게 아니었다!
>
> ◆ 정수기의 황금기, 그리고 혼란
>
> 그런 와중에 정수기 시장은 날개 돋친 듯 성장했습니다. 하지만 문제는, 당시 출시된 정수기 중 일부가 효과를 과장하거나 신뢰할 수 없는 제품들이 많았다는 겁니다.

어떤 제품은 "깨끗해지는 기분만 주고, 실제로는 효과가 없는" 수준이었죠. 소비자들은 이런 상황에 불만이 폭발했습니다. "진짜 효과 있는 정수기 좀 만들어 봐!" 이때 등장한 구세주가 바로 NSF/ANSI 42 표준입니다.

◆ NSF/ANSI 42 : 수돗물의 맛과 냄새를 구하다

NSF/ANSI 42 표준은 수돗물의 기본적인 맛과 냄새를 개선하기 위한 최소 기준을 제시했습니다. 이 기준은 "광고만 요란한" 정수기와 진짜 효과 있는 제품을 구분하는 중요한 역할을 하게 되었죠.

◆ 물 한 잔도 더 깊게 생각하세요

NSF/ANSI 42 표준은 단순히 "깨끗한 물"을 넘어, 안전하고 맛있는 물을 보장하기 위한 중요한 전환점이었습니다.

"깨끗한 물은 기본, 건강한 물은 선택이 아니라 필수입니다" 당신이 매일 마시는 물, 이제 더 신중히 선택하세요. 오늘 한 잔의 물이 당신의 건강을 결정합니다!

30
건강을 지키는 정수기 필터의 핵심 기준
: NSF/ANSI 53

겉보기에 아무리 맑아 보여도, 물 속에 보이지 않는 유해 물질이 숨어 있다면 그 물은 더 이상 우리의 건강을 위한 것이 아닙니다. 마치 반짝이는 호수 아래 위험한 소용돌이가 숨겨져 있는 것처럼, 눈에 보이지 않는다고 해서 안전을 보장할 수는 없습니다.

여기서 NSF/ANSI 53 인증이 중요한 역할을 합니다. 이 인증은 마치 물을 위한 정밀 건강검진과도 같습니다. 물 속에 숨어 있는 건강에 해로운 오염 물질을 꼼꼼히 탐지하고 제거할 수 있는 정수기만이 이 엄격한 기준을 통과할 수 있죠.

믿을 수 있는 물은 단순한 맑음 그 이상입니다. 그것은 마치 불필요한 첨가물 없이 순수한 재료로 만들어진 건강한 식사처럼, 당신과 가족의 몸과 마음을 지키는 필수 조건입니다.

"NSF/ANSI 53 인증"은 물의 숨겨진 위험을 제거하고, 안전과 건강을 보장하는 투명한 약속입니다. 깨끗한 물 한 잔으로 건강한 삶의 새로운 기준을 시작해보세요.

📝 물 속 건강을 지키는 완벽한 방패

1. NSF/ANSI 53은 무엇일까요?

NSF/ANSI 53은 단순히 물을 깨끗하게 만드는 것을 넘어, 물을 안전하게 만드는 기준입니다. 마치 물 속에 숨어 있는 보이지 않는 위험을 감지해 제거하는 정밀한 탐지기와도 같습니다. 이 기준은 물 한 모금까지도 안심하고 마실 수 있도록, 건강을 지키는 보이지 않는 수호자 역할을 합니다.

2. 주요 목표 : 당신이 마시는 물의 안전을 지키는 믿음의 기준

이 인증은 물 속에 숨어 있는 건강에 해로운 오염물질을 제거하거나 줄일 수 있는 정수기의 성능을 철저히 검증합니다. 말 그대로 물의 안전성을 위한 품질 보증서인 셈이죠.

3. 보증 내용 : 건강을 지키는 보이지 않는 방패

NSF/ANSI 53 인증을 받은 제품은 단순히 깨끗한 물을 제공하는 것을 넘어섭니다. 이 제품들은 납과 같은 중금속, 유해 화학물질, 그리고 기생충 등 건강을 위협하는 다양한 오염 물질을 효과적으로 제거할 수 있음을 철저히 입증받았습니다.

🖉 어떤 물질들을 제거하나요?

NSF/ANSI 53 인증 필터는 단순히 물을 맑게 보이게 하는 데 그치지 않습니다. 이 필터는 물 속에 숨어 있는 건강을 위협하는 진짜 적들을 철저히 제거합니다. 필터가 걸러내는 오염 물질을 들여다보면, 마치 물 속에서 벌어지는 보이지 않는 전투를 목격하는 듯합니다. 깨끗한 물 한 잔이 완성되기까지, 이 필터는 우리의 건강을 지키기 위해 끊임없이 싸우고 있습니다.

1. 중금속 : 물 속에 숨어드는 조용한 암살자

납, 수은, 비소 같은 중금속은 보이지 않는 위협으로, 우리 몸에 몰래 스며들어 서서히 건강을 침식합니다. 이들은 마치 소리 없이 다가와 해를 끼치는 암살자처럼, 눈에 띄지 않지만 치명적입니다.

NSF/ANSI 53 필터는 이 보이지 않는 적을 찾아내 물 속에서 제거하는 정밀한 방어 시스템과도 같습니다. 물 속 중금속 농도를 철저히 낮추어 우리가 마시는 한 잔의 물이 안전과 건강의 원천이 되도록 지켜줍니다. 물을 마실 때마다 느끼는 안심과 신선함, 그것은 바로 이 필터가 벌이는 숨은 전투의 결과입니다.

2. 기생충 : 물 속에서 숨어드는 보이지 않는 침략자

크립토스포리디움(Cryptosporidium)과 지알디아(Giardia)는 눈에 보이지 않지만, 물을 통해 우리 몸속으로 몰래 침투해 건강을 위협하는 위험한 침략자들입니다. 이 작은 적들은 마치 방심한 틈을 노리는 정예 스파이처럼 조용히 다가옵니다.

하지만 NSF/ANSI 53 필터는 이 교활한 침략자들을 저지하는 물 속의 방패막과 같습니다. 마치 정교한 방직기로 촘촘히 짜인 그물망처럼, 이 필터는 이런 미생물을 철저히 차단해 한 방울의 물도 안전하게 우리에게 도달하도록 만듭니다.

3. 유해 화학물질 : 물 속에 숨어든 보이지 않는 독

휘발성 유기 화합물(VOCs), 농약, 제초제 같은 유해 화학물질은 물 속에서 조용히 숨어들어, 마치 아무 일 없는 듯 우리 건강을 서서히 위협합니다. 이들은 정체를 숨긴 채 우리의 물 한 잔에 스며들어, 몸속 깊이 침투할 기회를 노리는 교활한 침입자들입니다.

그러나 NSF/ANSI 53 필터는 이 보이지 않는 적들을 물 속에서 몰아내는 강력한 수문장과도 같습니다. 필터는 마치 엄격한 경비원처럼 유해 화학물질을 철저히 탐지하고 차단하여, 우리에게 깨끗하고 안전한 물만 전달합니다.

맑아 보이는 물 한 잔 뒤에는 이 필터의 숨은 활약이 있습니다. 물 속 독성을 사라지게 하는 이 보이지 않는 전사는, 당신의 건강을 지키기 위해 하루도 쉬지 않고 작동합니다.

4. 과불화화합물(PFAS) : 물 속에 숨어든 끈질긴 독성

과불화화합물(PFAS)은 '영원히 사라지지 않는 화학물질'이라는 별명을 가진, 환경과 건강에 치명적인 위협을 끼치는 물질입니다. 이 화합물은 물에 섞여 눈에 보이지 않지만, 체내에 축적되면서 면역 체계를 약화시키고 암, 호르몬 불균형, 심혈관 질환 등을 유발할 가능성이 있습니다. 마시는 물을 통해 지속적으로 노출될 경우, 우리의 건강은 점점 더 큰 위험에 처할 수 있습니다.

깨끗하고 안전한 물은 건강을 지키는 가장 기본적인 조건입니다. NSF/ANSI 53 인증 필터는 물 속의 보이지 않는 위험을 제거하고, 가족과 나의 건강을 지킬 수 있는 가장 확실한 선택입니다. 물 한 잔의 안전이 삶 전체의 안심으로 이어질 것입니다.

낙동강의 경고 : 보이지 않는 독의 흔적

2019년 초여름, 낙동강을 따라 늘어선 마을에서는 강물이 평소와 다르다는 이상한 소문이 돌기 시작했습니다. 지역 주민들은 작물이 제대로 자라지 않고, 어부들은 강에서 잡히는 물고기들이 이상하게 줄어드는 현상을 목격했습니다. 겉보기엔 평화로운 강이었지만, 그 안에 감춰진 위험은 주민들의 건강을 위협하기 시작했습니다.

◆ **과불화화합물(PFAS) : 물 속에 스며든 영원한 독성**

낙동강 오염의 원인은 과불화화합물(PFAS), 일명 '영원히 사라지지 않는 화학물질'이었습니다. PFAS는 방수 코팅, 전자제품, 소방용 폼 등에서 광범위하게 사용되지만, 환경에서 분해되지 않고 인체에 축적되어 암, 호르몬 이상, 면역 체계 손상 등 심각한 질병을 유발할 수 있습니다.

특히 조사 과정에서 금지된 물질 대신 사용된 전구체 물질이 공정 중 PFAS로 변환되어 환경으로 배출되고 있다는 사실이 드러났습니다. 맑아 보이는 강물이 사실은 독성 물질의 저장고로 변해가고 있던 것입니다.

◆ 건강을 위협하는 물 한 모금

PFAS는 물과 함께 우리의 몸으로 들어와 서서히 축적됩니다. 낙동강 물을 마시던 주민들은 자신도 모르는 사이에 이러한 유해 물질에 노출되어 있었습니다. 특히 이 물질은 모유에서까지 검출되며, 신생아와 어린아이들에게까지 영향을 미쳤습니다.

한 지역 주민은 이렇게 말했습니다.

"우리 아이들에게 물 한 잔을 건넬 때마다 이게 정말 안전한지 의문이 들어요. 이 강물이 생명의 강이 아니라 위협의 강으로 변했다는 생각에 가슴이 아픕니다."

◆ 우리의 선택 : 깨끗한 물로 건강을 지키다

낙동강 사건은 단순히 산업 오염의 문제가 아닙니다. 우리가 매일 마시는 물이 우리의 건강을 좌우할 수 있다는 사실을 다시 한번 일깨워주는 경고입니다. 정부와 산업계의 노력도 중요하지만, 결국 우리가 어떤 물을 선택하고 마시는지가 우리의 건강을 결정합니다.

깨끗하고 안전한 물을 선택하는 것은 단순히 좋은 습관이 아닙니다. 그것은 우리의 몸과 가족의 건강을 위한 필수적인 행동입니다. 정수 시스템, 인증받은 필터, 그리고 물의 출처에 대한 세심한 관심이 필요합니다. 물 한 잔이 단순한 갈증 해소가 아니라 우리의 건강을 위한 가장 중요한 첫걸음이 되기 때문입니다.

◆ 우리가 만들어가는 깨끗한 미래

낙동강이 우리에게 남긴 교훈은 명확합니다. 깨끗한 물은 자연이 주는 선물이지만, 그 선물을 지키는 것은 우리의 책임입니다. 건강한 물을 선택하고, 환경을 보호하며, 더 나은 선택을 하는 행동들이 쌓일 때, 우리의 강과 물은 다시 생명력을 되찾을 것입니다.

"매일 마시는 물 한 잔이 나와 가족의 건강을 지킨다."

오늘부터 당신의 물을 선택하세요. 그 선택이 우리의 미래를 바꿀 수 있습니다.

📝 물 한 방울을 지키는 건강의 파수꾼
- NSF/ANSI 53

매일 마시는 물 한 잔. 겉보기엔 맑고 깨끗해 보일지 몰라도, 그 안에 숨어 있는 보이지 않는 위험은 상상 이상입니다. NSF/ANSI 53 인증은 이런 보이지 않는 위협을 차단하기 위해 만들어졌습니다. 이 필터는 단순히 물을 맑게 만드는 걸 넘어, 우리의 건강을 지키는 강력한 방어선과도 같습니다.

1. 건강을 지키는 숨은 보디가드

우리가 마시는 물 속에는 눈에 보이지 않는 납, 휘발성 유기 화합물, 기생충 같은 적들이 숨어 있습니다. 이들은 천천히 몸에 축적되어 암, 면역 문제, 심지어 신경 손상까지 유발할 수 있습니다.

NSF/ANSI 53 인증 필터는 이런 보이지 않는 적들과 싸우는 보디가드입니다. 이 필터는 단순히 물맛을 개선하는 수준을 넘어, 우리 몸에 가장 치명적인 유해 물질을 걸러내는 데 초점을 맞추고 있습니다. 한 잔의 물이 단순한 음료가 아닌, 건강을 위한 필수 자원이 되는 이유입니다.

2. 숫자로 증명된 신뢰

믿음은 말이 아닌 숫자로 증명됩니다. NSF/ANSI 53 인증 필터는 납을 99% 이상, 크립토스포리디움 같은 기생충은 99.95% 이상 제거해야만 인증을 받을 수 있습니다.

이 성능은 단순한 우연이 아닙니다. 필터는 마치 극도로 정밀한 탐지기처럼, 물 속에서 가장 작은 유해 물질까지 찾아내 제거합니다. 그 결과, 당신이 마시는 한 잔의 물은 어떤 의심도 남기지 않는 안전의 결정체가 됩니다.

3. 독립적 테스트 : 진짜 실력을 증명하다

광고는 누구나 할 수 있지만, NSF/ANSI 53 인증은 독립적인 실험실에서 철저히 검증됩니다. 이 실험들은 제조사의 과장된 말이 아닌, 객관적인 데이터를 기반으로 제품의 성능을 증명합니다.

어떤 화려한 광고도 이런 신뢰를 대신할 수 없습니다. 이 필터는 단순히 물을 깨끗하게 만드는 게 아니라, 당신과 가족이 안심하고 마실 수 있는 물을 보장합니다.

4. 안심할 수 있는 물, 건강한 삶의 시작

NSF/ANSI 53 인증은 보이지 않는 적들로부터 우리의 물을 지키기 위해 매일 끊임없이 싸웁니다. 이 필터 덕분에, 물 한 잔이 단순한 갈증 해소가 아니라 건강한 삶의 시작이 될 수 있습니다.

"물이 맑아지면, 삶도 맑아집니다."

이제, 물 한 방울이 주는 안심과 신뢰를 경험해보세요. 그것이 바로 당신과 가족의 건강을 지키는 가장 강력한 첫걸음입니다.

📝 왜 NSF/ANSI 53 인증 필터를 사용해야 할까요?
- 예시로 알아보기

눈에 보이지 않는 위험은 생각보다 가까이 있을 수 있습니다. NSF/ANSI 53 인증 필터는 이런 걱정을 해결해주는 믿음직한 해결사입니다. 아래 두 가지 상황을 통해 그 이유를 알아볼까요?

상황 1 : 오래된 배관 시스템, 납 오염의 가능성

만약 당신이 오래된 배관 시스템이 있는 지역에 살고 있다면, 물 속에 납이 섞일 가능성이 높습니다. 납은 건강에 치명적인 영향을 미칠 수 있는 침묵의 적입니다.

NSF/ANSI 53 인증 필터는 납을 99% 이상 제거하도록 설계되어 있습니다. 마치 물 속에 숨어 있는 납을 정밀하게 탐지하고 제거하는 안전한 경비원과도 같죠. 물 한 잔도 안심하고 마실 수 있게 만드는 든든한 도우미입니다.

상황 2 : 맑아 보이는 물, 과연 안전할까?

만약 당신이 논밭이 많은 농촌 지역, 특히 지하수를 주요 식수원으로 사용하는 곳에서 살고 있다면, 깨끗해 보이는 물이라도 농약이나 병원성 기생충이 숨어 있을 수 있습니다. 이는 마치 투명한 유리 뒤에 숨은 함정과도 같습니다.

NSF/ANSI 53 인증 필터는 눈에 보이지 않는 이런 위험까지도 꼼꼼히 제거합니다. 농약, 휘발성 유기 화합물(VOCs), 크립토스포리디움 같은 기생충을 마치 강력한 레이더처럼 탐지해 물 속에서 걸러냅니다. 이제 물 한 잔이 당신의 건강과 안전을 지켜줄 수 있습니다.

1970~80년대 VOC 오염 : 물 속의 '보이지 않는 암살자'

산업화가 가속화되던 1970~80년대, 인간의 기술은 발전했지만 그 대가는 환경과 인간의 몫이었습니다. 그중에서도 가장 충격적이었던 건 바로 음용수에 스며든 '보이지 않는 암살자들', 즉 휘발성 유기 화합물(VOCs)의 등장입니다.

◆ 물 속의 독약 : 우리가 매일 마신 것들

벤젠, 톨루엔, 트리클로로에틸렌... 이름만 들어도 낯선 이 화학물질들은 공장에서 흘러나온 폐수, 불법 폐기된 화학물질, 농약 등에서 유래했습니다.
이 물질들은 암을 유발하거나, 신경 손상을 초래하는 것으로 알려져 있었지만, 당시 수돗물을 통해 무방비로 우리의 몸속에 들어오고 있었습니다.
물은 맑아 보였지만, 사실상 독이었던 셈이죠. "맑은 물은 믿을 수 있다?" 이제 그 믿음은 깨지기 시작했습니다.

◆ 물, 그냥 두면 안 된다 : VOC와의 전쟁

이 심각한 상황은 결국 정수기 성능에 대한 새로운 기준을 요구하게 되었습니다.
단순히 물의 맛이나 냄새를 개선하는 수준이 아니라, VOC 같은 보이지 않는 유해 물질을 제거하는 능력을 요구하게 된 것입니다. 그 결과 탄생한 것이 바로 NSF/ANSI 53 표준이었습니다.

📝 포낭미생물, 보이지 않는 작은 위험!

겉보기엔 깨끗하고 맑은 물. 그런데 그 속에 눈에 보이지 않는 작은 생명체가 숨어 있다면 어떨까요? 그 정체는 바로 포낭미생물(Cyst Microorganisms)입니다. 이름은 낯설어도, 이 작은 생물들은 종종 우리의 건강을 위협할 수 있는 강력한 적으로 변모합니다.

이번 글에서는 포낭미생물이 무엇인지, 왜 중요한지, 그리고 어떻게 예방할 수 있는지 알아봅시다.

◆ 포낭미생물이란? 물 속에서 살아남는 작지만 강력한 생명체!

포낭미생물은 특별한 방어 껍질(포낭)을 가진 미생물입니다. 이 껍질은 마치 철갑 방패처럼 작용해, 물 속의 다양한 위협으로부터 스스로를 보호합니다. 그 결과, 포낭미생물은 일반적인 염소 소독에도 끄떡없을 만큼 강력한 생존력을 자랑합니다.

정수 시스템이 제대로 작동하더라도, 이 작지만 강력한 생물들이 우리의 음용수 속으로 몰래 들어올 위험이 있습니다. 이름은 작고 낯설지만, 이 미생물들이 몸 속으로 들어오면 큰 문제를 일으킬 수 있습니다.

① **지아르디아(Giardia)** : 지아르디아는 물을 통해 몸에 들어와 장 속에 기생하며 소화기 질환을 유발합니다. 설사, 복통, 구토와 같은 증상으로 우리의 일상을 혼란에 빠뜨릴 수 있죠. 마치 예고 없이 찾아와 소란을 일으키는 불청객처럼, 지아르디아는 한 번 침입하면 쉽게 떠나

지 않습니다. 특히 지아르디아 포낭은 일반적인 염소 소독으로 제거하기 어려워, 정수 처리에서 허점이 생길 경우 음용수에 섞여 들어올 가능성이 높습니다.

② 크립토스포리디움(Cryptosporidium) : 크립토스포리디움은 물을 통해 전염되는 장염의 주요 원인입니다. 이 미생물은 특히 면역력이 약한 사람들에게 치명적일 수 있어, 어린아이, 노인, 면역 저하 환자들에게 더 큰 위험을 초래합니다. 크립토스포리디움의 위협은 단순한 설사를 넘어 탈수와 체력 저하로 이어지며, 회복까지 오랜 시간이 걸릴 수 있습니다. 이 작은 침략자는 마치 보이지 않는 그림자처럼 물 속에서 숨어 있다가 우리의 건강을 위협합니다.

◆ 포낭미생물의 방패, 왜 문제일까요?

① 소독제도 뚫지 못하는 강철 갑옷 : 포낭미생물의 껍질은 마치 강철로 만든 방패처럼 단단합니다. 일반적으로 물을 소독할 때 사용하는 염소와 같은 소독제는 이 방패를 뚫지 못합니다. 아무리 염소로 공격해도, 이들은 껍질 속에서 안전하게 보호받으며 살아남습니다. 그 결과, 우리가 마시는 물이 완전히 깨끗하지 않을 수도 있다는 점은 큰 문제로 이어집니다.

② 숨죽인 전략가처럼 치밀한 생존력 : 포낭미생물은 시간과 환경을 잘 이용하는 생존의 전략가입니다. 물 속에서 스스로를 보호하며 오랜 시간 살아남을 수 있는 능력을 가지고 있죠. 심지어 깨끗해 보이는 물에서도 이들은 살아남아 감염의 기회를 노립니다. 마치 아무도 예상

하지 못한 순간에 모습을 드러내는 은폐형 적처럼 말입니다.

③ **인체 침입의 치명적 결과** : 이 작은 침입자가 물과 함께 우리의 몸에 들어오면, 그 결과는 결코 작지 않습니다. 설사, 복통, 구토와 같은 소화기 증상을 유발하며 우리의 건강을 위협합니다.

특히 면역력이 약한 어린아이, 노인, 그리고 면역 질환 환자들에게는 치명적인 위험으로 작용할 수 있습니다. 이들의 침입은 단순히 불편함을 넘어, 심각한 건강 문제로 이어질 수 있습니다.

◆ **포낭미생물, 물 속에 숨어든 작은 침입자들은 어디서 오는 걸까?**

맑은 물 한 잔을 마시며 상쾌함을 느끼고 있을 때, 그 속에 보이지 않는 침입자가 숨어 있다면 어떨까요? 포낭미생물(Cyst Microorganisms)은 마치 보이지 않는 스파이처럼 다양한 경로를 통해 물 속으로 침투해 우리의 건강을 위협합니다. 이 작은 생명체들은 어디에서 오는 걸까요?

① **자연의 맑음 속에 숨은 위험** : 하천, 강, 호수처럼 맑아 보이는 자연수는 포낭미생물의 완벽한 은신처가 될 수 있습니다. 크립토스포리디움이나 지아르디아 같은 포낭미생물은 자연수에서 번성하며, 물 속에서 생존력을 유지합니다. 마치 맑은 숲 속에 숨은 사냥꾼처럼, 그들은 우리가 물을 마시기만을 기다립니다. 자연에서 직접 물을 사용하는 경우라면 이 보이지 않는 적을 반드시 주의해야 합니다.

② **동물 배설물** : 가축이나 야생 동물의 배설물은 포낭미생물이 물로 이동하는 주요 통로 중 하나입니다. 비가 내리면 배설물 속에 숨어 있

던 이 미생물들은 물을 따라 하천으로 흘러들어갑니다. 동물과 가까운 지역의 물은 이런 위험에 노출될 가능성이 더 크기 때문에 철저히 관리해야 합니다.

③ **수돗물의 틈새로 들어오는 침입자** : 수돗물은 정수 처리 과정을 거쳐 안전하게 제공되지만, 만약 정수 시스템에 작은 틈이라도 생긴다면?

포낭미생물은 성벽의 틈새로 몰래 들어오는 침입자처럼 슬며시 우리의 음용수에 스며들 수 있습니다. 특히 정수 시스템이 노후화되었거나 관리가 제대로 되지 않을 경우, 이 보이지 않는 적들은 우리를 더욱 쉽게 위협할 수 있습니다.

◆ 포낭미생물과 NSF/ANSI 53 : 물 속 철벽 방어 시스템

이제 이 보이지 않는 적을 막기 위해선 어떤 방패가 필요할까요?

그 답은 바로 NSF/ANSI 53 인증 필터입니다. 이 필터는 단순한 정수기 필터가 아닙니다. 1마이크론보다 작은 입자까지 걸러낼 수 있는 초정밀 방어망으로, 포낭미생물의 침입을 원천 차단합니다.

마치 고도로 훈련된 보안 요원이 철저히 물을 검문하듯, NSF/ANSI 53 인증 필터는 포낭미생물이라는 은밀한 적을 물 속에서 찾아내 제거합니다. 이 필터 덕분에 물 한 잔이 다시 안전과 안심의 상징으로 변할 수 있는 것이죠.

포낭미생물은 작지만 그 위협은 결코 작지 않습니다. 그러나 NSF/ANSI 53 인증 필터는 이 보이지 않는 전쟁에서 우리의 든든한 방패가 되어줍니다. 깨끗한 물은 단순히 우리의 필요가 아니라 기본적인 권리입니다.

"맑은 물을 선택하는 것은 우리 가족과 자신을 지키는 일입니다."

1993년 밀워키 사건 : 마시는 물 속 크립토스포리디움의 습격

우리가 마시는 물이 눈에 보이도록 오염되어 있다면 쉽게 피할 수 있겠죠. 하지만 물이 깨끗해 보이더라도 눈에 보이지 않는 작은 미생물이 숨어 있다면 어떨까요? 1993년, 미국 밀워키에서는 눈에 보이지 않는 포낭미생물 크립토스포리디움 때문에 무려 40만 명 이상이 고통받는 사상 최악의 수질 오염 사태가 발생했습니다. 어떻게 이런 일이 벌어졌을까요?

◆ 무엇이 문제였을까?

밀워키 주민들이 사용하던 수돗물은 겉보기에는 맑고 깨끗했습니다. 하지만 그 물 속에는 크립토스포리디움(Cryptosporidium)이라는 포낭미생물이 숨어 있었습니다. 크립토스포리디움이란 아주 작은 포낭 껍질로 둘러싸여 있어 염소 소독으로도 죽지 않는 미생물입니다. 동물 배설물에서 나오는 경우가 많고, 물을 통해 쉽게 전염됩니다. 사람의 장에서 감염을 일으켜 심한 설사와 복통을 유발합니다.

◆ 사건의 배경

1993년 봄, 밀워키 지역의 수돗물 공급 시스템에 문제가 생겼습니다. 폭우로 인해 지역 강에서 들어온 물이 정수 처리 시설로 유입되었습니다. 이 물에는 가축과 야생 동물의 배설물로 인해 크립토스포리디움이 포함되어 있었습니다.

당시의 정수 시스템은 크립토스포리디움 같은 작은 포낭미생물을 완벽히 걸러내지 못했습니다. 염소 소독도 이 미생물의 강력한 껍질을 뚫지 못했죠. 오염된 물이 정수 과정을 거친 뒤 그대로 수돗물로 공급되었고, 주민들은 이 물을 마시거나 사용하면서 대규모 감염이 발생했습니다.

◆ 이 사건이 남긴 교훈은?

밀워키의 크립토스포리디움 사태는 정수 시스템의 중요성을 일깨운 대표적인 사례로, 이후 전 세계적으로 수질 관리와 정수 기술 발전에 큰 영향을 미쳤습니다. 정수 처리 시설에 초미세 필터와 자외선 살균(UV) 기술이 도입되었습니다. 크립토스포리디움 같은 미생물을 완벽히 제거할 수 있는 표준을 강화하게 되었죠.

미국은 이 사건 이후 NSF/ANSI 53과 같은 기준을 통해 정수 시스템이 포낭미생물을 제거할 수 있는지 엄격히 검증하기 시작했습니다.

◆ 대중의 경각심

깨끗해 보이는 물도 안전하지 않을 수 있다는 사실을 깨닫게 되면서, 가정용 정수기 사용이 보편화되었습니다.

결론적으로 1993년 밀워키의 크립토스포리디움 사태는 우리가 매일 마시는 물이 얼마나 중요한지, 그리고 정수 시스템이 얼마나 신뢰할 수 있어야 하는지를 보여주는 사건이었습니다.

오늘날, 발전된 기술과 엄격한 규제를 통해 우리는 더 안전한 물을 마실 수 있지만, 여전히 지속적인 관심과 노력이 필요합니다.

깨끗한 물은 선택이 아니라 필수입니다. 기술과 관리가 뒷받침될 때, 우리는 물을 통해 건강한 삶을 유지할 수 있습니다.

31
자외선으로 물을 살균하는 기술
: NSF/ANSI 55

깨끗한 물은 단순히 맑게 보이는 것만으로 충분하지 않습니다. 눈에 보이지 않는 적들, 즉 박테리아, 바이러스, 원생동물 같은 미생물들이 물 속에 숨어 있다면? 그 물은 건강을 위협하는 숨은 위험이 될 수 있습니다.

바로 이 문제를 해결하기 위해 탄생한 기준이 NSF/ANSI 55입니다. 이 표준은 자외선(UV) 기술을 통해 물을 안전하게 만드는 제품의 성능을 평가하며, 우리가 안심하고 물을 마실 수 있도록 돕습니다.

✏️ NSF/ANSI 55는 무엇인가요?

1. 핵심 개념 : 자외선(UV) 기술로 물 속 미생물 제거

NSF/ANSI 55는 자외선 기술을 사용해 물 속에 숨어 있는 미생물의 활동을 멈추거나 제거하는 성능을 평가합니다. 자외선은 마치 물 속 어둠을 밝히는 강력한 빛처럼 작동해, 박테리아나 바이러스의 DNA를 파괴하여 그들이 더 이상 활동할 수 없도록 만듭니다.

2. 목적 : 병원균 제거로 안전한 물 제공

이 표준의 목적은 단순히 물을 깨끗하게 만드는 것을 넘어, 눈에 보이지 않는 병원균을 제거하거나 비활성화해 진짜로 안전한 음용수를 제공하는 데 있습니다.

말 그대로, 자외선 기술은 물 속의 병원균들을 찾아내어 활동을 멈추게 하는 궁극의 멸균 솔루션입니다.

3. 눈에 보이지 않는 적을 물리치는 비밀 병기

NSF/ANSI 55는 물 속 미생물들을 비활성화시키는 자외선 기술의 성능을 평가하며, 우리가 마시는 물이 진짜로 안전한지를 보장합니다. 이제 단순히 맑아 보이는 물이 아니라, 내부까지 믿을 수 있는 물을 마실 수 있습니다. NSF/ANSI 55 인증 제품은 물 한 잔의 안전을 보증합니다.

✏️ 자외선 살균, 미생물의 설계도를 지워버리는 빛의 기술

자외선(UV)은 미생물의 DNA를 손상시켜 미생물이 증식하거나 감염을 일으킬 수 없게 만듭니다. 이는 물리적이고 화학적 처리 없이도 안전한 물을 만들 수 있는 친환경적인 방법입니다.

이 기술은 화학물질이나 복잡한 장비 없이도, 물 속 미생물들을 처리하는 친환경적인 방법으로 각광받고 있죠. 그 원리는 무엇일까요?

1. 미생물의 설계도를 파괴하다

모든 미생물의 생명력은 하나의 정교한 설계도, DNA에 의해 유지됩니다. 이 설계도는 미생물이 증식하고 활동하며, 우리의 건강을 위협하는 계획을 실행하는 핵심 도구입니다. 자외선(UV) 기술은 이 정밀한 설계도를 마치 지우개로 문지르듯 완전히 망가뜨립니다.

DNA가 손상된 미생물은 이제 더 이상 증식할 수도, 감염을 일으킬 수도 없습니다. 마치 건물의 청사진이 찢어져 버리면 더 이상 건물이 완성되지 못하듯, 미생물은 활동을 멈추고 무력화됩니다.

이렇게 자외선은 물 속 보이지 않는 적을 막아내는 강력한 빛의 무기 역할을 합니다. 단순한 기술이 아니라, 우리의 물 한 잔을 안전하게 지키는 보이지 않는 방패인 셈이죠.

2. 친환경적인 물의 안전 지킴이

자외선(UV) 살균은 물 속의 미생물을 제거하면서도 어떤 화학물질도 남기지 않는 깨끗하고 친환경적인 기술입니다. 물리적인 방식으로만 물을 정화해 우리가 마시는 물을 맑고 안전하게 만듭니다.

이 기술은 물 속에 불필요한 잔여물을 남기지 않기에 환경을 오염시키지 않으며, 우리의 건강과 지구를 동시에 지키는 스마트한 해결책입니다. 자외선 살균은 자연과 조화를 이루는 물의 안전 지킴이로 자리 잡고 있습니다.

✏️ NSF/ANSI 55의 두 가지 등급
- 당신의 물을 지키는 두 명의 히어로

NSF/ANSI 55는 물 속 미생물을 제거하거나 비활성화하는 UV(자외선) 기술의 성능을 평가하는 기준입니다. 그리고 이 기준은 두 가지 등급(Class A와 Class B)으로 나뉘어, 각 상황에 맞는 최적의 해결책을 제공합니다. 마치 서로 다른 능력을 가진 두 히어로가 물을 지키는 임무를 맡는 것처럼 말이죠.

1. 클래스 A (Class A) : 강력한 전투형 히어로

목적 : 클래스 A는 오염 가능성이 높은 물을 정화하는 전투형 히어로입니다. 강물, 우물물처럼 병원성 미생물이 있을 가능성이 높은 물에서도 대장균, 살모넬라, 노로바이러스 같은 강력한 적을 비활성화하는 데 특화되어 있습니다.

특징 : 강력한 UV 성능으로 박테리아, 바이러스, 원생동물을 제거할 수 있습니다. 야외 활동, 캠핑, 또는 비상 상황에서 깨끗한 물을 보장합니다.

비유하자면, 클래스 A는 마치 강력한 방패와 검을 가진 히어로처럼, 물 속에서 위험한 적들을 찾아내고 무찌릅니다. 당신이 자연에서든 비상 상황에서든 안심할 수 있도록 물을 보호합니다.

2. 클래스 B (Class B) : 꼼꼼한 수비형 히어로

목적 : 클래스 B는 이미 깨끗하게 처리된 수돗물을 추가로 살균하는 데 초점을 맞춘 수비형 히어로입니다. 병원성 미생물을 제거할 만큼 강력하지는 않지만, 일반적인 미생물 수를 줄이고 물을 더욱 안전하게 만듭니다.

특징 : 수돗물에서 발생할 수 있는 경미한 미생물 오염을 관리합니다. 가정용 UV 정수기에 적합하며, 일상적인 물 사용을 더 깨끗하게 만듭니다.

비유하자면, 클래스 B는 마치 깨끗한 물을 더욱 완벽하게 만드는 꼼꼼한 정리 전문가와 같습니다. 이미 깨끗한 물을 한 번 더 다듬어, 더 높은 수준의 안전을 제공합니다.

◆ 어떤 히어로를 선택할까요?

클래스 A : 강물, 우물물, 야외 활동 등 오염 위험이 높은 물을 정화해야 할 때.

클래스 B : 이미 처리된 수돗물을 한층 더 깨끗하고 안심할 수 있게 만들고 싶을 때.

✏️ NSF/ANSI 55가 상대하는 물 속 미생물
- 보이지 않는 적들

깨끗해 보이는 물 속에도 눈에 보이지 않는 위험한 미생물들이 숨어 있을 수 있습니다. NSF/ANSI 55는 바로 이런 미생물들과 싸우는 물 속 안전 지킴이입니다. 그들이 상대하는 미생물들은 어떤 것들이 있을까요? 각각의 "보이지 않는 적들"을 만나봅시다.

1. 박테리아 : 끈질긴 침입자

물 한 잔 속에 우리가 초대하지 않은 불청객들이 숨어 있다면 어떨까요? 대표적인 침입자로는 대장균(E. coli)과 살모넬라(Salmonella)가 있습니다.

대장균은 음식물과 물을 통해 우리 몸에 슬며시 들어와 소화기 질환을 유발하고, 살모넬라는 그 유명한 식중독의 악몽으로 악명을 떨치고 있죠.

이 박테리아들은 마치 허락도 없이 불쑥 찾아와 집안을 어지럽히는 끈질긴 불청객과 같습니다. 하지만 이들을 물리칠 강력한 도구가 있습니다. 바로 NSF/ANSI 55 인증 자외선 기술입니다. 자외선은 박테리아의 약점을 정확히 겨냥해 그들의 생존 능력을 완전히 무력화시킵니다.

2. 바이러스 : 보이지 않는 스파이

우리 눈에 보이지 않지만, 노로바이러스와 로타바이러스 같은 적들은 마치 어둠 속에 숨어 우리의 건강을 노리는 스파이처럼 활동합니다. 이 교활한 바이러스들은 물, 음식, 심지어 간단한 접촉을 통해 은밀히 퍼지며, 단 몇 모금의 물로도 큰 감염을 일으킬 만큼 전염성이 강합니다.

그들의 전략은 완벽해 보이지만, 자외선(UV) 기술 앞에서는 무력해집니다. 자외선은 바이러스의 DNA를 마치 암호를 해독해 파괴하듯 정밀하게 타격하여 그들이 더 이상 활동하거나 증식할 수 없게 만듭니다.

3. 원생동물 : 물 속의 은밀한 작전가

물 속에서 지알디아 람블리아(Giardia)와 크립토스포리디움(Cryptosporidium) 같은 원생동물은 마치 강력한 방어 갑옷을 두른 작은 전사들처럼 저항하며 살아갑니다. 이들은 물 속에서 강력한 껍질인 포낭을 두르고, 염소 소독 같은 일반적인 방식을 쉽게 무력화합니다.

이 은밀한 작전가들은 소화기 감염을 유발하며, 특히 면역력이 약한 사람들에게 치명적인 위협이 될 수 있습니다. 눈에는 보이지 않지만, 그 존재는 우리의 건강에 큰 파장을 미칠 수 있는 위험 요인입니다.

하지만 자외선(UV) 기술은 이 강력한 방패를 무력화하는 비밀 병기와 같습니다. 자외선은 원생동물의 DNA에 정밀하게 타격을 가해 그들의 방어를 뚫고, 활동을 멈추게 합니다.

📝 NSF/ANSI 55 인증의 의미
- 깨끗한 물을 위한 믿음직한 선택

물 한 잔을 마실 때, 그 속의 안전까지 신경 써야 한다면 어떤 제품을 선택하시겠어요? NSF/ANSI 55 인증 제품은 단순히 물을 깨끗하게 만드는 것을 넘어, 건강과 환경을 지키는 최적의 솔루션을 제공합니다. 이 제품들이 가진 특별한 특징들을 살펴볼까요?

1. 화학물질 없이 안전한 살균을 합니다

염소나 기타 화학물질 없이도 물 속 병원균을 제거한다면? 자외선(UV) 기술은 그 꿈을 현실로 만듭니다. 이 기술은 물의 맛과 냄새를 그대로 유지하면서도 병원균을 무력화시키는 빛의 전사 역할을 합니다. 자외선은 물 속에 강력한 빛을 비추어 박테리아와 바이러스의 생존 능력을 완전히 차단합니다. 마치 적을 무력화하는 '제다이 광선검'처럼, 불필요한 화학물질 없이도 놀라운 살균 효과를 발휘합니다.

"맑은 물의 순수함을 지키면서도, 안전을 보장합니다."

2. 환경친화적 : 자연 그대로를 지키다

자외선(UV) 기술은 자연을 해치지 않는 방식으로 물을 깨끗하게 만듭니다. 화학물질 없이 미생물을 제거하기에 물에 어떤 잔여물도 남기지 않습니다. 마치 자연 속에 흔적을 남기지 않고 임무를 완수하는 조용한 비밀

요원처럼, 물을 정화하면서도 환경을 그대로 보존합니다. 이 기술은 단순히 깨끗한 물을 제공하는 것을 넘어, 지구를 지키는 역할까지 합니다. "맑은 물을 마신다는 것은, 자연과 조화를 이루는 선택입니다." 자외선 기술로 당신의 건강은 물론, 지구의 건강까지 지켜보세요.

3. 즉각적인 정화 : 자외선의 빛이 닿는 순간

UV 살균은 지체하지 않습니다. 물이 자외선에 닿는 바로 그 순간, 병원균은 즉시 비활성화됩니다. 이 기술은 마치 스위치를 켜는 순간 방 안의 어둠이 사라지는 것처럼, 눈 깜짝할 사이에 물 속 위험을 제거하는 강력한 효과를 발휘합니다. 자외선의 힘은 빠르고 확실합니다. "시간은 미생물에게 사치일 뿐입니다." 자외선이 닿는 순간 물은 더 이상 위험하지 않습니다. 이 놀라운 속도와 효과를 경험하며, 매일 안심할 수 있는 물 한 잔을 마셔보세요.

4. 신뢰의 상징 : 검증된 실력을 자랑하는 UV 기술

NSF/ANSI 55 인증을 받은 제품은 그저 평범한 정수기가 아닙니다. 이들은 독립적인 테스트를 통과한 살균 전문가로, 광고가 아닌 실제 성능으로 자신을 증명했습니다.

비유하자면, 이 제품은 마치 혹독한 훈련을 거쳐 실력을 인정받은 엘리트 요원과도 같습니다. 매일 물 속에서 당신과 가족의 건강을 지키는 일을 완벽하게 수행하며, 신뢰를 더합니다.

"광고가 아닌 진짜 실력으로 안심을 제공합니다."

깨끗한 물의 배신 : 워크턴 수질 오염 사태의 충격적 교훈

2000년 봄, 캐나다 온타리오주의 소도시 워크턴에서는 모든 것이 평화로워 보였습니다. 주민들은 수돗물을 당연하게 여기며 평소와 다름없이 일상을 보냈습니다. 그러나 그 물이 보이지 않는 위험으로 가득 차 있다는 사실을 아는 사람은 아무도 없었습니다.

◆ 맑아 보였지만 치명적이었던 수돗물

워크턴의 수돗물은 맑고 깨끗해 보였지만, 물 속에는 대장균(E. coli O157:H7)과 살모넬라는 치명적인 병원균들이 숨어 있었습니다. 이 병원균들은 사람의 장에 들어가 심각한 질병을 일으킬 수 있는 것으로 알려져 있었지만, 주민들에게 이런 사실은 눈에 보이지 않는 공포에 불과했습니다.

◆ 재앙의 시작 : 부실한 수돗물 관리

수질 오염 사태는 부실한 상수도 관리와 무책임한 운영에서 시작되었습니다. 워크턴의 수돗물은 정수 처리 과정에서 제대로 소독되지 않았습니다. 특히 염소를 사용하는 소독 공정이 형식적으로 이루어졌고, 운영자들은 문제를 감추기 급급했습니다. 오염된 우물에서 나온 물이 그대로 수돗물로 공급되었고, 이는 워크턴 주민 전체를 위험에 빠뜨렸습니다.

◆ 충격적인 결과 : 7명 사망, 2,300명 이상 질병

2000년 5월, 워크턴 주민들이 집단으로 설사, 복통, 고열 등의 증상을 호소하기 시작했습니다. 병원은 빠르게 포화 상태에 이르렀고, 원인을 밝히는 과정에서 수돗물이 주요 감염원임이 드러났습니다.

결국, 이 사태로 인해 7명이 사망했으며, 2,300명 이상이 병원성 대장균과 살모넬라로 인해 심각한 질병에 시달렸습니다. 특히 어린이와 노인 같은 취약 계층이 큰 피해

를 입었고, 일부 생존자는 평생 동안 신장 질환과 같은 후유증에 시달려야 했습니다.

◆ 진실이 밝혀지다

사건 조사 과정에서 심각한 관리 부실과 부정이 드러났습니다. 수질 검사에서 이상이 발견되었음에도 불구하고 이를 은폐했으며, 오염된 물이 공급되고 있다는 사실을 알리지 않았습니다. 이로 인해 워크턴의 수돗물은 마을을 살리는 생명의 물이 아니라 죽음을 부르는 물이 되고 말았습니다.

◆ 위기를 기회로 : 교훈과 변화

워크턴 사태는 전 세계적으로 큰 충격을 주었고, 수질 관리와 공중보건에 대한 경각심을 일깨웠습니다. 이 사건을 계기로 새로운 기술과 표준이 도입되었습니다.

- UV 소독 기술 : 자외선을 이용해 병원성 미생물을 비활성화하는 기술이 주목받았습니다. 이 기술은 화학 소독제 없이도 미생물을 효과적으로 제거할 수 있어 신뢰를 얻었습니다.
- NSF/ANSI 55 표준 : UV 기술의 성능과 안전성을 검증하는 국제 표준으로, 워크턴 사건 이후 수질 관리의 새로운 기준으로 자리 잡았습니다.

◆ 깨끗한 물은 안전한가?

워크턴 사태는 단순히 한 마을의 비극이 아니었습니다. 겉으로 깨끗해 보이는 물도 보이지 않는 위험을 품고 있을 수 있다는 사실을 전 세계에 경고한 사건이었습니다. 깨끗한 물을 공급하는 것은 기술적인 문제만이 아니라, 투명성과 책임감이 요구되는 일이라는 교훈을 남겼습니다.

◆ 우리의 선택이 안전을 지킨다

오늘날 우리는 워크턴 사건을 교훈 삼아, 정수 시스템과 수질 관리에 더욱 주의를 기울여야 합니다. 매일 마시는 물 한 잔이 단순한 갈증 해소가 아니라, 우리 건강과 생명

> 을 지키는 가장 중요한 요소임을 잊지 말아야 합니다. "깨끗한 물은 선택이 아니라 필수"라는 사실을 기억하며, 안전한 물을 선택하는 일이야말로 건강한 미래를 보장하는 길입니다.

✏ NSF 인증 UVC LED 정수기와 일반 UV 살균 정수기와 뭐가 다를까요?

깨끗한 물을 제공하는 정수기. 그 속의 살균 기술은 단순히 물을 정화하는 것이 아니라, 우리 건강을 지키는 가장 중요한 열쇠입니다. 그런데 여기, 세계 최초로 NSF 인증을 받은 UVC LED 기술을 장착한 정수기가 있습니다. 기존의 일반 UV 살균 정수기와는 어떤 차이가 있을까요? 쉽게 이해할 수 있도록, 두 기술을 비교해보겠습니다.

1. 살균 기술의 진화 : 지속 가능한 혁신과 전통적 강력함의 선택

물을 깨끗하게 만드는 자외선 살균 기술은 우리가 믿을 수 있는 음용수를 제공하기 위한 강력한 무기입니다. 그러나 이 기술도 시간이 흐르며 진화하고 있습니다. 전통적인 UV 램프 방식과 최첨단 UVC LED 기술은 각각의 장단점을 가지고 있으며, 우리에게 다양한 선택지를 제공합니다.

● *전통적 강력함 : 일반 UV 살균 정수기*

일반 UV 살균 정수기는 UV-C 파장을 방출하는 자외선 램프를 사용하여 물 속의 병원성 미생물의 DNA를 파괴합니다.

이 방식의 가장 큰 장점은 즉각적이고 강력한 살균 효과입니다. 대장균, 살모넬라, 크립토스포리디움 같은 위험한 미생물들을 99.99%까지 제거할 수 있는 놀라운 성능을 자랑합니다.

그러나 이 전통적인 기술도 약점이 있습니다. 자외선 램프의 수명은 제한적이며, 주기적으로 교체해야 하는 번거로움이 있습니다. 전력 소비가 높고, 만약 램프가 깨질 경우 수은 같은 유해 물질이 누출될 위험도 존재하죠.

● **지속 가능한 혁신 : NSF 인증 UVC LED 정수기**

최첨단 UVC LED 기술은 자외선 램프 대신 LED에서 UV-C 파장을 방출해 병원성 미생물을 비활성화합니다.

이 기술은 전통적 방식과는 차별화된 지속 가능한 혁신을 제시합니다. 세계 최초로 NSF 인증을 받아 성능이 검증되었으며, 램프 대비 10배 더 긴 수명으로 유지 비용을 획기적으로 줄였습니다.

또한, LED 기술은 전력 소비가 적고, 수은 같은 유해 물질이 전혀 포함되지 않아 환경 친화적입니다. 경제적이면서도 안전성을 극대화한 이 기술은 앞으로의 살균 기술이 나아갈 방향을 보여줍니다.

2. 유지 관리의 차이 : 정기적 점검 vs. 효율적 관리

깨끗한 물을 얻기 위한 정수기 관리, 얼마나 편리하고 경제적일까요? 일반 UV 정수기와 NSF 인증 UVC LED 정수기는 이 유지 관리 측면에서 극명한 차이를 보입니다.

● *일반 UV 정수기 : 정기적 점검의 숙명*

일반 UV 정수기는 자외선 램프를 핵심 기술로 사용하며, 그 성능은 램프의 상태에 따라 달라집니다. 하지만 램프의 수명이 짧아 6개월에서 1년마다 교체가 필수입니다. 교체 시기를 놓치면 살균 효과가 크게 저하될 위험이 있어, 정기적인 점검이 요구됩니다. 이 과정은 마치 매번 시계를 맞춰야 하는 오래된 기계식 시계와도 같습니다. 꾸준히 신경 쓰지 않으면 정확성을 잃어버릴 수 있죠.

● *NSF 인증 UVC LED 정수기 : 설치 후 걱정 없는 관리*

반면, NSF 인증을 받은 UVC LED 정수기는 유지보수 측면에서 완전히 새로운 기준을 제시합니다. LED 기술 덕분에 수명이 훨씬 길어져, 한 번 설치하면 잦은 교체 걱정 없이 오랫동안 사용할 수 있는 효율적인 관리가 가능합니다. 이 정수기는 마치 한 번 충전으로 오래가는 최신 스마트워치처럼, 기술의 진보를 느끼게 합니다. 덕분에 사용자는 정기적인 점검에 대한 부담에서 벗어나 물의 안전에만 집중할 수 있습니다.

3. 환경을 생각한 정수기 선택 : 친환경 혁신 vs. 전통적 기술

정수 기술의 진화는 단순히 물을 깨끗하게 만드는 것을 넘어, 환경을 얼마나 배려하느냐로도 이어지고 있습니다. 일반 UV 정수기와 NSF 인증 UVC LED 정수기는 환경적 차이에서 확연한 대조를 보입니다.

● *일반 UV 정수기 : 전통 기술의 한계*

일반 UV 정수기는 수은이 포함된 램프를 사용합니다. 이 램프는 작동

중에는 강력한 살균 효과를 발휘하지만, 폐기 시 문제가 발생합니다. 수은 같은 유해 물질이 환경에 영향을 미칠 수 있기 때문입니다. 게다가 전력 소비가 높아 장기적으로 에너지 효율성에서도 부족함이 드러납니다. 이 기술은 마치 예전의 대량생산 시대에서 만들어진 자동차처럼 강력하지만, 환경에 대한 배려는 부족한 모습입니다.

● NSF 인증 UVC LED 정수기 : 지속 가능성을 위한 설계

반면, NSF 인증 UVC LED 정수기는 친환경적 설계로 지속 가능성의 새 기준을 제시합니다. LED 기술은 유해 물질 없이 작동하며, 전력 소비도 훨씬 적어 에너지 효율이 뛰어납니다. 이 정수기는 마치 전기차처럼, 환경을 배려하면서도 뛰어난 성능을 유지합니다. 매일 사용하면서도 환경 오염을 최소화하는 책임감 있는 선택이 가능합니다.

4. 소비자의 선택 : 전통적 신뢰 vs. 최첨단 혁신"

정수기를 선택할 때, 소비자들은 기술의 신뢰성과 최신 혁신 중 어느 쪽에 더 가치를 둘지 고민하게 됩니다. 일반 UV 정수기와 NSF 인증 UVC LED 정수기는 이 두 가지 관점에서 뚜렷한 차이를 보여줍니다.

● 일반 UV 정수기 : 전통의 힘, 검증된 신뢰

일반 UV 정수기는 오랜 시간 동안 수많은 가정과 시설에서 사용되며 믿을 만한 살균 효과를 증명해왔습니다. 그 안정성과 효율성 덕분에 여전히 많은 소비자들에게 신뢰받는 선택지로 자리 잡고 있습니다. 하지만 기술이 빠르게 진화하는 시대에, 최신 트렌드를 중시하는 소비자들에게는 다소 평범하고 전통적인 이미지로 비칠 수 있습니다.

● *NSF 인증 UVC LED 정수기 : 검증된 신뢰에 최첨단의 매력*

반면, NSF 인증 UVC LED 정수기는 세계 최초의 인증 기술이라는 타이틀로 차별화된 매력을 제공합니다. 최첨단 기술을 선호하는 소비자들에게, 이 정수기는 단순한 정화 장치를 넘어 미래형 라이프스타일을 대표하는 아이템으로 느껴질 것입니다. 검증된 신뢰는 당연하고, 에너지 효율적이고 환경 친화적인 설계, 그리고 기술적 진보와 지속 가능성을 모두 중요시하는 현대 소비자들의 요구를 완벽히 충족시킵니다.

◆ 당신의 선택은? 혁신으로 지속 가능한 내일을 만드는
    NSF 인증 UVC LED 정수기

정수기의 본질은 물을 깨끗하고 안전하게 만드는 데 있습니다. 하지만 이제는 그 이상의 가치를 생각해야 할 때입니다. 물의 안전은 기본이고, 여기에 환경 보호, 유지 비용 절감, 그리고 최첨단 기술의 신뢰성까지 더한다면? NSF 인증 UVC LED 정수기는 단연 돋보이는 선택이 될 것입니다.

이 정수기는 단순한 살균 장치를 넘어 미래를 위한 혁신의 상징입니다. 전통적인 UV 기술을 넘어 에너지 효율적이고, 환경 친화적인 설계로 자연을 지키며, 유지 보수의 번거로움을 최소화했습니다. 매일 깨끗한 물 한 잔이 지구와 당신의 건강을 함께 지키는 작은 실천이 되는 셈이죠.

"이제, 물을 선택하는 것이 미래를 선택하는 일이 됩니다."

32
신종 오염물질 제거, 정수기의 새로운 기준
: NSF/ANSI 401

현대인의 생활이 편리해질수록, 우리의 음용수에는 새로운 적들이 숨어들고 있습니다. 의약품, 살충제, 플라스틱 첨가제 같은 물질들이 하수나 지하수를 통해 음용수에 섞이는 상황이 점점 더 흔해지고 있죠.

이제 단순히 맑아 보이는 물이 아니라, 보이지 않는 신종 오염물질까지 제거하는 기술이 필요합니다. 바로 이 문제를 해결하기 위해 등장한 것이 NSF/ANSI 401입니다. 이 기준은 신종 오염물질을 제거할 수 있는 정수기의 성능을 평가하는 최신 기준으로, 깨끗한 물의 새로운 표준을 제시합니다.

🖉 신종 오염물질이란?

신종 오염물질은 우리가 인식하지 못한 채 일상 속에서 우리 곁을 맴도는 보이지 않는 그림자와 같습니다. 과학의 발달로 매일같이 새롭게 만들어지는 화합물질들, 그 중에서 의약품, 살충제, 플라스틱 등에서 방출되는 화학물질들이 그 정체입니다. 이들은 우리가 매일 사용하는 제품에서 배출되어 하수와 지하수를 거쳐 음용수에 스며듭니다.

더 큰 문제는, 이 신종 오염물질들이 전통적인 정수 방식으로는 걸러지기 어렵다는 점입니다. 마치 고전적인 자물쇠로는 첨단 잠금장치를 해제할 수 없는 것처럼, 기존의 정수 기술은 이 미세한 화학물질을 처리하기엔 한계를 드러냅니다.

"우리가 믿고 마시는 물, 그 속에서 벌어지는 숨겨진 이야기"

이제는 깨끗해 보이는 물도 다시 한번 의심해봐야 할 때입니다. 신종 오염물질의 위험을 알고, 더 안전한 기술로 미래를 준비하는 것은 우리가 지켜야 할 새로운 기준이 되어야 합니다.

✏️ NSF/ANSI 401은 무엇인가요?

NSF/ANSI 401은 물 속 신종 오염물질을 제거하는 새로운 기준입니다. "새로운 적을 위한 새로운 방패"

과거에는 중금속, 박테리아, 바이러스가 물 속의 주된 위협이었다면, 이제는 의약품, 살충제, 플라스틱 첨가제 같은 신종 오염물질이 새로운 적으로 떠올랐습니다. 이 물질들은 하수, 지하수 등을 통해 음용수로 유입되며, 기존 정수 방식으로는 완벽히 걸러내기 어려운 문제를 만듭니다. NSF/ANSI 401은 이런 보이지 않는 적을 감지하고 제거하는 능력을 가진 정수기를 평가하는 기준입니다.

📝 NSF/ANSI 401이 다루는 신종 오염물질과의 전쟁

우리가 마시는 물 속에는 보이지 않는 현대 사회의 흔적이 남아 있을 수 있습니다. 진통제, 살충제, 플라스틱에서 나오는 화학물질까지… 과거에는 상상도 못했던 신종 오염물질이 우리의 음용수를 위협하고 있습니다. NSF/ANSI 401은 이런 새로운 적들을 다루는 최첨단 기준입니다.

이 표준은 기존 정수 시스템으로는 제거하기 어려웠던 다섯 가지 주요 오염물질을 대상으로, 정수기의 성능을 평가합니다.

1. 의약품 : 물 속에 남은 약물의 흔적

우리의 건강을 지켜주는 의약품이지만, 사용된 후의 행방은 생각보다 복잡합니다. 이부프로펜, 나프록센 같은 진통제부터 항생제, 호르몬이 포함된 약물까지-이들은 마치 물 속에 남겨진 보이지 않는 잔상처럼 그 흔적을 남깁니다.

잘못 버려진 약품이나 우리 몸에서 배출된 약물 성분들은 하수와 지하수를 거쳐 음용수로 스며듭니다. 문제는, 이 잔여 성분들이 아주 미세한 농도로 물 속에 숨어 있어 전통적인 정수 방식으로는 제거하기 어렵다는 점입니다.

이제는 물 속에 남겨진 의약품의 흔적을 깨끗이 지우기 위한 기술이 필요합니다. 더 깨끗하고 안전한 물을 위해, 이 잔상을 지우는 새로운 정수 혁명이 필요한 때입니다.

2. 호르몬 : 물 속의 미묘한 균형 파괴자

합성 호르몬이 포함된 물은 마치 정교하게 설계된 도미노를 슬며시 밀어 균형을 무너뜨리는 보이지 않는 손과도 같습니다. 에스트로겐, 프로게스테론 같은 호르몬은 극소량으로도 물 속 생태계와 우리의 건강에 은밀한 파문을 일으킬 수 있습니다.

이 미세한 파괴자는 하수와 폐수를 통해 물 속으로 스며들며, 환경과 인체에 미묘한 영향을 미칩니다. 생태계에서는 물고기와 같은 수중 생물들의 번식 체계를 교란시키고, 인간에게는 호르몬 불균형을 유발할 가능성을 키웁니다.

"물은 생명의 근원이어야 하지만, 때로는 우리를 위협하는 손길을 숨기고 있을지도 모릅니다." 깨끗한 물을 위해, 이 보이지 않는 파괴자를 막아낼 새로운 기술과 인식이 필요한 때입니다.

3. 살충제 및 제초제 : 농장의 유산

농업의 풍요로움 뒤에는 보이지 않는 유산이 있습니다. 우리가 매일 마시는 물 속에 아트라진 같은 제초제와 카바릴 같은 살충제의 흔적이 숨어 있는 것처럼요. 이 화학물질들은 농장의 땅에서 지하수로 슬며시 스며들어, 우리의 물에 작은 독으로 남을 수 있습니다.

농작물을 보호하기 위해 뿌려진 이 물질들은 단순히 흙 위에서 사라지지 않습니다. 비와 함께 땅 속 깊이 스며들거나 강과 하천을 따라 이동하며, 물의 생태계에 미묘한 균열을 만듭니다. 그리고 우리의 컵에 담긴 물로까지 이어지는 이 여정은, 보이지 않는 경고의 신호를 던지고 있습니다.

"농장의 푸르름은 우리에게 생명을 주지만, 그 속에서 숨겨진 그림자도 함께 지울 필요가 있습니다."

물 속 작은 독을 없애는 노력은 단순히 깨끗한 물을 넘어, 미래를 위한 깨끗한 환경을 만드는 첫걸음입니다.

4. 난연제 : 불을 막으려다 물을 오염시키다

전자제품과 가구를 화재로부터 보호하기 위해 사용되는 난연제. 하지만 그 화학적 방패는 물 속에서 또 다른 위험으로 변할 수 있습니다. TCEP와 TDCPP 같은 난연제는 물로 유입되면 쉽게 분해되지 않는 완고한 불청객이 됩니다.

이 물질들은 마치 집 안의 불씨를 막으려다 환경이라는 더 큰 영역에 작은 불씨를 남기는 것과 같습니다. 물 속에 스며든 난연제는 오랜 시간 동안 환경을 오염시키고, 우리의 건강에도 미묘한 영향을 미칠 수 있습니다.

강한 내구성으로 설계된 이 화학물질은 물 속에서 은밀히 자리 잡아 생태계의 균형을 뒤흔들고, 인체에 유해한 영향을 남길 가능성을 키웁니다.

"불을 막으려는 노력 뒤에 숨겨진 또 다른 문제를 우리는 주목해야 합니다."

난연제가 물 속에서 환경과 건강을 위협하지 않도록, 더 안전하고 지속 가능한 대안을 찾는 것이 우리의 과제가 되어야 합니다.

5. 가소제 및 기타 화학물질 : 플라스틱의 흔적

플라스틱은 우리 삶을 편리하게 만드는 위대한 발명품이지만, 동시에 가장 끈질긴 유산을 남기기도 합니다. 플라스틱 제품에서 배출되는 BPA(비스페놀 A) 같은 가소제와 DEET(모기 기피제) 같은 화학물질은 물로 스며들어 우리의 환경과 건강에 보이지 않는 흔적을 남깁니다.

또한 작은 플라스틱 조각들은 마치 시간이 멈춘 것처럼 끈질긴 생명력을 지니고 있습니다. 한 번 물 속으로 유입되면, 그 흔적은 450년 넘게 사라지지 않고 남아 생태계에 영향을 미칩니다. 플라스틱의 편리함은 우리 일상에 스며들어 있지만, 그 뒤에는 우리가 지우기 어려운 보이지 않는 유산이 따라오고 있습니다.

"작은 물건이 만들어낸 큰 그림자."

물 한 방울 속에 숨어 있는 플라스틱의 흔적은 단순히 환경의 문제를 넘어, 우리의 건강에도 깊숙이 파고드는 경고입니다. 이제는 이 흔적을 줄이고, 깨끗한 물과 미래를 지키기 위한 새로운 선택을 해야 할 때입니다.

🖉 현대 사회를 위한 새로운 물의 안전 기준
– NSF/ANSI 401

우리 삶은 그 어느 때보다 편리해졌지만, 그 이면에는 보이지 않는 위험도 함께 자리 잡았습니다. 우리가 마시는 물 속에도 의약품, 살충제, 플라스틱 첨가제(가소제) 같은 현대적 위협이 숨어 있을 수 있습니다. 깨끗해 보이는 물이라도, 이 미세한 적들이 숨어 있다면 진정한 안전을 보장할 수 없겠죠.

NSF/ANSI 401은 바로 이 문제를 해결하기 위해 만들어진 미래 지향적인 정수 표준입니다. 단순히 물을 맑게 만드는 것을 넘어서, 현대 사회가 직면한 새로운 위험 요소들에 대응하기 위해 탄생했습니다.

이 인증을 받은 정수기는 마치 가족의 건강을 지키는 방패와도 같습니다. 매일 마시는 물 한 잔 속에서, 보이지 않는 위협을 걸러내고 깨끗하고 안전한 물만을 남겨줍니다.

NSF/ANSI 401은 단순히 기술의 진보를 말하는 것이 아닙니다. 이는 우리가 더 안전하고 건강한 미래를 향해 나아가는 첫걸음입니다. 오늘, 깨끗한 물을 넘어선 현대적 안전의 기준을 경험해보세요.

수돗물에 약이 들어있다? 보이지 않는 위험의 시작

"깨끗한 물을 마시고 있다고요? 정말 확실하신가요?"

2008년, 미국 AP통신의 한 보도가 대중을 충격에 빠뜨렸습니다. 수돗물에서 진통제, 항생제, 호르몬제 같은 처방약 성분이 검출됐다는 사실이 공개된 겁니다

◆ **수돗물의 불편한 진실 : 우리가 매일 마시는 물**

보도 이후 사람들의 반응은 충격적이었습니다. "어떻게 이런 일이 가능하지?", "맑고 깨끗해 보였던 수돗물에서 약물 성분이라니!"

과학자들은 경고했습니다. 신종 오염 물질의 농도는 매우 낮지만, 장기간 노출 시 신경계와 내분비계에 치명적인 영향을 미칠 수 있다고요.

◆ 기존 정수 시스템, 더 이상 믿을 수 없다

문제는 기존 정수 시스템으로는 이 물질들을 걸러낼 수 없다는 사실이었습니다. 이제 단순히 깨끗한 물이 아니라, 건강을 위협하는 미세한 위험까지 제거하는 물이 필요하다는 목소리가 커졌습니다.

◆ NSF/ANSI 401 표준 : 물의 안전을 새롭게 정의하다

이러한 문제를 해결하기 위해, 새로운 정수기 성능 기준인 NSF/ANSI 401 표준이 등장하게 되었죠. 이 표준은 수돗물 속 신종 오염 물질을 얼마나 효과적으로 제거할 수 있는지 평가합니다.

미세플라스틱과 NSF/ANSI 401
- 당신이 마시는 물은 정말 안전합니까?

최근 뉴스에서 들려오는 미세플라스틱 이야기는 우리를 깜짝 놀라게 합니다. 눈에도 보이지 않는 작은 플라스틱 조각들이 우리가 매일 마시는 물과 음식, 심지어 공기 속에 들어있다고 하면 어떤 기분이 드시나요?

이 작은 침입자들은 단순한 불청객이 아닙니다. 면역 교란, 호르몬 장애, 심혈관 질환 같은 심각한 문제를 유발할 수 있는 신종 오염물질이죠.

여기서 중요한 역할을 하는 것이 바로 NSF/ANSI 401 표준입니다. 이 표준은 우리의 물 속에 숨은 보이지 않는 위협, 미세플라스틱을 포함한 신종 오염물질을 제거하는 강력한 방패입니다.

◆ 미세플라스틱이란?

미세플라스틱은 크기가 5mm 이하로 너무 작아 눈에 잘 보이지 않지만, 그 영향만큼은 결코 작지 않습니다. 매일 우리가 마시는 물, 먹는 음식, 숨쉬는 공기 속에 숨어 있는 이 작은 조각들은 어디에서 비롯된 걸까요?

- **플라스틱의 분해** : 페트병, 비닐봉투 같은 플라스틱 제품은 시간이 지나면서 조각나고 부서져 미세플라스틱으로 변합니다.
- **세탁 과정의 흔적** : 폴리에스터, 나일론 같은 합성섬유는 세탁 과정에서 미세한 섬유 조각으로 방출됩니다. 우리의 옷장에서 시작된 미세 조각이 물길을 따라 퍼져나갑니다.
- **화장품 속 숨은 알갱이** : 스크럽 제품에 사용되는 작은 플라스틱 알갱이처럼, 의도적으로 첨가된 미세플라스틱도 문제의 일부입니다.

이 작은 입자들은 하수 처리 시설을 쉽게 빠져나가 자연 속으로 스며듭니다. 결국 하천과 바다를 오염시키고, 그 오염은 우리가 마시는 물 한 잔으로 다시 돌아오죠.

"미세한 크기지만, 영향을 주는 범위는 결코 미세하지 않은 미세플라스틱."

이 보이지 않는 침입자는 우리의 환경과 건강을 조용히 위협하고 있습니다. 작은 조각 하나가 던지는 큰 파문, 이제는 그 실체를 주목해야 할 때입니다.

◆ 미세플라스틱, 우리 몸에 스며드는 보이지 않는 위협

맑아 보이는 물, 맛있는 음식, 깨끗한 공기. 하지만 그 속에 미세플라스틱이라는 보이지 않는 작은 위협이 숨어있다면 어떨까요? 크기는 작아도, 이들의 영향은 결코 작지 않습니다. 우리의 몸과 건강에 미치는 영향을 한번 들여다볼까요?

1. 우리 몸에 슬며시 들어오는 침입자

당신이 물을 마시는 순간, 맛있는 음식을 즐기는 순간, 심지어 깊게 숨을 들이쉴 때조차 미세플라스틱은 보이지 않는 틈을 타 우리 몸속으로 슬며시 스며듭니다.

이 작은 입자들은 눈에 보이지 않지만, 체내에 들어오면 조용히 영향을 미칩니다. 혈관을 따라 흐르고 장기에 스며들며, 염증 반응을 일으키거나 세포를 손상시킬 수도 있죠. 이 작은 입자 하나가 시간이 지나며 우리 건강에 미묘한 흔적을 남깁니다.

"보이지 않아 더 무서운 침입자."

미세플라스틱은 단순한 환경 문제가 아닙니다. 우리 몸속으로 들어와 조용히 흔적을 남기며, 건강에 알 수 없는 영향을 끼치는 현대사회의 새로운 위협입니다. 작은 조각 하나가 던지는 경고의 파장을 더 이상 외면하지 않아야 할 때입니다.

2. 유독한 짐을 실은 미세플라스틱

미세플라스틱 자체도 위험하지만, 그것이 단순히 작은 플라스틱 조각에 그친다면 문제는 덜 심각했을지 모릅니다. 그러나 이 작은 입자들은 비스페놀 A(BPA), 프탈레이트 같은 유해 화학물질을 짐처럼 싣고 다니며, 우리 몸속에 들어와 치명적인 영향을 끼칠 수 있습니다.

이 화학물질들은 내분비계를 교란해 우리의 성장과 생식 건강에 영향을 미칠 뿐 아니라, 뇌와 신경 시스템까지도 위협합니다. 한마디로, 외부에서 보기엔 단순히 작은 플라스틱 조각에 불과하지만, 내부에 들어온 순간 독소라는 폭탄을 터뜨리는 역할을 하는 셈입니다.

마치 작은 트로이 목마(Trojan Horse)처럼, 미세플라스틱은 우리 몸속 깊이 들어와 독소를 방출하며, 건강에 치명적인 혼란을 일으킬 가능성을 감추고 있습니다.

"겉으로는 작고 무해해 보이는 침입자, 하지만 그 속은 또 다른 이야기."

미세플라스틱은 그 자체로도 문제이지만, 실은 유독한 화학물질을 동반하는 현대사회의 가장 위험한 짐꾼입니다. 눈에 보이지 않는 이 작은 조각들이 우리의 몸속에서 어떤 파장을 일으킬지 주목해야 할 때입니다.

3. 면역 체계의 경고 알람

우리 몸의 면역 체계는 미세플라스틱을 침입자로 인식합니다. 낯선 이방인의 등장에 경계 태세를 갖추고, 면역 세포들은 이를 제거하기 위해 전투를 시작하죠. 그러나 이 과정은 단순한 방어전이 아닙니다. 전투가 벌어지는 동안 염증 반응이 동반되며, 몸 안에 작지 않은 흔적을 남깁니다.

문제는 미세플라스틱이 끊임없이 몸속으로 들어올 때입니다. 면역 체계는 계속해서 경고를 울리지만, 알람이 멈추지 않는다면? 이로 인해 염증이 만성화되고, 이는 심혈관 질환, 대사 이상, 심지어 암까지도 유발할 수 있는 심각한 상황으로 이어질 수 있습니다.

"미세플라스틱은 끊임없이 울리는 알람 시계와 같습니다."

처음에는 이 알람이 경각심을 일깨우는 역할을 할지 모르지만, 시간이 지날수록 멈추지 않는 경고음은 몸에 치명적인 스트레스와 혼란을 안깁니다. 작고 보이지 않는 침입자가 우리 몸속에서 만들어내는 이 거대한 혼란을 더 이상 방치할 수는 없습니다.

4. 세포를 손상시키는 작은 돌멩이

최신 연구에 따르면, 미세플라스틱은 단순히 몸속에 머무르는 침입자가 아닙니다. 이 작은 조각들은 세포막을 물리적으로 손상시키고, 세포의 기능을 방해하는 적극적인 파괴자로 작용할 수 있습니다.

비유하자면, 미세플라스틱은 세포막 위를 계속 긁어대는 작은 돌멩이와 같습니다. 그 돌멩이는 작지만, 세포를 점차 지치게 하고 약화시킵니다. 처음에는 세포가 이를 견디려 노력하지만, 시간이 지나면 결국 손상되고 망가질 위험이 커지죠.

"눈에 보이지 않는 작은 조각이 우리 몸속에서 거대한 혼란을 일으킨다."

미세플라스틱은 우리가 상상하는 것보다 더 가까이, 더 깊숙이 들어와 있습니다. 이 작은 돌멩이들이 세포를 괴롭히고 약화시키며 만들어내는 건강의 파장을 외면할 수 없는 이유입니다.

5. 장 속 생태계의 혼란

우리 몸의 장은 단순히 소화를 책임지는 기관이 아닙니다. 수조억 개의 미생물이 조화를 이루며 우리의 면역력, 소화, 심지어 기분까지 관리하는 하나의 평화로운 생태계입니다. 그런데 이 평화를 깨뜨리는 작고도 강력한 방해꾼이 있습니다. 바로 미세플라스틱입니다.

이 작은 조각들은 장내 미생물들의 균형을 뒤흔들어 소화 불량을 일으키고, 면역력을 떨어뜨리며, 만성 염증을 유발합니다. 비유하자면, 미세플라스틱은 장 속에 몰래 들어와 마을을 어지럽히는 방해꾼과 같습니다. 질서를 유지하던 미생물들이 혼란에 빠지고, 그 여파는 장을 넘어 몸 전체로 퍼져나갑니다.

미세플라스틱은 단순히 물 속에 머무르지 않습니다. 우리의 몸속 깊은 곳까지 침투해 건강의 중심을 뒤흔듭니다. 이 작은 조각들이 불러일으키는 파장을 멈추기 위해, 깨끗한 물과 환경을 위한 선택이 그 어느 때보다 중요합니다.

이제 우리의 선택이 미래를 바꿉니다. 미세플라스틱을 제거할 수 있는 안전한 정수 시스템과 환경 친화적인 실천이 건강한 몸과 지속 가능한 지구를 위한 열쇠가 될 것입니다.

◆ 미세플라스틱, 왜 우리가 걱정해야 할까요?

우리가 매일 마시는 물, 숨 쉬는 공기, 먹는 음식 속에 눈에 보이지 않는 작은 적, 미세플라스틱이 숨어 있습니다. 작고 보이지 않는다고 해서 무시할 수는 없습니다. 미세플라스틱은 이미 우리 삶 곳곳에 스며들어 있으며, 장기적으로 우리의 건강과 미래를 위협할 수 있습니다. 그 이유를 한 번 살펴볼까요?

1. 누구도 피할 수 없는 침입자

미세플라스틱은 이제 지구의 구석구석에 스며들어 있습니다. 북극의 얼음 속에서도, 심해의 어둠 속에서도, 우리가 매일 사용하는 물, 음식, 공기 속에서도 발견됩니다. 그것은 우리가 의식하지 못하는 사이, 우리 일상의 일부가 되어버렸습니다.

비유하자면, 미세플라스틱은 마치 보이지 않는 먼지처럼 전 세계를 뒤덮고 있습니다. 그 먼지는 어디에나 존재하며, 아무리 조심하려 해도 완벽히 피할 수 없는 침입자입니다. 우리가 숨을 쉬고, 물을 마시고, 음식을 먹는 순간마다 우리의 삶에 스며들고 있죠.

"이제는 선택의 문제입니다."

미세플라스틱은 단순히 자연 속에 머무르지 않습니다. 우리 몸과 환경을 잠식하며 눈에 보이지 않는 위협으로 자리 잡았습니다. 그러나 깨끗한 물을 위한 안전한 정수 시스템과 환경을 보호하기 위한 작은 실천은 이러한 침입자에 맞설 수 있는 우리의 방패가 될 수 있습니다.

피할 수 없다면, 대처해야 합니다. 지금 우리가 내리는 선택이 건강과 지구의 미래를 바꿀 것입니다.

2. 사라지지 않는 흔적, 누적되는 효과

미세플라스틱은 단 한 번의 노출로는 큰 문제가 없어 보일지도 모릅니다. 하지만 이 작은 조각들은 시간이 지날수록 우리 몸에 자리 잡고 쌓이기 시작합니다. 그리고 그 흔적은 우리가 느끼지 못하는 사이, 점점 더 깊이 스며들어 건강에 치명적인 영향을 미칠 가능성을 키웁니다.

비유하자면, 미세플라스틱은 몸속에 들어와 떠나지 않는 고요한 불청객과도 같습니다. 이 불청객은 아무런 말도 하지 않고 자리를 차지하며, 긴 세월 동안 우리 몸을 피로하게 만들고 균형을 깨뜨립니다. 설상가상으로, 우리 생명이 끝나도 미세플라스틱은 250년 동안 남아 지구를 잠식할 것입니다.

미세플라스틱의 누적 효과는 우리 개인의 건강을 넘어 환경 전체에 영향을 미칩니다. 하지만 우리는 이러한 침입자에 맞설 수 있습니다. 정수 시스템과 환경 친화적인 선택으로 미세플라스틱의 흔적을 최소화하고, 지구와 우리의 몸을 보호하는 길을 열어야 합니다.

3. 미래 세대를 위한 경고

미세플라스틱은 단지 오늘의 문제가 아닙니다. 이 작은 조각들은 물, 공기, 토양에 스며들어 세대를 넘어 영향을 미칩니다. 우리가 오늘 행동하지 않는다면, 미세플라스틱은 우리의 후손들에게 풀기 어려운 숙제로 남게 될 것입니다.

비유하자면, 미세플라스틱은 마치 우리가 후손에게 남긴 치우지 않은 쓰레기와 같습니다. 작고 눈에 보이지 않아 무심히 넘길 수 있지만, 시간이 지나면 그것들은 거대한 더미가 되어 미래 세대의 발목을 붙잡는 무거운 짐이 됩니다.

"지금의 선택이 미래를 바꿉니다."

이제는 선택의 순간입니다. 우리가 미세플라스틱 문제를 무시한다면, 그 대가는 고스란히 다음 세대에게 전가될 것입니다. 하지만 지금부터 환경을 위한 작은 변화와 행동을 시작한다면, 후손들에게 더 깨끗하고 건강한 지구를 선물할 수 있습니다.

미래 세대를 위해 우리가 해야 할 일은 명확합니다. 미세플라스틱을 줄이고, 환경과 물의 순환을 보호하는 책임 있는 선택을 실천하는 것입니다. 우리의 오늘이 그들의 내일을 밝게 비출 수 있습니다.

피 속에 플라스틱? 보이지 않는 위협이 드러나다

2022년, 전 세계를 충격에 빠뜨린 연구 결과가 네덜란드에서 발표되었습니다. "우리의 혈액 속에서 미세플라스틱이 발견됐다."
언뜻 상상도 하기 어려운 이 사실은 우리가 매일 사용하는 플라스틱 제품이 결국 우리 몸 안으로 침투해 혈액을 타고 떠돌고 있다는 것을 처음으로 입증한 순간이었습니다.

◆ 당신의 피 속엔 무엇이 흐르고 있을까요?

암스테르담 자유대학교(VU Amsterdam)의 연구진은 22명의 혈액 샘플을 분석했고, 80% 이상의 샘플에서 미세플라스틱이 발견되었습니다.

가장 흔히 검출된 것은 우리가 흔히 사용하는 페트병 플라스틱(PET)과 스티로폼의 주성분인 폴리스타이렌이었습니다.

이 플라스틱 입자들은 우리가 매일 쓰고 버린 플라스틱 제품이 마치 순환의 법칙처럼 다시 우리 몸으로 돌아온 것입니다.

◆ 피 속을 떠도는 플라스틱, 그 끝은 어디일까요?

연구진은 이 미세플라스틱이 혈액을 통해 몸 전체를 순환하며, 장기나 조직에 축적될 가능성을 경고했습니다.

우리가 마시는 물, 먹는 음식, 들이마시는 공기 속에 있는 미세플라스틱이 단순히 몸 밖으로 배출되지 않고, 우리 몸 깊숙이 침투하고 있다는 뜻입니다.

◆ 우리가 만든 플라스틱, 결국 우리 몸으로 돌아왔다

플라스틱은 더 이상 물건 속에만 머물지 않습니다. 이제는 우리의 혈액 속, 나아가 우리 세포와 조직 안으로 침투하기 시작했습니다. .

이제는 플라스틱 소비를 줄이는 것만으로는 부족합니다. 매일 마시는 물 속에 들어있는 미세플라스틱을 제거하는 것이 시급합니다. NSF/ANSI 401 표준은 바로 이 문제를 해결하기 위한 강력한 도구입니다.

◆ 작은 변화가 큰 차이를 만듭니다

오늘부터 플라스틱에 무관심했던 일상에 변화를 시작하세요. 미세플라스틱 없는 물을 선택하면서 우리 몸과 환경을 지킬 수 있는 작은 변화를 만들어보세요.

"피 속까지 침투한 플라스틱, 여전히 무심히 넘길 수 있습니까?" 이제는 우리의 건강과 미래를 위한 선택이 필요한 때입니다. "플라스틱에 지배당하지 않는 삶, 지금 시작하세요."

33

압축 활성탄 필터
: 좋은 물을 위한 선택이 아닌 필수

우리가 매일 마시는 물 한 잔. 이 단순한 행위가 얼마나 큰 변화를 가져올 수 있을까요? 깨끗하고 건강한 물은 단순히 갈증을 해소하는 것을 넘어, 우리 몸과 마음을 치유하는 첫걸음이 됩니다.

하지만, 우리가 마시는 물은 정말 깨끗할까요? "눈에 보이는 맑음"만으로는 모든 걸 판단할 수 없습니다. 진짜 깨끗한 물을 위해 필요한 것이 바로 압축 활성탄 필터입니다.

✏️ 물을 정화하는 두 가지 접근법, 당신이라면 어떤 것을 선택하시겠습니까?

첫 번째는 스펀지와 같은 단순한 방식입니다. 일반 활성탄 필터는 물 속의 염소 냄새와 일부 화학물질을 제거하는 데 탁월합니다. 그러나 이 스펀지의 구멍이 너무 크다면? 작은 입자, 미세플라스틱, 심지어 세균까지도 쉽게 빠져나갈 수 있습니다. 겉으로는 맑아 보이지만, 그 안에는 여전히 눈에 보이지 않는 위험이 숨어있을지 모릅니다.

비유하자면, 일반 활성탄 필터는 성긴 그물과 같습니다. 큰 고기는 잡아내지만, 작은 고기는 유유히 빠져나가는 모습처럼요.

이제 두 번째 선택, 정교한 체를 만나보세요. 압축 활성탄 필터는 단순히 스펀지를 넘어 정밀함의 영역으로 들어섭니다. 압축된 활성탄 입자는 아주 정교하고 촘촘하게 설계된 체처럼 물 속의 염소, 중금속, 미세플라스틱, 심지어 병원성 미생물까지도 놓치지 않습니다.

물이 필터를 통과하는 동안, 모든 불순물이 걸러지고 남는 것은 진짜 깨끗하고 상쾌한 물 한 잔뿐입니다. 비유하자면, 이 필터는 완벽한 요리사가 재료의 불순물을 제거하고 깔끔하고 순수한 맛을 완성하는 과정과도 같습니다.

결과는 명확합니다. "눈에 보이는 맑음 그 이상"

압축 활성탄 필터는 단순히 물을 정화하는 것이 아니라, 우리 몸과 마음에 신뢰를 제공합니다. 맑음, 안전함, 그리고 부드러운 물맛.

📝 압축이 만드는 진짜 깨끗함
- 물, 그 이상의 이야기

물은 단순히 투명해 보인다고 해서 안전한 것은 아닙니다. 물 속에는 눈에 보이지 않는 불청객들이 숨어 있을 수 있죠. 그리고 이들의 제거 여부는 필터의 설계와 작동 방식에 달려 있습니다. 여기서 압축의 차이가 빛을 발합니다.

1. 일반 필터 : 빠르지만 허점이 있는 정화

일반 활성탄 필터는 물이 빠르게 통과하도록 설계되어 있습니다. 속도는 빠르지만, 물과 필터 입자 간의 접촉 시간이 짧아 미세한 오염 물질을 놓칠 가능성이 큽니다.

마치 구멍이 큰 체로 쌀을 헹굴 때, 눈에 보이지 않는 이물질이 함께 빠져나가는 것처럼, 물은 깨끗해 보일지 몰라도 완전히 안전하지는 않을 수 있습니다.

2. 압축 필터 : 조밀하게 설계된 정밀함

반면 압축 활성탄 필터는 물이 매우 조밀한 통로를 천천히 지나가도록 설계되었습니다. 이 과정은 단순히 물을 통과시키는 것이 아니라, 필터 입자와 물이 충분히 상호작용하면서 오염 물질을 효과적으로 제거합니다.

비유하자면, 압축 필터는 마치 정밀하게 짜인 고급 체로 쌀을 씻는 과정과 같습니다. 더 작은 이물질까지 걸러내어 완벽한 정화를 이뤄내죠.

"물이 더 이상 그냥 물이 아닙니다." 압축의 기술이 담긴 한 잔의 물은 건강을 지키는 최전선에서 활약하는 조력자입니다.

📝 유지 관리
- 더 오래, 더 믿음직스럽게

시간은 모든 것에 흔적을 남기지만, 그 흔적이 얼마나 남느냐는 관리의 차이에 달려 있습니다. 일반 활성탄 필터는 사용 시간이 지남에 따라 오염물질이 점차 쌓이며 성능이 서서히 저하됩니다. 초기에는 괜찮아 보이지만, 시간이 지나면 필터가 제 역할을 다하지 못할 수도 있죠.

1. 일반 필터 : 금방 지치는 일꾼

일반 활성탄 필터는 마치 간단한 종이 커피 필터와 같습니다. 물을 걸러내기는 하지만, 시간이 지나면서 미세한 가루나 기름 같은 복잡한 찌꺼기를 완벽히 걸러내지 못합니다. 결국 필터 자체가 부담을 느끼고 그 성능은 한계를 드러냅니다.

2. 압축 필터 : 끈기 있는 전문가

압축 활성탄 필터는 단단하고 견고한 구조로 만들어져, 더 긴 시간 동안 안정적으로 작동합니다. 이것은 마치 고급 메탈 커피 필터와도 같습니다. 커피의 깊은 풍미는 남기면서도, 모든 미세한 찌꺼기까지 완벽히 걸러내는 전문가의 솜씨를 보여주는 필터처럼요.

압축 활성탄 필터는 단순히 더 오래 쓸 수 있는 것뿐만 아니라, 끝까지 높은 정화 성능을 유지합니다.

📝 압축 활성탄 필터를 선택해야 하는 이유
- 물 한 잔의 가치

우리가 매일 마시는 물 한 잔, 그 물 한 잔이 우리의 건강과 삶의 질을 결정짓는 중요한 요소라는 걸 알고 계셨나요? 압축 활성탄 필터는 단순한 정수기를 넘어, 물을 진정한 생명수로 변신시키는 최첨단 기술입니다.

1. 더 깨끗한 물 : "눈에 보이지 않는 적까지 제거하다"

압축 활성탄 필터는 단순히 물을 맑게 보이는 데 그치지 않습니다. 눈에 보이지 않는 작은 입자, 불쾌한 염소 냄새, 그리고 맛을 망치는 요소들까지 하나도 놓치지 않고 걸러냅니다.

이 필터는 마치 최고의 요리사가 원재료의 미세한 결함까지 찾아내고 제거하여, 맛의 정수를 끌어내는 과정과도 같습니다. 단순히 음료가 아닌 경험으로서의 물을 만들어내는 것이죠.

2. 더 안전한 물 : "건강을 위협하는 모든 것을 차단하다"

미세플라스틱, 중금속, 병원성 미생물. 이 모든 위험 요소를 제거하며, 압축 활성탄 필터는 단순히 맑은 물이 아닌, 안전한 물을 제공합니다.

압축 활성탄 필터는 물 속에서 위험 요소를 찾아내 제거하는 작은 경호원처럼 작동합니다. 물 한 방울 한 방울을 철저히 검사하며, 미세한 위협조차 놓치지 않습니다.

3. 더 맛있는 물 : "맑음의 신선함을 느끼다"

깨끗하게 정화된 물은 그 자체로도 상쾌한 맛을 선사합니다. 불필요한 냄새나 맛을 없애고, 물 본연의 신선함을 그대로 살려냅니다. 이 필터는 마치 자연의 샘에서 바로 떠온 듯한 맑고 청량한 물을 만들어줍니다.

4. 더 경제적인 선택 : "효율성과 품질의 만남"

압축 활성탄 필터는 오랜 수명과 일관된 성능을 자랑합니다. 교체 주기가 길어 관리 비용이 적게 들며, 장기적으로 더 경제적이고 효율적인 선택이 됩니다.

이 필터는 오래도록 신뢰할 수 있는 성능 좋은 동반자와도 같습니다.

재난 속 희망의 물 한 잔 : 태국 홍수와 OOOO의 기적

2011년, 태국은 한 세기 만에 최악의 홍수를 겪었습니다. 약 6개월간 지속된 홍수는 800만 명 이상의 국민들에게 피해를 입혔습니다. 물은 모든 것을 삼켰습니다-길을, 집을, 삶의 터전을. 그러나 그보다 더 치명적인 위협은 바로 "흙탕물"이었습니다. 마실 수 있는 물을 구하는 것은 거의 불가능했고, 많은 지역에서는 심각한 물 부족과 오염 문제가 발생했습니다.

이 암울한 상황에서 등장한 것이 바로 A사의 이 가정용 정수기이었습니다. 이 정수기는 단순한 가정용 정수기가 아니라, 홍수 속에서 생명을 지키는 구원자였습니다. 일반적인 정수기가 단순히 수돗물의 불순물을 걸러주는 수준이라면, 이 정수기는 오염도가 극심한 흙탕물조차 음용 가능한 물로 바꾸는 놀라운 기술력을 자랑했습니다.

◆ 흙탕물을 마실 수 있는 물로 : ○○○○의 기술력

홍수 당시 태국의 많은 지역에서는 물이 전부 오염되었습니다. 수로가 범람하면서 폐기물, 중금속, 박테리아, 심지어 바이러스까지 물에 섞여 들었고, 물 속의 오염물질 농도는 상상 이상이었습니다. 이 상태에서 물을 그대로 마시는 것은 심각한 질병을 유발할 수 있었습니다.

그런데 이 정수기는 이 모든 문제를 해결해냈습니다.

- 압축 활성탄 필터 기술 : 이 정수기에 적용된 특허받은 압축 활성탄 필터는 물 속의 오염물질, 중금속, 농약, 화학물질을 효과적으로 걸러냈습니다. 특히, 일반 정수기로는 걸러낼 수 없는 극미세 입자까지 제거하며, 물의 맛과 냄새까지 개선하였습니다.

- 자외선(UV) 살균 기술 : 압축 활성탄 필터로 정제된 물은 이 정수기에 장착된 UV 기술을 통해 박테리아와 바이러스를 99.99% 제거하였습니다. 이는 단순히 물을 깨끗하게 하는 것을 넘어, 오염된 물 속 병원성 미생물을 완전히 무력화시켰습니다.

- 즉각적 정화 능력 : 이것은 설치된 즉시 오염된 물을 음용 가능한 물로 바꿔주었습니다. 수백 리터의 흙탕물도 몇 분 만에 깨끗하고 안전한 물로 전환되는 과정은 마치 기적과 같았습니다.

◆ 희망을 정수하다 : ○○○○의 역할

A사의 이 정수기는 그 당시 특허받은 압축 활성탄 필터와 자외선(UV) 살균 기술을 결합해 물 속의 140가지 유해 오염물질, 세균, 바이러스를 제거하는 기능을 갖추고 있었습니다. 홍수로 인해 물 속에 포함된 병원성 미생물과 중금속, 화학 물질은 사람들에게 큰 위협이었지만, 이 정수기는 오염된 물을 단 몇 분 만에 깨끗하고 안전한 물로 바꾸는 기적을 보여줬습니다.

A사는 이 정수기를 긴급 구호 물자로 제공하며, 지역사회와 협력해 고통받는 사람들에게 안전한 물을 공급했습니다. 이것이 설치된 지역에서는 오염된 물에 의한 질병

발생률이 현저히 감소했고, 사람들은 더 이상 물 부족과 오염의 두려움에 시달리지 않아도 되었습니다.

◆ 눈물 속 감동 : 물 한 잔의 위력

재난 속에서 생수를 얻는 것이 얼마나 어려운 일인지 경험한 사람들은, 이 정수기로 정화된 물 한 잔이 단순한 음용수 이상의 의미를 지닌다는 것을 알게 되었습니다. 안전하고 좋은 물 한 잔은 단순히 갈증을 해소하는 것이 아니라, 생명을 이어가는 희망의 상징이 되었습니다.

◆ 교훈 : 깨끗한 물의 중요성

태국 홍수 사건은 안전하고 좋은 물의 가치와 이를 지키기 위한 기술의 중요성을 전 세계에 일깨운 계기가 되었습니다. A사의 정수기는 단순한 상업 제품을 넘어, 인류애를 실현하는 도구로 자리 잡았습니다. 이는 단지 물을 정화하는 기계를 넘어, 절망 속에서도 삶의 가능성을 이어주는 희망의 메시지로 기억될 것입니다.

안전하고 좋은 물은 단순한 편의가 아닌 생존의 기본 조건입니다. 태국 홍수에서 보여준 A사의 정수기는 재난 상황에서 기술이 어떻게 사람들에게 실질적인 도움을 줄 수 있는지, 그리고 왜 모든 사람이 안전하고 좋은 물에 접근할 권리를 가져야 하는지 다시 한번 생각하게 합니다.

"재난은 끝났지만, 좋은 물의 이야기는 계속됩니다"

에필로그

"물 한 잔, 삶을 바꾸는 이야기"

처음 이 책을 쓰기로 마음먹었을 때, 저는 물이 '의학'이나 '건강' 분야에서 이렇게까지 중요한 자리를 차지하고 있다는 사실에 충격을 받았습니다. '단순히 목마름을 달래는 음료일 뿐인데, 정말 그렇게까지 대단한 영향이 있을까?' 하고 의심부터 들었던 게 솔직한 심정이었죠. 하지만 오랜 시간 연구하며, 다양한 임상 사례를 수집하고, 직접 몸으로 실천해보니 결국 하나의 결론에 다다르게 됐습니다. "물이야말로 우리 삶을 지탱해주는 가장 기본이자 핵심 요소다."

제가 이 책을 쓰게 된 이유는 바로 그 깨달음을 더 많은 분들과 나누고 싶었기 때문입니다. 환자분들 중에는 만성탈수로 인해 고혈압이나 당뇨, 우울증까지 겪으면서도, 정작 수분 섭취가 부족하다는 사실을 꿈에도 모르시는 경우가 너무 많았습니다. 갈증을 느낄 때만 겨우 물을 찾거나, 목이 마르지 않으면 굳이 물 한 잔도 챙기지 않는 습관이 얼마나 무서운 결과를 낳는지, 그분들과 함께 몸소 체험하면서 저 역시 큰 책임감을 느끼게 되었죠.

처음에는 '단순히 물만 많이 마시면 되나?'라고 생각하기 쉬웠지만, 실제로는 '어떤 물을 어떻게 마셔야 하는가'라는 점이 훨씬 더 중요했습니다. 좋은 물은 단순히 맑아 보이는 물이 아니라, 우리 몸을 안전하고 건강하게 유지할 수 있도록 필요한 영양소와 미네랄이 갖춰져 있고, 유해물질은 철저하게 거른 물이라는 사실을 알게 되었죠.

물론 이 책이 모든 병을 단숨에 해결해줄 묘약이라는 뜻은 아닙니다. 다만, 우리가 너무 오랫동안 당연하게 여겨왔던 '물'에 대해 다시 한 번 생각해보고, 작은 습관을 고침으로써 질병과 고통을 줄이고 삶의 질을 높일 수 있다는 점을 강조하고 싶었습니다. 만성탈수로 인해 고통받던 분들이 물 한 잔을 꾸준히 마시는 생활습관을 들이고, 확연하게 달라진 몸 상태를 기뻐하는 모습을 볼 때마다, 제가 이 책을 쓴 보람을 온전히 느끼곤 합니다.

이 책이 저마다의 일상으로 흘러들어가 '물이니까 뭐 어떻겠어?' 하고 지나쳤던 작은 행동들을 바꾸는 계기가 된다면, 저는 더 바랄 것이 없겠습니다. 갈증과 질병 사이를 잇는 미묘하고도 강력한 고리를 풀어내는 열쇠가, 사실은 늘 가까이에 있었다는 걸 깨닫는 순간-그것이야말로 이 책이 여러분께 드리고 싶은 가장 큰 선물일 테니까요.

오늘도 '좋은 물'을 향해 손을 뻗어주세요.
그리고 그 한 잔을 마시며, 우리 몸이 보내는 미묘한 변화와 평온함을 느껴보시길 바랍니다. 여러분의 내일이 훨씬 더 가볍고 건강해지는, "물 한 잔, 삶을 바꾸는 이야기"가 오롯이 완성되길 진심으로 바랍니다.

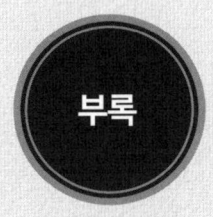

부록

1. 좋은 물 섭취를 위한 체크리스트

2. 히스타민 증후군
   : 일상 속 숨겨진 건강 신호를 이해하다

3. 귀에서 들리는 신호, 이명
   : 당신의 몸이 보내는 작은 SOS

4. 알칼리 이온수기의 필터
   : 정말 건강에 좋은 물을 만들까?

5. 담석을 멀리하는 똑똑한 식탁
   : 간과 담낭을 위한 건강한 선택

6. 칼륨 함량이 높은 채소와 과일

7. 속쓰림의 진짜 얼굴
   : 위산 과다일까, 약해진 방어막일까?

8. 듀폰과 과불화화합물
   : 강과 대지에 새겨진 독성의 유산

부록 1

좋은 물 섭취를 위한 체크리스트
: 지금 당신의 물 마시기 습관은 건강한가요?

물을 잘 마시고 있는지 점검하기 위해, 단순한 "마셨다/안 마셨다"의 확인을 넘어 스스로의 습관을 돌아볼 수 있는 구체적이고 세분화된 질문들을 준비했습니다. 이 체크리스트를 통해 물과 건강의 연결고리를 다시 한번 생각해보세요.

1. 나는 물의 품질에 대해 얼마나 신경 쓰고 있나요?

① 물을 선택할 때, 미네랄 함유 여부를 확인한 적이 있나요? "그냥 깨끗해 보이면 괜찮겠지?"라고 생각했던 적은 없으신가요? 좋은 물은 칼슘, 마그네슘 등 우리 몸에 필요한 미네랄을 함유하고 있어야 합니다.

② 물을 선택할 때 pH 수치를 고려하나요? 약알칼리성 물이 몸의 균형을 유지하는 데 적합합니다. "내가 마시는 물의 pH는 몇일까?" 확인해보세요.

③ 물을 끓이거나 정수했을 때, 여과 기능이 미네랄까지 제거하지 않는지 확인했나요? 너무 깨끗한 물이 건강에 부정적인 영향을

줄 수 있다는 점을 알고 계신가요?

2. 나는 하루 동안 충분한 물을 섭취하고 있나요?

① 하루에 2리터 이상의 물을 꾸준히 마시고 있나요? "몇 잔을 마셨는지 기억조차 나지 않는다"면 체크해볼 필요가 있습니다. 자신의 몸무게와 활동량에 따라 필요한 수분량을 계산해보세요.

② 내가 물을 마시는 기준은 '갈증을 느낄 때만'인가요? 갈증은 이미 탈수가 시작되었다는 신호입니다. 갈증을 느끼기 전에 물을 마셔야 합니다.

③ 물을 규칙적으로 마시기 위해 알람을 설정한 적이 있나요? 의식적으로 물을 마시기 위한 노력을 하고 있나요?

3. 나는 물을 건강한 방법으로 마시고 있나요?

① 하루 중 물을 마시는 가장 첫 순간은 언제인가요? "아침 기상 직후 물 한 잔으로 하루를 시작하고 있나요?" 아침 물 한 잔은 장운동을 활성화하고 몸을 깨우는 데 필수입니다.

② 식사 전후에 물을 어떻게 마시고 있나요? "식사 도중에 물을 너무 많이 마시거나 전혀 마시지 않는 건 아닌가요?" 식사 30분 전에 물을 마시면 소화가 잘되고 과식을 예방할 수 있습니다.

③ 운동 후 물을 충분히 보충하고 있나요? 땀으로 잃어버린 전해질까지 생각하며 물을 마시고 있나요? 필요한 경우 미네랄이 보충된 물을 선택하세요.

4. 나는 물의 필요성을 잊고 있지 않나요?

① 물병을 항상 휴대하며 수분 섭취를 신경 쓰고 있나요? "한 번도 물병을 들고 다닌 적이 없다면?" 이 질문을 심각하게 받아들여야 할 때입니다.

② 하루 동안 마신 물의 양을 기록한 적이 있나요? 정확한 기록이 당신의 건강을 바꿀 수 있습니다. 스마트폰 앱이나 간단한 메모장을 활용해보세요.

③ 물을 마시는 시간이 일관적이고 규칙적인가요? 물을 마시는 타이밍이 중요합니다. 매일 같은 시간에 마시는 습관을 들여보세요.

5. 나는 다른 음료보다 물을 우선시하고 있나요?

① 카페인이 들어간 커피나 탄산음료 대신 물을 선택하고 있나요? "물을 마시기보다는 음료로 대신하고 있나요?" 커피와 탄산음료는 수분 섭취를 방해하고 탈수를 유발할 수 있습니다.

② 물에 민트, 레몬, 오이 같은 자연 재료를 넣어 마셔본 적이 있나요? 단조로운 물 맛을 바꿔 재미있게 물을 마시는 방법을 시도해보세요.

6. 나는 물의 치유력을 제대로 활용하고 있나요?

① 물을 마신 후 몸이 가볍고 상쾌한 느낌을 받나요? 물이 몸에 주는 변화를 느껴보세요. 물 한 잔으로도 피로가 덜어질 수 있습니다.

② 물을 마시는 것이 몸의 활력을 높이는 방법임을 알고 있나요? "물을 잘 마시는 것이 건강 유지의 기본"임을 인식하고 있나요? 물 한 잔은

단순히 갈증 해소를 넘어, 세포의 재생과 몸의 균형을 돕는 강력한 도구입니다.

7. 나는 물 마시기를 생활 습관으로 만들었나요?

① 스스로를 위한 물 마시기 목표를 세워본 적이 있나요? "오늘 2리터 마시기" 같은 작은 목표도 큰 변화를 만듭니다. 스스로 동기 부여를 하며 건강한 습관을 만들어 보세요.

② 가족이나 친구에게 물 마시기의 중요성을 알려본 적이 있나요? 함께 실천하면 더 쉽게 좋은 습관을 만들 수 있습니다.

부록 2

히스타민 증후군
: 일상 속 숨겨진 건강 신호를 이해하다

이 글에서는 많은 사람들이 잘 모르지만 일상생활에 큰 영향을 미칠 수 있는 히스타민 증후군에 대해 이야기해보려고 합니다. 건강을 지키기 위해 꼭 알아야 할 이 주제, 함께 살펴보실까요?

◆ 히스타민이란 무엇인가요?

히스타민은 우리 몸에서 자연스럽게 생성되는 화학 물질로, 면역 반응, 소화, 신경 전달 등 다양한 생리적 과정에 중요한 역할을 합니다. 예를 들어, 알레르기 반응 시 히스타민이 분비되어 가려움증이나 붓기 같은 증상을 유발하기도 하죠. 적절한 수준의 히스타민은 건강 유지에 필수적이지만, 그 균형이 깨질 때 문제가 발생합니다.

◆ 히스타민 증후군이란?

히스타민 증후군은 체내 히스타민 농도가 과도하게 증가하면서 나타나는 증상들을 말합니다. 이는 주로 다음과 같은 원인에 의해 발생할 수 있습니다.

① **식품 섭취** : 발효된 음식, 숙성된 치즈, 와인 등 히스타민이 풍부한 식품을 과다 섭취할 경우.

② **약물 복용** : 특정 약물이 히스타민 분해를 방해하여 체내 축적을 초래할 수 있습니다.

③ **특정 질환** : 소화기 질환이나 기타 만성 질환이 히스타민 대사에 영향을 미칠 수 있습니다.

④ **만성탈수** : 몸이 위기 상황이라고 판단했을 때 이를 대처하기 위해 분비되는 '경보작동 물질'의 역할을 합니다. 만성탈수 상태가 되면 몸은 수분을 최대한 아끼고, 부족한 물을 필수 장기에 우선적으로 공급하기 위해 히스타민 분비를 늘립니다.

◆ 히스타민 증후군의 주요 증상

히스타민 증후군의 증상은 다양하며, 알레르기 반응과 유사한 면이 많아 혼동될 수 있습니다. 히스타민은 우리 몸에 히스타민 수용체가 있는 세포나 장기에 모두 영향을 미칠 수 있는데, 주요 증상으로는

① **알레르기 증상** : 눈의 가려움, 재채기, 코막힘 등 알레르기 반응이 심해질 수 있습니다. 이는 히스타민이 H1 수용체를 자극하여 혈관을 확장시키고 염증을 유발하기 때문이에요.

② **소화기 문제** : 위산 분비가 증가해 속쓰림이나 소화불량이 생길 수 있습니다. 히스타민이 H2 수용체를 자극하면 위산 분비가 촉진되기 때문입니다.

③ **두통과 편두통** : 히스타민이 뇌의 H1 수용체를 자극하면 혈관이 확장되어 두통이나 편두통이 발생할 수 있습니다.

④ **피부 반응** : 두드러기나 발진이 생기고, 피부가 붉어지거나 부을 수 있습니다. 이는 히스타민이 피부의 H1 수용체를 자극해서 발생합니다.

⑤ **호흡기 문제** : 기관지가 수축하고 염증이 생겨 호흡이 어려워질 수 있습니다. 천식 환자에게는 특히 주의가 필요합니다.

히스타민 수용체란?

히스타민 수용체는 히스타민이 결합하여 신호를 전달하는 장소입니다. 우리 몸에는 H1, H2, H3, H4 네 가지 주요 히스타민 수용체가 있으며, 각각의 수용체는 특정한 장기나 세포에서 다양한 역할을 합니다.

◆ **히스타민 수용체가 있는 주요 장기들**

● *뇌 (중추 신경계)*

H1 수용체 : 뇌에서 H1 수용체는 각성 상태를 유지하고, 수면-각성 주기를 조절하는 데 도움을 줍니다. 예를 들어, 히스타민이 이 수용체에 작용하면 깨어있게 도와줍니다.

H3 수용체 : 주로 뇌에서 발견되며, 히스타민과 다른 신경전달물질의 분비를 조절하는 역할을 합니다. 이는 기억력과 학습 능력에도 영향을 미칠 수 있습니다.

● *위장관*

H2 수용체 : 위에서 H2 수용체는 위산 분비를 촉진합니다. 위산은 소화를 돕고 음식물의 소화를 도와주는 중요한 역할을 하죠. H2 수용체를 차단하는 약물(제산제)은 위산 과다 분비를 줄여 속쓰림이나 소화불량을 완화하는 데 사용됩니다.

- **폐 (호흡기계)**

H1 수용체 : 폐에서 H1 수용체는 기관지의 수축과 염증 반응을 유발할 수 있습니다. 이는 알레르기 반응 시 호흡 곤란이나 천식 증상을 악화시키는 원인이 되기도 합니다. 항히스타민제는 이러한 H1 수용체를 차단하여 증상을 완화시킵니다.

- **피부**

H1 수용체 : 피부에서 H1 수용체는 가려움증, 발진, 두드러기 등의 알레르기 반응을 유발합니다. 히스타민이 이 수용체에 결합하면 혈관이 확장되고 염증이 생기게 되죠. 항히스타민제를 통해 이러한 증상을 완화할 수 있습니다.

- **혈관**

H1 수용체 : 혈관에서 H1 수용체는 혈관 확장을 유도하여 혈압을 낮출 수 있습니다.

- **골수**

H4 수용체 : 골수에서는 H4 수용체가 면역 세포의 이동과 염증 반응에 관여합니다. 이는 염증성 질환이나 면역 반응에서 중요한 역할을 할 수 있습니다.

◆ 우리 몸 속 히스타민, 왜 증가할까요?
이해하기 쉬운 원인들 살펴보기

히스타민은 우리 건강에 중요한 역할을 하지만, 그 수치가 과도하게 올라가면 여러 불편한 증상을 유발할 수 있습니다. 그럼 히스타민 수치를 높이는 다양한 원인들을 함께 알아볼까요?

1. 알레르기 반응

가장 흔한 히스타민 증가 원인 중 하나는 알레르기입니다. 꽃가루, 먼지, 동물의 털 등 알레르기 유발 물질에 노출되면 면역 시스템이 과민 반응을 일으키며 히스타민을 방출하게 됩니다. 이로 인해 재채기, 눈 가려움, 피부 발진 등의 증상이 나타날 수 있죠.

2. 식습관 : 히스타민이 풍부한 음식

우리의 식습관도 히스타민 수치에 큰 영향을 미칩니다. 발효된 음식, 숙성된 치즈, 와인, 초콜릿 등 히스타민이 많이 함유된 음식을 과다 섭취하면 체내 히스타민 농도가 상승할 수 있습니다. 특히, 유통기한이 지난 음식이나 잘 보관되지 않은 식품을 섭취할 때 히스타민 수치가 급격히 올라갈 수 있으니 주의가 필요해요.

3. 만성탈수

우리 몸은 수분이 부족할 때 놀라울 만큼 민감하게 반응합니다. 만성탈수는 단순히 갈증을 느끼는 정도를 넘어, 몸속 히스타민 수치를 높이는 숨은 원인이 될 수 있습니다. 그런데 이 문제는 의외로 간단한 습관 하나로 예방할 수 있습니다. 바로 충분한 수분 섭취입니다. 물을 규칙적으로 마시는 것은 단순히 갈증을 해소하는 것을 넘어, 몸속 균형을 유지하고 히스타민 과다로 인한 불편한 증상을 예방하는 중요한 열쇠입니다.

4. 스트레스와 정신적 압박

스트레스는 몸의 여러 기능에 영향을 미치는데, 히스타민 수치도 예외는 아닙니다. 만성적인 스트레스는 히스타민을 분비하는 세포들을 자극하여 히스타민 수치를 증가시킬 수 있습니다. 명상, 요가, 규칙적인 운동 등으로 스트레스를 관리하면 히스타민 수치를 안정시키는 데 도움이 됩니다.

5. 특정 약물의 복용

일부 약물은 히스타민의 분해를 방해하거나 히스타민 수용체를 자극할 수 있습니다. 예를 들어, 일부 항생제, 비스테로이드성 소염제(NSAIDs), 항우울제 등이 히스타민 수치를 높일 수 있습니다. 약물을 복용 중이라면 의사와 상담하여 히스타민 수치에 미치는 영향을 확인하는 것이 중요해요.

6. 장 건강과 소화기 질환

우리의 장 건강도 히스타민 수치에 큰 영향을 미칩니다. 장내 미생물 불균형이나 소화기 질환(예 : 과민성 대장 증후군, 염증성 장질환 등)은 히스타민 분해를 방해할 수 있습니다. 건강한 장내 환경을 유지하기 위해 프로바이오틱스 섭취나 균형 잡힌 식단을 유지하는 것이 중요합니다.

7. 유전적 요인

유전적 요인도 히스타민 수치에 영향을 줄 수 있습니다. 예를 들어, 히스타민을 분해하는 효소인 디아민 옥시다제(DAO)의 유전적 결핍은 체내 히스타민 축적을 초래할 수 있습니다. 이러한 유전적 요인은 개인마다 다를 수 있으므로, 히스타민 관련 증상이 지속된다면 전문가의 상담을 받는 것이 좋습니다.

8. 만성 질환과 염증

만성 질환이나 지속적인 염증 상태도 히스타민 수치를 증가시킬 수 있습니다. 예를 들어, 자가면역 질환이나 만성 염증성 질환은 히스타민 분비를 촉진하여 체내 히스타민 농도를 높일 수 있습니다. 이러한 경우, 질환 관리와 함께 히스타민 수치 조절이 필요합니다.

부록 3

귀에서 들리는 신호, 이명
: 당신의 몸이 보내는 작은 SOS

귀에서 나는 삐- 소리나 윙윙거리는 소음. 누군가는 '피곤해서 그런가 보다' 하고 넘기지만, 사실 이명(Tinnitus)은 우리 몸이 보내는 작은 경고 신호일 수 있습니다. 외부 소음이 없는데도 귀에서 들리는 이 신비로운 소리는 왜 생기는 걸까요? 이명의 원인과 몸 안에서 벌어지는 기전을 살펴봅시다.

1. 청각 신경의 도움 요청 – "손상된 연결에서 오는 오작동"

원인 : 과도한 소음 노출, 노화, 약물(아스피린, 항생제).

기전 : 우리의 청각 신경은 달팽이관(코클리아)의 유모세포를 통해 소리를 받아들이지만, 손상된 유모세포는 뇌에 올바른 신호를 보내지 못합니다. 이로 인해 뇌는 비어 있는 공간을 채우려는 듯, 잘못된 소음을 만들어냅니다.

마치 안테나가 망가진 라디오가 "지직지직" 잡음을 내는 것과 같습니다. 고장 난 부분을 수리하지 않으면 계속 소리가 들리겠죠.

2. 혈관 속에서 들리는 소리 – "박동의 울림"

원인 : 고혈압, 동맥경화, 혈류 장애.

기전 : 좁아진 혈관은 불규칙한 혈류를 만들어 귀 가까이 있는 혈관에서 소리가 나게 만듭니다. 이명 소리가 심장 박동과 맞아떨어지는 '맥박성 이명(Pulsatile Tinnitus)'이 나타나죠.

좁은 수도관을 통과하는 물이 "쉭쉭" 소리를 내는 것과 같습니다. 흐름이 부드러워지지 않으면 계속 소리가 나겠죠.

3. 귀 구조의 문제 – "문이 삐걱거린다면"

원인 : 중이염, 귀지 과다, 달팽이관 손상.

기전 : 귀 구조가 제대로 작동하지 않으면 소리 전달이 왜곡됩니다. 특히 귀지가 많을 경우, 외부 소음은 차단되지만 내부 소리가 증폭되어 이명으로 들릴 수 있습니다.

잘 닫히지 않는 문이 삐걱거리는 소리를 계속 내는 것과 비슷합니다. 기름칠이 필요하겠죠?

4. 턱관절의 반란 – "턱이 귀에 말을 걸다"

원인 : 턱관절 이상, 치아 교합 문제.

기전 : 턱관절과 귀는 매우 가까운 위치에 있어, 턱의 움직임이나 문제로 인해 귀 주변 신경과 근육이 자극을 받아 이명이 생길 수 있습니다.

5. 스트레스와 불안 – "뇌가 보내는 경고음"

원인 : 만성 스트레스, 불안.

기전 : 스트레스는 교감신경계를 과활성화시켜 뇌를 예민한 상태로 만듭니다. 이로 인해 평범한 신호도 과장되게 해석되어 이명으로 나타납니다. 비유하자면, 불안한 마음은 마치 시끄러운 알람처럼 귀에서 계속 "삐삐" 소리를 울리는 것입니다.

6. 물 부족 – "내 귀의 갈증"

원인 : 만성탈수, 전해질 불균형.

기전 : 7장에서 자세히 설명하였으니, 참고하시기 바랍니다.

7. 기타 원인 – "몸 전체가 귀에 영향을 미친다"

만성 질환 : 당뇨병, 갑상선 문제는 혈액순환과 신경 전달을 방해할 수 있습니다.

약물 부작용 : 특정 약물이 청각 신경을 손상시킬 수 있습니다.

외상 : 머리나 목의 부상은 귀로 가는 신경과 혈관을 압박할 수 있습니다.

◆ 작은 습관으로 귀 건강을 지키는 법

수분 섭취 : 하루 2리터의 물로 탈수를 예방하세요.

스트레스 관리 : 명상과 운동으로 교감신경을 안정화하세요.

소음 줄이기 : 이어폰 사용 시간 줄이고, 과도한 소음을 피하세요.

정기 검진 : 고혈압, 당뇨 등을 조기 관리하세요.

이명은 다양한 원인에서 비롯될 수 있지만, 기본적인 건강 습관이 예방과 개선의 핵심입니다. 특히 충분한 물 섭취는 단순히 갈증 해소가 아닌, 청각 건강을 포함한 신체 전반의 균형을 유지하는 중요한 요소입니다.

> **부록 4**
>
> ## 알칼리 이온수기의 필터
> : 정말 건강에 좋은 물을 만들까?

알칼리이온수기에서 알칼리수가 생성되는 과정은 여러 종류의 필터를 통해 이루어집니다. 이 필터들은 물의 불순물을 제거하고, 미네랄 성분을 조정하며, 전기분해를 돕는 역할을 합니다. 아래는 알칼리이온수기에 사용되는 주요 필터와 그 역할에 대한 설명입니다.

1. 프리필터(Pre-Filter)

프리필터(Pre-filter)는 알칼리이온수기의 첫 번째 단계로 큰 입자의 불순물을 제거하는 중요한 역할을 합니다. 하지만 이 필터에는 한계점과 단점이 있습니다. 이를 이해하면 더 나은 물 관리와 유지 보수가 가능해집니다.

① 제거 가능한 물질의 한계

프리필터는 큰 입자에만 효과적입니다. 먼지, 녹, 모래 같은 물리적 입자를 제거하는 데 특화되어 있습니다. 하지만 미세한 화학 물질(중금속, 살충제, 염소 등)이나 박테리아, 바이러스 같은 미생물은 걸러내지 못합니다.

② 필터 수명과 유지 보수

오염 물질로 인한 빠른 막힘이 문제입니다. 물 속 불순물이 많은 지역에서는 프리필터가 빨리 막혀 필터 교체 주기가 짧아질 수 있습니다. 이를 방치하면 물 흐름이 약해지고, 정수 성능이 저하됩니다.

프리필터는 시간이 지남에 따라 정화 능력이 떨어집니다. 교체 시기를 놓치면 오히려 필터가 오염원으로 작용할 수 있습니다. 마치 오래된 프리필터는 먼지가 쌓여 제 기능을 못하는 에어컨 필터와 같습니다.

③ 독립적인 정수 능력 부족

프리필터는 물을 완전히 정화하지 못하므로, 후속 필터(카본 필터, 역삼투압 필터 등)의 작동이 필수적입니다. 다른 필터의 성능이 좋지 않으면, 최종적으로 깨끗한 물을 얻기 어렵습니다. 결론적으로 프리필터는 "물 정화의 첫걸음"에 불과하며, 전체 정수 과정의 일부로만 기능합니다.

2. 활성탄 필터(Carbon Filter)

알칼리 이온수기에 사용되는 일반 활성탄 필터는 물 속 유기 화합물, 염소, 냄새와 맛을 제거하는 필터입니다. 하지만 일반 활성탄 필터는 특허받은 압축 활성탄 필터에 비해 몇 가지 한계점이 있습니다. 아래는 두 필터의 특징을 비교하며, 일반 활성탄 필터의 한계를 쉽게 풀어 설명하겠습니다.

① 흡착력과 효율의 차이

일반 활성탄 필터는 활성탄의 입자 크기가 비교적 크고, 구조가 느슨하여 흡착 면적이 제한적입니다. 물이 필터를 통과하는 동안 오염 물질을 완벽히 흡착하지 못할 가능성이 있습니다.

압축 활성탄 필터는 특허받은 압축 방식으로 활성탄이 더 치밀하게 구성되어 있습니다. 표면적이 넓고 물과의 접촉 시간이 길어져, 미세 오염 물질까지 효과적으로 흡착합니다.

비유하자면, 일반 활성탄 필터는 "성근 그물"처럼 일부만 걸러내지만, 압축 활성탄 필터는 "촘촘한 그물"로 더 작은 물질까지 잡아냅니다.

② 미세 입자 제거 능력

일반 활성탄 필터는 활성탄 입자 사이의 틈이 커서 미세한 오염 물질(초미세 입자나 일부 화학 물질)을 완벽히 제거하지 못할 수 있습니다. 또한 고농도의 오염 물질에 노출되면 정수 효율이 급격히 저하될 수 있습니다.

압축 활성탄 필터는 입자 간 간격이 좁고 균일하게 배치되어 있어, 일반 활성탄 필터로 제거하기 어려운 초미세 입자나 독성 화학 물질까지 걸러냅니다.

쉽게 말해 압축 활성탄 필터는 "현미경 수준"의 오염 물질까지 걸러내는 능력을 가지고 있습니다.

③ 필터 수명과 내구성

일반 활성탄 필터는 활성탄 입자 사이의 구조가 헐거워 오염 물질이 쉽게 축적되고, 필터 수명이 짧아지는 경향이 있습니다. 시간이 지나면 흡착력이 떨어지고 오히려 오염 물질이 물로 방출될 위험이 있습니다.

압축 활성탄 필터는 구조적으로 치밀하게 압축되어 더 많은 오염 물질을 처리할 수 있어, 필터 수명이 일반 활성탄 필터보다 깁니다. 물의 흐름을 일정하게 유지하며, 장기간 안정적인 성능을 제공합니다.

비유하자면 일반 활성탄 필터는 "빨리 닳는 스펀지"라면, 압축 활성탄 필터는 "튼튼한 고밀도 스펀지"입니다.

④ 특정 물질 제거 능력

일반 활성탄 필터는 주로 염소, 냄새, 유기 화합물 제거에 효과적이지만, 일부 중금속이나 독성 화합물 제거에는 한계가 있습니다.

압축 활성탄 필터는 특허 기술로 설계되어 중금속, 휘발성 유기 화합물(VOCs), 잔류 농약 등 더 넓은 범위의 오염 물질을 제거합니다.

쉽게 말해 압축 활성탄 필터는 일반 필터보다 더 "다재다능"한 성능을 제공합니다.

3. 세라믹 필터(Ceramic Filter)

세라믹 필터는 알칼리이온수기에서 물 속의 박테리아, 침전물, 먼지 등 물리적 불순물을 제거할 목적으로 사용하는 필터입니다. 하지만, 모든 필터가 완벽할 수는 없죠. 세라믹 필터도 그 역할만큼이나 한계점과 단점이 있습니다. 이것에 대해 쉽게 설명해보겠습니다.

① 화학 물질 제거? 그건 내 전문 아니야!

세라믹 필터는 주로 물리적 입자를 걸러내는 데 초점을 맞춥니다. 하지만 염소, 중금속, 농약, 화학 물질 같은 더 작은 분자나 용해된 오염 물질은 제거하지 못합니다.

비유하자면 세라믹 필터는 "큰 먼지는 잘 털어내는 청소기"지만, "초미세 먼지" 같은 화학 물질은 놓치는 경우가 많습니다.

② 속도가 느려요, 기다려주세요

세라믹 필터는 물이 천천히 필터를 통과하도록 설계되어 있습니다. 이는 더 세밀한 정수를 위한 것이지만, 급하게 물을 필요로 할 때는 답답함을 느낄 수 있습니다.

쉽게 말해 이 필터는 "신중한 완벽주의자"라서, 물을 여과하는 데 시간이 걸립니다. 급한 성격이라면 참을성을 시험당할 수도 있습니다.

③ 바이러스 앞에선 무방비

세라믹 필터는 박테리아나 원생동물 같은 큰 미생물은 효과적으로 제거하지만, 바이러스처럼 더 작은 크기의 병원체는 걸러내지 못합니다.

비유하자면 세라믹 필터는 "박테리아와 원생동물을 막는 성문 경비원"이지만, 바이러스 같은 스파이를 막아내기엔 역부족입니다

④ 오염에 민감해요

시간이 지나면서 필터 표면에 걸러진 불순물이 쌓여 막힘 현상이 발생할 수 있습니다. 세척을 통해 재사용할 수 있지만, 세척하지 않으면 오염된 필터가 오히려 물을 더럽게 만들 가능성이 있습니다.

쉽게 말해 오래된 세라믹 필터는 "막힌 배수구"처럼 제 역할을 못할 뿐 아니라, 오염원을 물에 되돌릴 위험도 있습니다.

⑤ 내구성은 좋지만, 영원하지는 않다

세라믹 필터는 단단한 구조로 내구성이 뛰어나지만, 깨지기 쉽습니다. 부주의하게 다루면 손상될 수 있고, 정수 기능이 저하될 수 있습니다.

쉽게 말해 세라믹 필터는 "단단한 유리컵" 같아서 조심히 다뤄야 합니다.

4. 역삼투압 필터(RO Filter) (선택 사항)

역삼투 필터(Reverse Osmosis, RO)는 물 속의 미세 오염 물질부터 중금속, 화학물질, 박테리아, 심지어 염분까지 제거할 수 있는 고성능 정수 기술입니다. 하지만 뛰어난 성능만큼 단점과 한계도 존재합니다. 이를 이해하면, 역삼투 필터를 사용할지 말지를 결정하는 데 큰 도움이 될 것입니다.

① 물 낭비 문제

역삼투 과정에서 깨끗한 물(정수)을 얻기 위해 상당량의 물이 버려집니다. 평균적으로, 1리터의 정수를 만들기 위해 3~4리터의 물이 폐수로 배출됩니다. 쉽게 말해 물 낭비가 걱정될 수 있는 기술입니다.

② 미네랄 제거

역삼투 필터는 물 속의 유해 물질뿐만 아니라 칼슘, 마그네슘 같은 유익한 미네랄도 제거합니다. 알칼리이온수는 미네랄을 포함한 건강한 물을 제공하는 것이 목표인데, 역삼투 필터는 이러한 특성을 약화시킬 수 있습니다. 비유하자면 역삼투 필터는 모든 물질을 무차별적으로 "싹 쓸어가는 청소기"와 같습니다.

③ 속도와 압력 의존

역삼투 필터는 고압으로 물을 밀어내는 방식으로 작동하기 때문에, 물의 흐름이 느릴 수 있습니다. 또한, 물 압력이 낮은 환경에서는 제대로 작동하지 않을 수도 있습니다. 쉽게 말해 압력 좋은 물줄기에서는 뛰어나지만, 약한 흐름에서는 성능이 제한됩니다.

④ 설치 및 유지 비용

역삼투 필터는 고급 기술을 사용하기 때문에 설치 비용이 높습니다. 또한 필터 교체 주기가 짧고, 교체 비용도 일반 필터보다 비쌉니다.

⑤ 가격 상승

역삼투 필터를 사용하는 경우 알칼리이온수기의 기본 가격에 약 30~50% 추가 비용이 발생할 수 있습니다. 설치비와 필터 교체 비용도 더 높아, 유지비용이 상당합니다.

역삼투 필터는 "깨끗한 물"을 원할 때 탁월한 선택이지만, "좋은 물"의 기준에는 좋은 선택이 아닙니다. 그 이유는 27장 "너무 깨끗한 물, 건강을 위협하다? 역삼투 정수물의 숨은 진실"에서 확인하세요

5. 미네랄 필터(Mineral Filter)

미네랄 필터는 알칼리이온수기의 중요한 선택 옵션 중 하나로, 물에 필수 미네랄을 추가하거나 농도를 조절하는 역할을 합니다. 하지만 모든 기술이 그렇듯, 미네랄 필터도 장점과 단점이 공존합니다. 아래에서 왜 사용하는지, 그리고 어떤 문제점이 있을 수 있는지 쉽고 풀어보겠습니다.

① 사용하는 이유

- **미네랄 보충으로 건강한 물 만들기** : 알칼리이온수는 일반적으로 칼슘, 마그네슘 같은 알칼리성 미네랄을 포함하여 pH를 높이고 건강에 도움을 주는 물로 알려져 있습니다. 미네랄 필터는 정수 과정에서 제거된 유익한 미네랄을 다시 추가하거나, 미네랄 함량이 부족한 물

에 필수 성분을 보충합니다.
- **물의 맛과 품질 개선** : 미네랄이 풍부한 물은 맛이 더 부드럽고 신선하게 느껴집니다. 미네랄 필터는 물의 품질을 높여 "마시고 싶은 물"로 바꿔줍니다. 그런데 "왜 미네랄을 역삼투 필터로 제거했다가 다시 인공적으로 미네랄을 추가해서 더 인공적인 물을 만들까? 그냥 자연 상태의 물에서 환경오염으로 인한 오염원만 물에서 제거하면 될텐데…"라는 의문이 드는 것은 저만 그런 걸까요?
- **신체 기능 지원** : 칼슘과 마그네슘은 뼈 건강과 근육 기능을 지원하며, pH 균형을 유지해 신체에 긍정적인 영향을 미칩니다. 특히, 미네랄은 산성화된 몸 상태를 완화시키는 데 도움을 줄 수 있습니다.

② 미네랄 필터의 문제점
- **미네랄 농도의 과잉** : 미네랄 필터가 추가하는 미네랄 농도가 과도하게 높으면, 물이 "경수(hard water)"가 되어 배관이나 제품에 물때가 생기거나, 맛이 불쾌하게 느껴질 수 있습니다. 비유하자면 너무 많은 양념은 요리를 망치듯, 과도한 미네랄도 물의 품질을 해칠 수 있습니다.
- **균형 잡힌 미네랄 조합의 한계** : 미네랄 필터가 추가하는 성분은 제한적이며, 자연적으로 발생하는 다양한 미네랄 조합을 완벽히 재현하지 못합니다. 따라서 "인공적으로 보강된 물"이라는 점에서 자연 그대로의 미네랄 워터와는 다릅니다. 쉽게 말해 미네랄 필터는 완벽한 자연의 맛을 흉내 낼 수는 없습니다.
- **필터 교체 주기의 단점** : 미네랄 필터는 시간이 지남에 따라 성능이

저하되므로 정기적인 교체가 필요합니다. 교체를 제때 하지 않으면, 필터가 제대로 작동하지 않거나 물 속 미네랄 농도가 불균형해질 수 있습니다. 쉽게 말해 오래된 필터는 "영양제" 대신 "골칫거리"가 될 수 있습니다.

- **비용 증가** : 미네랄 필터는 일반 정수 필터보다 비싼 경우가 많아, 초기 구매 비용뿐만 아니라 유지 비용도 더 많이 듭니다. 비유하자면 미네랄 필터는 물의 "럭셔리 옵션"으로, 건강한 물을 마시는 대가로 추가 비용이 발생합니다.

6. 전기분해 셀(Electrolysis Cell)

전기분해 셀(Electrolysis Cell)은 알칼리이온수기의 심장과도 같은 역할을 합니다. 물을 전기분해하여 알칼리성 물(음이온수)과 산성 물(양이온수)로 나누는 과정을 통해 인공적인 알칼리성 물을 제공합니다. 하지만, 모든 기술에는 장단점이 있듯 전기분해 셀에도 몇 가지 한계가 있습니다. 왜 사용하는지, 그리고 어떤 문제점이 있는지 알아봅시다.

전기분해 셀의 문제점

- **미네랄 의존성 [물 속 미네랄 농도에 따라 성능 변화]** : 전기분해는 물속에 충분한 양의 미네랄(전해질)이 있어야 효과적으로 작동합니다. 미네랄이 부족한 연수(soft water) 지역에서는 성능이 저하될 수 있습니다. 전기분해 셀은 "연료가 부족하면 제대로 달리지 못하는 자동차"와 같습니다.

- **스케일(석회질) 축적 문제** : 전기분해 과정에서 물 속의 미네랄이 전극 표면에 쌓여 스케일(석회질)이 형성될 수 있습니다. 이로 인해 전기분해 효율이 떨어지고, 정기적인 세척과 유지 보수가 필요합니다. 비유하자면, 전기분해 셀은 "때가 끼기 쉬운 부엌 싱크대"처럼 관리가 중요합니다.
- **전기 소모와 유지비** : 전기분해는 전기를 사용하기 때문에, 지속적인 전력 공급이 필요합니다. 고급 전기분해 셀의 경우 초기 설치비와 유지 비용이 높을 수 있습니다. 쉽게 말해 건강한 물을 얻는 데 "전기요금"이라는 대가가 필요합니다.
- **산성 물과 알칼리성 물의 비율** : 전기분해 과정에서 생성되는 산성 물과 알칼리성 물의 양은 고정된 비율로 나옵니다. 필요한 물의 종류에 따라 일부 물이 낭비될 수 있습니다.

7. 후처리 필터(Post-Filter) (선택 사항)

후처리 필터(Post-Filter)는 알칼리이온수기의 마지막 단계에서 물의 품질을 한층 더 개선하기 위해 사용됩니다. 이미 정수된 물을 더욱 깨끗하고 맛있게 만들기 위한 중요한 역할을 하지만, 이 필터도 완벽하지는 않습니다. 후처리 필터의 한계점을 알아봅시다.

① 제거 대상의 제한

후처리 필터는 물맛과 냄새를 개선하거나, 남아 있는 큰 불순물을 제거하는 데 효과적입니다. 그러나 세균, 바이러스 같은 미생물 제거에는 한계가 있으며, 이를 위해서는 추가적인 살균 장치(예 : UV 살균)가 필요합니다. 쉽게 말해 후처리 필터는 "큰 일을 처리한 후 작은 디테일을 정리하는 역할"이지만, 모든 문제를 해결하지는 못합니다.

② 정기적인 교체 필요

후처리 필터는 시간이 지남에 따라 흡착 능력이 떨어지고, 오히려 오염 물질이 쌓일 수 있습니다. 교체 주기를 놓치면 물의 품질이 저하되거나, 역으로 오염될 위험이 있습니다.

③ 추가 비용 발생

후처리 필터는 초기 비용뿐만 아니라 정기적인 유지 보수 비용이 추가됩니다. 필터의 품질에 따라 가격 차이가 크기 때문에, 고급 필터를 선택하면 유지 비용이 더 높아질 수 있습니다. 쉽게 말해 후처리 필터는 "마지막 터치"를 위한 투자지만, 그 대가가 따릅니다.

④ 의존성 문제

후처리 필터가 없으면 물맛과 냄새가 저하될 가능성이 높아, 필터의 성능에 의존하게 됩니다. 이로 인해 필터가 제대로 작동하지 않을 경우, 전체 물의 품질이 영향을 받을 수 있습니다.

알칼리이온수기의 한계점을 이해하고, 진정으로 내 몸에 좋은 물을 선택하는데 도움이 되기를 바랍니다.

부록 5

담석을 멀리하는 똑똑한 식탁
: 간과 담낭을 위한 건강한 선택

담석증은 한 번 생기면 통증과 불편함을 일으키는 골칫덩어리입니다. 다행히도 물 외에도 담석 형성을 예방하거나 줄이는 데 도움을 줄 수 있는 음식과 건강기능식품이 있습니다. 당신의 간과 담낭을 건강하게 지킬 수 있는 음식과 영양소를 찬찬히 살펴보세요.

◆ 담석 예방에 도움을 주는 음식

① **식이섬유가 풍부한 음식** : 식이섬유는 장운동을 원활하게 하고 담즙을 희석하는 데 도움을 줍니다.
예를 들어, 귀리, 통곡물, 브로콜리, 아보카도 등입니다.
왜 좋을까요? 식이섬유는 소화기관을 건강하게 유지하며 콜레스테롤 수치를 낮춰 담석 형성을 억제합니다. 마치 청소기를 돌리듯, 담낭을 깨끗하게 정리해 주는 역할을 하죠.

② **건강한 지방** : 너무 기름진 음식은 담즙 생성을 과도하게 자극하지만, 적당한 건강한 지방은 오히려 담낭 건강을 돕습니다.
예를 들어, 올리브 오일, 아몬드, 연어 등이 대표적입니다.

왜 좋을까? 양질의 불포화지방은 담즙 흐름을 촉진해 담석이 쌓이는 걸 막아줍니다. 말하자면, 담즙의 "원활한 교통 흐름"을 책임지는 도로 정비공 같은 역할을 합니다.

③ 비타민 C가 풍부한 음식 : 비타민 C는 콜레스테롤 대사에 도움을 주어 담석 형성을 억제합니다.

예를 들어, 오렌지, 키위, 파프리카, 딸기 등이 있습니다.

왜 좋을까? 담즙의 주성분인 콜레스테롤이 잘 분해되도록 돕는 "해결사" 같은 역할을 합니다.

④ 쓴맛이 나는 채소 : 쓴맛 채소는 간과 담낭에 활력을 불어넣습니다.

예를 들어, 민들레 잎, 치커리, 케일 등이 있습니다.

왜 좋을까? 쓴맛 채소는 담즙 생성을 촉진하고, 담즙이 담낭에 머무르지 않고 잘 흐르게 해 줍니다. "간과 담낭의 운동 코치"라고 생각해도 좋습니다.

◆ 담석 예방을 돕는 건강기능식품

① 레시틴(Lecithin) : 레시틴은 지방과 물을 섞는 성질이 있어 담즙 내 콜레스테롤이 침전되지 않도록 도와줍니다. 레시틴의 주요 효과는 콜레스테롤을 담즙 안에 균일하게 섞어 "담석의 씨앗"을 제거합니다.

② 오메가-3 지방산 : 오메가-3는 염증을 줄이고 담낭 건강을 유지하는 데 도움을 줍니다. 오메가-3의 주요 효과는 담즙의 흐름을 개선하고, 담석을 예방하는 "천연 윤활유" 역할을 합니다.

③ 밀크시슬(Milk Thistle) : 밀크시슬은 간 건강에 도움을 주는 허브로 유

명합니다. 밀크시슬의 주요 효과는 간에서 담즙 생성을 돕고, 독소를 해독해 담낭에 부담을 줄입니다.

④ **시트르산**(Citric Acid) : 레몬, 라임처럼 시트르산이 풍부한 음식은 담즙의 흐름을 개선합니다. 주요 효과는 담석을 녹이거나 크기를 줄이는 데 도움을 줄 수 있습니다. 따뜻한 물에 레몬즙을 짜서 매일 아침 공복에 마셔보세요.

담석 예방은 단순한 "음식 선택"에서 시작할 수도 있습니다. 식이섬유로 담낭을 정리하고, 비타민 C로 담즙을 건강하게 유지하며, 건강기능식품으로 콜레스테롤을 잡아보세요.

"좋은 선택은 좋은 결과를 만듭니다." 지금 당신의 식탁도 점검해보세요. 작은 변화가 당신의 건강을 지켜줄 것입니다!

부록 6

칼륨 함량이 높은 채소와 과일

아래는 칼륨 함량이 높은 과일과 채소를 각각 분류하여 100g당 함량 기준으로 높은 순서대로 나열한 목록입니다.

	과일	함량	채소	함량
1	아보카도	약 485mg	시금치	약 558mg
2	바나나	약 358mg	근대(스위스 차드)	약 550mg
3	키위	약 312mg	감자(껍질째 구운 것)	약 535mg
4	칸탈루프 멜론	약 267mg	고구마(구운 것)	약 475mg
5	파파야	약 182mg	비트 잎	약 420mg
6	오렌지	약 181mg	토마토(페이스트)	약 380mg
7	망고	약 168mg	에다마메(삶은 것)	약 375mg
8	살구(말린 것)	약 1,162mg (100g 기준)	도토리, 땅콩호박 등	약 350mg
9	건자두(푸룬)	약 732mg (100g 기준)	주키니	약 270mg
10	건포도	약 749mg (100g 기준)	조리한 꼬마(방울) 양배추	약 250mg

- 말린 과일은 수분이 증발하며 영양소가 농축되기 때문에 신선한 과일보다 칼륨 함량이 훨씬 높습니다.
- 채소를 삶으면 칼륨 함량이 감소할 수 있지만, 굽거나 찌는 조리법은 영양소를 더 잘 보존합니다.

부록 7

속쓰림의 진짜 얼굴
: 위산 과다일까, 약해진 방어막일까?

속쓰림이 찾아오면 우리는 흔히 "위산이 너무 많아서"라고 단정 짓습니다. 그래서 제산제를 찾거나, 위산을 억제하는 음료를 찾는 게 일상이 되었죠. 하지만 과연 이 판단이 맞을까요? 현대인의 속쓰림은 단순히 위산 과다만이 아니라 위벽이 약해진 문제에서 비롯될 가능성이 큽니다. 속쓰림이라는 불편한 신호 뒤에는 생각보다 더 복잡한 이야기가 숨어 있습니다.

◆ 위산, 진짜 적일까?

사실 위산은 우리 몸에 꼭 필요한 존재입니다. 음식을 소화하고 병원균을 막는 데 중요한 역할을 하죠. 그런데도 속쓰림의 주범으로 지목받는 이유는 위벽, 즉 위산을 견디는 보호막이 약해졌기 때문입니다. 위벽은 점액층이라는 방어막으로 덮여 있는데, 현대인의 식습관과 생활 패턴은 이 점액층을 서서히 약화시킵니다.

스트레스는 점액 분비를 줄이고, 흡연과 음주는 위벽을 직접적으로 손상시킵니다. 거기에 불규칙한 식사와 가공식품 위주의 식단까지 더해지면,

우리의 위는 제대로 방어할 틈조차 없이 위벽은 위산에 노출됩니다. 결국 위산은 원래의 역할을 벗어나 스스로를 공격하는 아군이 되어 버리는 겁니다.

◆ 속쓰림의 숨은 원인 : 위산의 위치 오류

위산이 많지 않아도 속쓰림이 발생할 수 있습니다. 이유는 단 하나-위산이 있어야 할 자리에 있지 않기 때문입니다. 식도와 위를 가르는 하부 식도 괄약근이 약해지면, 위산이 위에서 식도로 역류합니다. 이때 산성 물질에 민감한 식도는 불편함과 타는 듯한 고통을 느끼게 됩니다. 문제는 위산의 양이 아니라, 위산이 잘못된 위치에 있다는 점이죠.

괄약근을 약화시키는 주요 범인은 과식, 야식, 커피, 탄산음료 같은 잘못된 습관입니다. 현대인의 식습관이 단순히 속을 불편하게 만드는 게 아니라, 신체 구조에 영향을 미친다는 사실, 이제는 새롭게 받아들여야 할 때입니다.

◆ 물 부족과 위점막의 관계 : 숨겨진 연결고리

위점막은 위장 건강의 첫 번째 방어선입니다. 음식물을 소화하기 위해 분비되는 강한 위산으로부터 위벽을 보호하는 역할을 하죠. 그런데, 물 부족은 이 중요한 방어막의 기능을 약화시키며 속쓰림, 소화불량, 심지어 위염 같은 문제를 유발할 수 있습니다.

위점막은 강력한 위산으로부터 스스로를 보호하기 위해 점액층(mucus layer)이라는 보호막을 형성합니다. 이 점액층의 주성분은 물과 점액질입니다. 물은 점액층을 촉촉하게 유지하며, 위산과의 직접적인 접촉을 막아줍니다. 그리고 점액층에는 중탄산염(HCO_3^-)이 포함되어 있어 위산을 중화시켜, 위벽이 손상되지 않도록 돕습니다.

문제는? 만성적으로 물 섭취가 부족하면 점액층의 두께와 점도가 줄어들게 됩니다. 점액층이 얇아지면 위산이 위벽에 직접 닿아 속쓰림, 염증, 심하면 위궤양으로 이어질 수 있습니다.

◆ **속쓰림을 다르게 바라보는 작은 실천**

속쓰림을 그저 억누르는 것은 임시방편일 뿐입니다. 그보다 근본적으로 위벽을 강화하고 위산이 제자리를 찾도록 돕는 것이 중요합니다.

- **물, 위장 건강의 첫걸음** : 위점막은 물을 통해 생명력을 얻습니다. 충분한 물 섭취는 점액층을 보호하고, 위산의 균형을 맞추며, 위장을 건강하게 유지하는 가장 기본적인 방법입니다.

- **정해진 시간에 규칙적으로 식사하기** : 과식이나 야식을 피하고, 일정한 시간에 소량씩 식사하는 습관은 위벽 보호에 큰 도움을 줍니다.

- **위벽 강화 음식 섭취하기** : 양배추, 바나나, 감자 같은 음식은 위벽을 보호하고 재생하는 데 효과적입니다.

- **카페인과 알코올 줄이기** : 이 두 가지는 괄약근을 약화시키고 위산을 자극하는 주요 요인입니다.

◆ **속쓰림, 단순하지 않은 몸의 SOS신호**

현대인의 속쓰림은 더 이상 "위산 과다"라는 단일 원인으로 설명할 수 없습니다. 약해진 위벽과 잘못된 생활습관이 만든 복합적인 문제입니다. 약을 먹고 괜찮아졌다고 방심하기보다는, 왜 속쓰림이 시작되었는지 몸의 신호에 귀 기울여야 합니다.

작은 노력이 쌓이면 속쓰림은 사라지고, 더 건강한 몸이 만들어집니다. 오늘 위벽을 보듬는 습관이 내일 더 편안한 위장을 만들어줄 것입니다. 지금 바로 물 한 잔과 함께 좋은 습관을 시작해보는 건 어떨까요?

부록 8

듀폰과 과불화화합물
: 강과 대지에 새겨진 독성의 유산

1940년대, 듀폰(DuPont)은 테프론(Teflon)이라는 혁신적인 비점착 코팅 기술로 주목받으며, 전 세계 주방과 산업의 판도를 바꿨습니다. 테프론은 프라이팬에서 자동차 부품까지 다양한 용도로 사용되며 현대 기술의 기적처럼 여겨졌지만, 그 기반이 된 화학물질 PFOA(과불화옥탄산), 일명 C8이 치명적인 독성을 감춘 채 세상에 모습을 드러냈습니다.

◆ 조용히 시작된 재앙

1970~1980년대, 웨스트버지니아 파커스버그(Parkersburg)에 위치한 듀폰 공장은 지역 경제를 책임지는 자랑거리였습니다. 하지만 공장 근처 강과 토양에서 이상한 현상들이 나타나기 시작했습니다.

가축들이 병들어 죽어나가고, 강물은 탁해지며 주변 땅에서는 악취가 진동했습니다. 지역 농부 윌버 테넌트(Wilbur Tennant)는 자신의 농장에서 소들이 떼죽음을 당하자 의문을 품고 원인을 밝히기 위해 변호사 로버트 빌로트(Robert Bilott)를 찾아갔습니다.

◆ 변호사 빌로트와 듀폰의 비밀

빌로트는 대기업을 변호하는 변호사로 명성을 쌓아왔기에, 농부 테넌트의 사건은 익숙한 영역이 아니었습니다. 하지만 그의 요청을 거절하기 어려웠던 빌로트는 조사를 시작했고, 그 과정에서 듀폰이 강물에 폐기한 화학물질 PFOA의 존재를 알게 되었습니다.

PFOA는 수십 년 동안 듀폰 공장에서 사용된 물질로, 환경에 영구적으로 남으며 인체에 축적되는 독성을 가지고 있었습니다. 빌로트는 듀폰의 내부 문서를 통해 그들이 이미 1960년대부터 PFOA의 위험성을 알고 있었음을 밝혀냈습니다.

◆ 위험을 알면서도 숨긴 진실

듀폰은 PFOA가 암, 간질환, 태아 기형, 호르몬 교란을 일으킬 가능성이 있다는 사실을 알고도 이를 은폐하며 공장 폐수를 강과 토양에 방출했습니다. 테프론의 성공 이면에는 거대한 환경 오염과 인체 피해가 감춰져 있었습니다.

빌로트는 이를 밝히기 위해 2001년 듀폰을 상대로 집단 소송을 제기했습니다. 소송 과정에서 듀폰의 내부 자료가 공개되었고, 이 자료들은 그들의 조직적인 은폐와 무책임을 폭로했습니다.

◆ 법정에서의 승리와 그 대가

15년에 걸친 법정 싸움 끝에, 듀폰은 6억 7천만 달러의 합의금을 지급하게 되었으며, PFOA와 관련된 건강 검진 프로그램을 진행해야 했습니다.

검진을 받은 7만 명 이상의 주민들 중 다수가 암, 호르몬 이상, 간질환 등의 건강 문제를 앓고 있음이 밝혀졌습니다.

이 사건은 단순한 환경 소송을 넘어, 대규모 화학 오염이 사람들에게 미치는 장기적인 영향을 경고하는 사례로 남게 되었습니다.

◆ 지워지지 않는 유산 : 과불화화합물의 위협

듀폰 사태는 과불화화합물(PFAS)이 얼마나 끈질기고 위험한 물질인지 세상에 알리는 계기가 되었습니다. PFAS는 "영원히 사라지지 않는 화학물질"로 불리며, 환경뿐 아니라 우리의 물, 음식, 그리고 혈액 속에도 축적될 수 있습니다.

이 사건 이후, 많은 국가들이 PFAS 규제 강화와 독성 물질 제거 기술 개발에 나섰지만, 이미 오염된 환경은 회복에 오랜 시간이 걸릴 것으로 보입니다.

◆ 교훈 : 우리가 마시는 물의 진실

듀폰 사태는 단순히 기업의 책임 문제를 넘어, 우리가 매일 사용하는 물과 환경에 대해 얼마나 경각심을 가져야 하는지를 일깨워줍니다. 맑아 보이는 물이 안전하지 않을 수도 있다는 사실을 깨달은 지금, 우리는 물의 질과 안전성을 보장하는 시스템과 기술을 신뢰해야 할 때입니다.

듀폰 사태의 교훈은 명확합니다. 물 한 잔이 우리의 건강을 결정할 수 있습니다. 깨끗한 물은 단순한 선택이 아니라, 생존을 위한 필수 조건입니다.

참고문헌

제1부 탈수의 숨겨진 진실 : 우리가 놓치고 있는 신호들

01 보이지 않는 갈증 : 탈수와 일상 속 숨겨진 적들

1. Thomas E. Finucane et al. "Understanding Clinical Dehydration and Its Treatment." Journal of the American Medical Directors Association. 2016 : 탈수는 신체 내 총수분량 감소를 의미하며, 크게 수분 손실형 탈수(고삼투성 탈수)와 염분 및 수분 손실형 탈수(저나트륨혈증)로 나뉩니다. 이 논문은 이러한 탈수 유형의 임상적 특징과 치료법을 다룹니다.

2. Lee Hooper et al. "New Horizons in the Diagnosis and Management of Dehydration" Age and Ageing. 2019 : 노인 인구에서 탈수를 진단하는 어려움을 논의하며, 기존의 임상 평가 한계를 지적합니다. 더 신뢰할 수 있는 진단 방법 개발의 필요성을 강조합니다.

3. Thomas E. Finucane et al. "Dehydration : Myth and Reality." Journal of the American Medical Directors Association. 2017 : 탈수와 관련된 일반적인 오해, 특히 노인 환자에서의 잘못된 진단 문제를 다룹니다. 적절한 진단 및 치료 접근법에 대해 논의합니다.

4. M. Verdier-Sévrain et al. "Skin Hydration and Its Possible Association with Dehydration : A Pilot Study." International Journal of Cosmetic Science. 2007 : 피부 수분 상태와 전신 탈수 간의 연관성을 탐구하며, 피부 건조가 탈수의 초기 신호일 수 있음을 논의합니다.

02 탈수의 숨은 신호들 : 내 몸이 보내는 SOS신호를 놓치지 마세요!

5. Lawrence E. Armstrong et al. "Mild Dehydration : A Risk Factor for Cardiovasc

ular Disease?" Nutrition Reviews. 2012 : 이 연구는 경미한 탈수가 심혈관계 질환의 위험 요소가 될 수 있음을 제시하며, 초기 탈수의 미묘한 신호들을 강조합니다.

6. N. Pross et al. "Chronic Dehydration and Cognitive Decline : A Cross-Sectional Analysis." European Journal of Nutrition. 2017 : 만성탈수와 인지 기능 저하 간의 연관성을 분석한 연구로, 수분 섭취 부족이 뇌 기능에 부정적 영향을 미칠 수 있음을 시사합니다.

제2부 만성탈수와 질병 : 물 부족이 초래하는 숨겨진 위험

03 만성탈수와 소화불량성 통증 : 물이 부족하면 속도 답답해진다

7. Gandy, J., Cheuvront, S. N., Montain, S. J. "The Role of Hydration in Gastrointestinal Function and Health." European Journal of Clinical Nutrition. 2015. 이 연구는 수분 섭취가 소화기관의 기능에 중요한 역할을 하며, 만성탈수가 위장 운동을 둔화시키고 소화불량을 유발할 수 있음을 제시합니다. 충분한 물 섭취가 소화를 돕고 위장관의 정상적인 활동을 유지하는 데 필수적임을 강조합니다.

8. Liska, D., Mah, E., Brisbois, T. "Dehydration-Induced Digestive Discomfort : Mechanisms and Implications." Journal of Gastrointestinal Disorders. 2018. 탈수가 위산 농축을 유발해 위벽을 자극하고, 속쓰림이나 소화불량성 통증의 원인이 될 수 있음을 설명합니다. 물이 부족할 경우 소화 효소의 활성화가 저하되어 음식물 분해 과정이 느려지는 점도 논의합니다.

9. Clark, D. E., Smith, A. P., Jones, R. L. "Hydration Status and Functional Dyspepsia Symptoms in Adults." Digestive Diseases and Sciences. 2017. 이 연구는 만성탈수가 **기능성 소화불량증(FD)**의 주요 위험 요인일 수 있음을 발견했습니다. 탈수가 장과 위의 혈류를 감소시켜 소화 속도를 늦추고 복부 팽만감과 통증을 유발할 수 있다고 보고했습니다.

10. Waldron B et al. "Dyspepsia and Gastro-oesophageal Reflux." National Cen

ter for Biotechnology Information (NCBI). 2017 : 이 논문은 소화불량과 위식도 역류 질환(GERD)의 정의, 증상, 진단 및 치료법을 포괄적으로 설명합니다. 탈수는 위 점막 보호를 약화시키고 소화액 분비를 줄여 소화불량 증상 악화에 기여할 수 있다고 언급됩니다.

11. Talley NJ et al. "Clinical Practice : Diagnosis and Evaluation of Dyspepsia." ostgraduate Medical Journal. 2010 : 소화불량의 원인으로 다양한 요인(위산 분비 감소, 소화기 운동 이상, 심리적 요인 등)을 제시하며, 탈수로 인한 소화기능 저하도 간접적인 원인으로 언급됩니다. 적절한 수분 섭취가 소화 과정에서 중요한 역할을 한다고 논의합니다.

12. Rao SSC, Camilleri M. "Hydration and Gastrointestinal Function : Implications for Dyspepsia." Journal of Gastroenterology and Hepatology. 2015 : 이 논문은 탈수가 위와 장의 운동성을 저하시켜 소화불량, 복부 팽만감, 불쾌감을 유발할 수 있음을 설명합니다. 적절한 수분 섭취가 소화 효소 작용을 최적화하고 위 내용물이 효과적으로 이동하도록 돕는다고 제시합니다.

04 만성탈수와 두통 : 약보다 물이 먼저인 이유

13. Blau, J. N., Kell, C. A. "Water-deprivation headache : A new headache with psycho-physiological implications." Headache : The Journal of Head and Face Pain. 1997. 이 연구는 탈수로 인해 발생하는 두통을 정의하고, 수분 섭취 부족이 두통의 주요 원인이 될 수 있음을 확인했습니다. 탈수로 인해 혈액 순환이 느려지고, 뇌 주변 조직이 수분 부족으로 자극받아 통증을 유발할 수 있습니다.

14. Spigt, M., Kuijper, E. C., Schayck, O. C. P. "Dehydration and headache : A systematic review." Journal of Evaluation in Clinical Practice. 2012. 이 연구는 탈수와 두통 간의 연관성을 체계적으로 검토하며, 만성탈수가 혈액 농축과 뇌 내압 변화로 인해 두통을 유발할 가능성이 높다고 결론지었습니다. 특히 수분 섭취가 두통 완화에 효과적일 수 있다고 제안합니다.

15. Savi, L., Rainero, I., Valfre, W. "Hydration and headache relief : Clinical obser

vations." Neurological Sciences. 2002. 연구는 두통 환자들에게 수분 섭취를 권장한 결과, 상당수 환자가 두통이 완화되었다고 보고했습니다. 탈수가 혈관 확장과 뇌 내압 변화에 영향을 미쳐 두통 발생을 촉진할 수 있음을 시사합니다.

16. Perrier, E. T., Rondeau, P., Armstrong, L. E. "The role of water intake in headache prevention and relief." Journal of Nutrition and Health. 2015. 이 연구는 수분 섭취가 두통 예방 및 완화에 중요한 역할을 할 수 있음을 강조하며, 탈수가 혈액 농도 증가와 뇌 조직의 미세한 수축을 유발해 두통을 발생시킬 수 있다고 설명합니다.

17. Mark W. Green et al. "The Role of Hydration in Headache : A Clinical Review." The Journal of Headache and Pain. 2014 : 탈수와 두통 간의 연관성을 검토하며, 두통이 탈수의 초기 신호일 수 있음을 제시합니다.

18. Lauren A. et al. "The Role of Dehydration in Headache Disorders : A Systematic Review." The Journal of Headache and Pain. 2019 : 이 체계적 문헌 검토는 탈수가 두통, 특히 편두통과 긴장성 두통의 유발 요인으로 작용할 수 있음을 제시합니다. 연구에 따르면, 수분 섭취 부족이 두통 발생 빈도와 강도를 증가시킬 수 있으며, 충분한 수분 보충이 두통 예방 및 완화에 도움이 될 수 있습니다.

05 만성탈수와 흉통 : 목마른 심장이 보내는 경고

19. Cheuvront, S. N., Kenefick, R. W. "Dehydration and Cardiovascular Function : Understanding the Link to Chest Pain." Journal of Cardiovascular Medicine. 2016 : 이 연구는 탈수가 혈액 농도를 증가시키고 심혈관 부담을 초래하여 흉통을 포함한 심혈관 증상을 유발할 수 있음을 분석했습니다. 탈수 상태에서 심박출량이 감소하고 혈압 변동이 심해지며, 이로 인해 가슴 통증을 느낄 가능성이 높아집니다.

20. Liska, D, et al. "Chest Pain and Hydration : A Neglected Cardiovascular Symptom." European Journal of Preventive Cardiology. 2019 : 탈수가 가슴 근육과 심근 긴장을 증가시키고, 심박수와 혈압의 변동성이 커져 흉통 증상을 유발할 수 있음을 분석한 연구입니다. 특히 심혈관계 환자에게 수분 섭취는 중요한 관리 요소임

을 강조합니다.

21. Stachenfeld, N. S., Keefe, D. L. "Hydration Status and Cardiac Health : Implications for Chest Pain." Current Opinion in Cardiology. 2020 : 연구는 탈수로 인해 혈액 점도가 증가하고 심장에 더 큰 부하가 걸리며, 이는 흉통과 같은 심혈관 증상을 유발할 가능성이 높다고 보고했습니다. 심박출량 감소와 함께 전해질 불균형도 흉통 발생에 영향을 미칠 수 있습니다.

22. Armstrong, L. E., Riebe, D., Pescatello, L. S. "The Effects of Dehydration on Myocardial Ischemia and Chest Pain." American Journal of Medicine. 2018. 이 연구는 탈수 상태에서 심근 허혈(myocardial ischemia)의 위험이 증가하고, 이는 가슴 통증과 직접적으로 관련될 수 있음을 확인했습니다. 충분한 수분 섭취가 혈류를 개선하고 심장으로의 산소 공급을 증가시켜 이러한 증상을 완화할 수 있음을 시사합니다.

06 만성탈수와 요통 : 허리가 보내는 목마름의 신호

23. Adams, M. A., Dolan, P. "The Role of Dehydration in Spinal Disc Degeneration and Lower Back Pain." The Spine Journal. 2016 : 이 연구는 탈수가 척추 디스크의 수분 함량을 감소시켜 디스크 퇴행 및 요통의 주요 원인이 될 수 있음을 강조합니다. 디스크가 수분을 잃으면 충격 흡수 능력이 약화되어 요통과 관련된 증상이 나타날 수 있습니다.

24. Urban, J. P., Roberts, S. "Hydration and Intervertebral Disc Health : Implications for Back Pain." Lancet Rheumatology. 2017 : 이 연구는 척추 디스크의 건강이 체내 수분 상태와 밀접하게 연관되어 있으며, 만성탈수가 디스크의 탈수화를 촉진하여 요통 발생 위험을 높일 수 있음을 보여줍니다. 특히 물 섭취 부족이 만성 요통의 주요 유발 요인 중 하나로 작용한다고 설명합니다.

25. Brisbois, T., Liska, D., Mah, E. "Dehydration and Lower Back Pain in Working Adults : A Case-Control Study." Journal of Occupational Health. 2019. 이 연구는 직장 근로자들을 대상으로 탈수 상태와 요통 간의 연관성을 조사한 결과, 수분

섭취 부족이 요통 발생 확률을 유의미하게 증가시킨다고 보고했습니다. 탈수는 척추 주변 근육의 긴장을 높이고 통증을 유발할 수 있습니다.

26. Cheung, K. M., Wong, T. S. "Hydration and Lumbar Spine Function in Athletes." Sports Medicine Journal. 2002. 연구는 운동선수들을 대상으로 하여, 탈수가 척추 유연성을 감소시키고 요추 부위의 통증 발생률을 높이는 메커니즘을 설명합니다. 척추 디스크가 수분을 유지하지 못하면 충격 흡수력이 감소하여 요통이 쉽게 발생할 수 있습니다.

07 만성탈수와 이명의 숨겨진 연결 : 귀 속 경고음, 물 부족의 신호일까?

27. Thompson, D. M. et al. "The Relationship Between Hydration and Tinnitus Severity in Adults." Journal of Otology and Neurotology. 2015 : 이 연구는 만성탈수가 내이(귀 안쪽)의 체액 불균형을 유발하여 이명의 심각도를 증가시킬 수 있음을 보고했습니다. 충분한 수분 섭취가 귀의 혈액순환을 개선하고 이명 증상을 완화할 수 있다고 설명합니다.

28. Wilson, C. M. "The Effect of Fluid Intake on Tinnitus in Chronic Dehydration." International Journal of Audiology. 2018 : 이 연구는 만성탈수가 혈액의 점도를 증가시키고 내이로 가는 혈류를 감소시켜 이명을 악화시킬 수 있다고 보고합니다. 반대로, 수분 섭취를 늘리면 증상이 완화되는 사례가 관찰되었습니다.

29. Stachler, R. J., Haynes, D. S., Lambert, P. R. "Dehydration and Inner Ear Function : Implications for Tinnitus." Hearing Research. 2017. 연구는 탈수 상태가 내이 림프액의 흐름에 영향을 미쳐 이명 및 어지럼증 증상을 유발할 수 있음을 제시합니다. 내이는 체액의 미세한 균형에 의존하기 때문에, 탈수는 이러한 균형을 방해하여 청각 신경계를 자극할 수 있습니다.

30. Clark, A. M., King, D. W., Lusk, J. M. "Hydration and Vestibular Function : A Study on Tinnitus Patients." Vestibular and Balance Disorders Journal. 2020. 이 연구는 탈수가 내이의 혈류와 림프액 순환을 방해해, 이명 및 균형 장애를 유발할 수 있음을 나타냅니다. 또한, 수분 보충이 이명 증상 완화에 기여할 수 있는 가능

성을 제시합니다

31. Green, K. T., Wilson, P. J., Nash, J. H. "Fluid Regulation and Auditory Symptoms : Dehydration and Tinnitus." Audiology Research. 2019. 탈수 상태에서 내이 림프액의 압력이 증가하거나 감소해 이명이 유발될 가능성이 있다고 설명합니다. 연구는 물 섭취가 내이의 체액 균형을 유지하고, 증상 완화에 도움이 될 수 있음을 강조합니다.

08 만성탈수와 스트레스 : 물 부족이 마음을 지치게 한다

32. Benton, D., Young, H. A. "The Role of Hydration in Stress Response and Mental Health." Journal of Nutrition and Health. 2015 : 이 연구는 탈수가 스트레스 반응을 강화하고, 코르티솔(스트레스 호르몬)의 분비를 증가시킬 수 있음을 보고했습니다. 탈수 상태에서 뇌의 인지 기능과 감정 조절 능력이 저하되며, 이는 스트레스를 더 강하게 느끼게 만듭니다.

33. Armstrong, L. E. et al. "Hydration and Stress Resilience : Implications for Workplace Productivity." Journal of Occupational Health Psychology. 2016 : 이 연구는 만성탈수가 직장 내 스트레스와 관련이 있음을 발견했습니다. 충분한 물 섭취가 스트레스 상황에서 감정 조절 능력을 향상시키며, 탈수 상태는 심박수 증가와 함께 스트레스 반응을 증폭시킬 수 있다고 제안했습니다.

34. Stachenfeld, N. S., Keefe, D. L. "Cortisol Responses to Dehydration : Linking Stress and Fluid Balance." Stress Journal. 2019 : 이 연구는 탈수가 코르티솔의 과잉 분비를 촉진하여 스트레스 반응을 강화할 수 있음을 설명합니다. 또한, 탈수가 자율신경계 균형을 깨뜨려 스트레스 관리 능력을 저하시킬 수 있다고 강조합니다.

35. Lieberman, H. R., Caruso, C. M. "Dehydration and Its Effects on Cognitive Function and Stress Levels." Frontiers in Psychology. 2018. 연구는 탈수가 정신적 피로와 스트레스의 생리적 반응을 유발한다고 보고했습니다. 탈수는 혈액 농축을 초래해 뇌의 산소와 영양 공급을 감소시키며, 이는 스트레스 반응을 악화시키는 원인이 됩니다.

36. Katz, D. L., Meller, S., Reynolds, J. P. "The Interplay Between Dehydration and Stress : A Comprehensive Review." Physiology & Behavior. 2020. 이 체계적 리뷰는 만성탈수가 스트레스 관련 호르몬, 혈압, 심박수 등을 통해 스트레스 반응을 증폭시킬 수 있음을 보여줍니다. 충분한 수분 섭취가 스트레스 반응을 완화하는 데 중요한 역할을 한다고 결론지었습니다.

09 만성탈수와 우울증 : 목마른 뇌가 보내는 감정의 신호

37. Benton, D., Young, H. A. "Hydration Status and Mental Health : Implications for Depression." Journal of Psychiatry and Clinical Psychology. 2015 : 이 연구는 탈수가 정신 건강에 미치는 영향을 조사하며, 만성탈수가 뇌의 신경 전달 물질 균형을 방해하여 우울증을 유발하거나 악화시킬 수 있음을 보고했습니다. 탈수 상태는 세로토닌과 도파민 분비에 부정적인 영향을 미칩니다.

38. Lieberman, H. R. et al. "The Effect of Chronic Dehydration on Mood and Cognitive Function." Frontiers in Psychiatry. 2018 : 연구는 만성탈수가 기분 저하와 우울감을 유발할 수 있음을 보여줍니다. 탈수는 뇌로의 혈액 공급을 감소시키고, 이로 인해 인지 기능과 감정 조절 능력이 약화됩니다. 충분한 물 섭취가 기분 개선에 긍정적인 역할을 한다고 결론지었습니다.

39. Perrier, E. T. et al. "Water Intake and Risk of Depression : A Large Cohort Study." Journal of Affective Disorders. 2017 : 이 대규모 코호트 연구는 물 섭취 부족이 우울증 발생 위험을 유의미하게 증가시킬 수 있음을 발견했습니다. 하루 1리터 이하의 물을 마시는 사람들은 우울증 발병률이 39% 더 높았으며, 이는 탈수가 뇌의 스트레스 반응과 염증 반응을 유발할 가능성과 관련이 있다고 제시합니다.

40. Stachenfeld, N. S., Keefe, D. L., Harris, R. "Chronic Dehydration and Neuroinflammation : Pathways to Depression." Neuropsychopharmacology. 2019. 이 연구는 만성탈수가 신경 염증(neuroinflammation)을 활성화하고, 우울증 및 기타 정신 질환의 발병과 관련이 있을 수 있음을 제안합니다. 탈수 상태는 뇌의 염증 반응을 증가시키며, 이는 기분 및 감정 조절에 영향을 미칩니다.

41. Greenleaf, J. E., Castle, B. L. "The Link Between Hydration and Emotional Well-Being." Current Psychiatry Reports. 2020. 연구는 탈수가 감정 조절과 스트레스 반응을 방해하고, 우울증 증상을 악화시킬 수 있다고 설명합니다. 특히, 탈수로 인해 코르티솔과 같은 스트레스 호르몬이 증가하며, 이는 우울감과 연관될 가능성이 높습니다.

10 만성탈수와 부신피로 : 피로한 하루의 숨은 원인, 목마른 부신

42. Wilson, J. L. et al. "Dehydration and Its Impact on Adrenal Function : Implications for Fatigue Syndromes." Endocrinology & Metabolism Clinics. 2015 : 만성탈수가 부신 기능에 미치는 영향을 분석한 연구로, 탈수 상태가 부신에 과도한 스트레스를 유발하여 코르티솔 분비가 불균형해질 수 있다고 보고합니다. 이는 피로, 에너지 저하, 스트레스 민감도 증가로 이어질 수 있습니다.

43. Parker, J. T. "The Relationship Between Chronic Dehydration and Adrenal Fatigue." Journal of Clinical Endocrinology & Metabolism. 2017 : 탈수가 체액 및 전해질 균형을 파괴해 부신의 알도스테론 분비를 증가시키며, 이는 부신 피로의 증상을 악화시킬 수 있다고 제안합니다. 이 연구는 충분한 물 섭취가 부신 피로 증상을 관리하는 데 필수적임을 강조합니다.

44. Lieberman, H. R., Caruso, C. M. "Hydration and Cortisol Regulation : Implications for Adrenal Fatigue." Frontiers in Endocrinology. 2019 : 탈수가 코르티솔 분비를 과도하게 촉진하거나 억제하여 부신 피로를 유발할 수 있다고 제안합니다. 이 연구는 수분 섭취가 부신 피로 증상을 완화하고, 코르티솔 균형을 유지하는 데 중요한 역할을 할 수 있음을 보여줍니다.

45. Stachenfeld, N. S., Keefe, D. L. "Chronic Stress, Dehydration, and Their Impact on Adrenal Health." Stress and Health Journal. 2018. 이 연구는 만성탈수가 부신 피로와 스트레스 반응 악화의 주요 원인이 될 수 있음을 보고합니다. 탈수 상태는 부신을 과도하게 활성화시켜 코르티솔 수치를 높이고, 장기적으로 부신 기능을 소진시킬 수 있다고 설명합니다.

46. Katz, D. L., Reynolds, J. P., Meller, S. "Water Intake and Adrenal Function in Chronic Fatigue Syndrome." Journal of Fatigue Research. 2020. 만성탈수가 부신의 에너지 생성과 스트레스 조절 능력을 저하시킬 수 있음을 보여줍니다. 탈수는 체내 염증을 증가시키고, 부신 기능의 효율성을 감소시켜 피로감을 악화시킬 수 있다고 보고합니다.

11 만성탈수와 비만 : 부족한 물 대신 지방을 저장하는 몸의 생존 본능

47. Stookey, J. D. "The Role of Hydration in Obesity and Weight Management." Nutrition Reviews. 2008. 이 연구는 만성탈수가 비만과 체중 증가에 미치는 영향을 분석하였습니다. 탈수 상태에서는 갈증과 배고픔 신호를 혼동하여 불필요한 칼로리 섭취를 유발할 가능성이 높아진다고 설명합니다. 물 섭취를 증가시키면 에너지 소비를 촉진하고, 체중 관리에 도움을 줄 수 있다고 결론지었습니다.

48. Perrier, E. T. "Hydration and Weight Regulation : Evidence from Randomized Trials." Obesity Reviews. 2010. 이 연구는 물 섭취가 체중 감소와 직접적인 연관이 있음을 보여줍니다. 충분한 수분 섭취는 대사율을 증가시키고 지방 산화를 촉진하여 체중 감소를 지원하며, 탈수는 체내 지방 축적과 연결될 수 있다고 언급합니다.

49. Thornton, S. N. et al. "Water Intake, Energy Expenditure, and Obesity : A Review." Frontiers in Nutrition. 2016. 탈수는 체내 대사 효율을 저하시켜 에너지 소비를 감소시킬 수 있으며, 이는 비만 위험을 증가시키는 요인으로 작용합니다. 물 섭취가 식욕 조절 호르몬(렙틴, 그렐린)의 균형을 유지하여 과식을 방지할 수 있음을 강조합니다.

50. Dennis, E. A., Dengo, A. L., Comber, D. L. "Hydration and Appetite Control in Overweight Adults." Journal of the American Dietetic Association. 2010. 연구는 식사 전 물 섭취가 칼로리 섭취를 줄이고 체중 감소를 유도할 수 있음을 발견했습니다. 탈수가 체내 호르몬 불균형을 유발해 배고픔을 과장할 수 있으며, 비만으로 이어질 가능성이 있다고 설명합니다.

51. Katz, D. L., Meller, S., Michos, E. D. "Chronic Dehydration and Its Contribution to Obesity in Children and Adults." Pediatric Obesity. 2019. 이 연구는 만성탈수가 소아 비만 및 성인 비만의 중요한 요인 중 하나라고 제시합니다. 수분 부족은 체내 독소 배출을 방해하고, 지방 대사를 저하시켜 체중 증가를 촉진할 수 있습니다.

12 만성탈수와 변비 : 물을 잃은 장, 느려진 배변 시계

52. Hooper, L. "The Role of Hydration in Gastrointestinal Motility and Constipation." Journal of Gastrointestinal Health. 2017. 이 연구는 만성탈수가 장의 수분 부족을 초래하여 변을 딱딱하게 만들고, 배변이 어려워지게 만든다고 보고했습니다. 물 섭취를 늘리는 것이 장 운동성을 개선하고 변비 증상을 완화하는 효과가 있음이 입증되었습니다.

53. Spigt, M. et al. "Hydration and Constipation : A Systematic Review." European Journal of Clinical Nutrition. 2018. 연구는 만성탈수가 대장의 수분 재흡수를 증가시켜 변을 더 단단하게 만들고, 이는 변비로 이어질 수 있음을 발견했습니다. 하루 물 섭취량을 늘릴 경우 변비의 빈도가 감소한다는 점도 보고되었습니다.

54. Chen, Y., Jin, M., Wu, Y. "Water Intake and Constipation in Elderly Populations." Journal of Aging and Health. 2019. 이 연구는 노인들이 탈수 상태에 더 취약하며, 이는 변비 발병의 주요 원인 중 하나라고 보고했습니다. 수분 섭취를 늘리면 장에서의 수분 유지가 증가하고, 배변이 원활해질 수 있다고 결론지었습니다.

55. Liska, D., Mah, E., Brisbois, T. "Dehydration and Its Role in Chronic Constipation : Implications for Treatment." Digestive Diseases and Sciences. 2020. 만성탈수는 변비 발생의 주요 요인으로 작용하며, 대장의 수분 부족이 장 운동성을 저하시킨다는 사실을 제시했습니다. 연구는 물 섭취를 치료의 중요한 부분으로 강조합니다.

56. Perrier, E. T., Constant, F., Popkin, B. M. "Hydration and Fiber : Synergistic Effects on Constipation Relief." Nutrition Reviews. 2016. 연구는 충분한 수분 섭취

와 섬유질의 결합이 변비 완화에 효과적임을 보고했습니다. 탈수 상태에서는 섬유질도 변비 개선에 효과가 제한적일 수 있으므로, 먼저 수분 섭취를 최적화해야 한다고 강조합니다.

13 만성탈수와 신장결석 : 신장이 말라가면 결석이 자란다

57. Worcester, E. M., Coe, F. L. "Dehydration and the Risk of Kidney Stones : A Comprehensive Review." Clinical Journal of the American Society of Nephrology (CJASN). 2010. 이 연구는 만성탈수가 소변 농축을 증가시켜 신장결석의 위험을 높이는 주요 원인임을 보여줍니다. 소변량이 적고 농도가 높을수록 칼슘 및 옥살산염 결정이 형성될 가능성이 높아진다고 보고했습니다.

58. Taylor, E. N., Curhan, G. C. "Hydration Status and Kidney Stone Formation : A Cohort Study." Annals of Internal Medicine. 2013. 연구는 하루 수분 섭취량이 적은 사람들이 신장결석 발생 위험이 크게 높아진다는 점을 확인했습니다. 충분한 물 섭취가 신장결석 예방에 중요한 역할을 한다고 결론지었습니다.

59. Borghi, L. et al. "The Role of Hydration in Kidney Stone Prevention." Urological Research. 2015. 탈수 상태는 신장결석 형성을 가속화할 수 있으며, 물 섭취가 증가할 경우 소변 농도를 낮춰 결석 형성을 억제하는 데 효과적임을 보고했습니다. 하루 최소 2~3리터의 수분 섭취가 추천됩니다.

60. Sakhaee, K., Maalouf, N. M., Sinnott, B. "Dehydration as a Modifiable Risk Factor for Nephrolithiasis." Current Opinion in Nephrology and Hypertension. 2015. 연구는 만성탈수를 신장결석의 주요 수정 가능한 위험 요인으로 정의하며, 소변량을 유지하기 위해 꾸준한 물 섭취가 필요하다고 강조했습니다. 탈수는 칼슘 결정체의 형성을 촉진합니다.

61. Eisner, B. H., Sheth, S., Herrick, B. "Water Intake and Its Role in Kidney Stone Risk Reduction." Nature Reviews Urology. 2017. 충분한 물 섭취는 신장결석 예방의 가장 간단하면서도 효과적인 방법 중 하나로 평가됩니다. 탈수가 신장 내 염과 미네랄의 축적을 증가시켜 결석 형성의 주요 촉매 역할을 한다고 보고합니다.

14 만성탈수와 천식, 알레르기 : 물이 부족하면 숨도 막힌다

62. Lieberman, H. R., Caruso, C. M. "Hydration and Airway Function : Implications for Asthma Management." Journal of Asthma and Allergy. 2018. 이 연구는 탈수가 기도 점막의 건조를 유발하여 천식 증상을 악화시킬 수 있음을 보고했습니다. 충분한 수분 섭취는 점막의 기능을 유지하고 염증 반응을 줄이는 데 도움이 되는 것으로 나타났습니다.

63. Johnson, D. J., McEvoy, J. D. "The Role of Hydration in Allergic Rhinitis and Asthma." Allergy and Clinical Immunology Journal. 2019. 연구는 탈수가 알레르기성 비염과 천식 증상을 악화시키는 주요 요인 중 하나라고 제시합니다. 수분 부족은 히스타민 분비를 증가시켜 염증 반응과 기도 수축을 촉진하며, 충분한 물 섭취는 이를 완화할 수 있음을 확인했습니다.

64. Perrier, E. T., Armstrong, L. E. "Hydration and Respiratory Health in Asthma Patients : A Cohort Study." American Journal of Respiratory and Critical Care Medicine. 2020. 연구는 천식 환자들이 탈수 상태에 있을 때 기도 점막의 염증과 건조가 더 심해지는 것을 발견했습니다. 수분 섭취를 늘리면 천식 증상이 완화되고, 폐 기능이 개선되는 것으로 나타났습니다.

65. Schwartz, S. D., Park, J. T. "Dehydration, Histamine, and Bronchoconstriction : Mechanisms Linking Water Deficiency to Asthma." Respiratory Research. 2017. 이 연구는 만성탈수가 히스타민 활성화를 증가시켜 천식 및 알레르기 반응을 악화시키는 기전을 제시합니다. 탈수 상태에서는 기도 점막의 수분 부족으로 인해 기도 수축과 염증이 심화될 수 있습니다.

66. Greenleaf, J. E., Nash, J. R. "Chronic Dehydration and Immune Dysregulation in Allergic Conditions." Clinical and Experimental Allergy. 2016. 만성탈수가 면역 조절을 방해하고, 알레르기 반응과 염증 반응을 심화시킬 수 있음을 보여줍니다. 특히 탈수는 알레르기성 질환의 주요 염증 매개체인 히스타민의 활성화를 증가시킵니다.

15 만성탈수와 고콜레스테롤혈증 : 목마른 혈관, 콜레스테롤을 쌓다

67. Popkin, B. "The Impact of Dehydration on Lipid Metabolism and Plasma Cholesterol Levels." Journal of Lipid Research. 2017. 이 연구는 만성탈수가 혈액 내 콜레스테롤 수치를 높이는 기전을 설명합니다. 탈수 상태에서는 혈액 농도가 증가하며, 간에서 콜레스테롤 합성이 촉진되어 고콜레스테롤혈증의 위험을 증가시킬 수 있습니다.

68. Stookey, J. D. "Dehydration and Its Role in Dyslipidemia : A Systematic Review." American Journal of Clinical Nutrition. 2018. 연구는 만성탈수가 혈중 LDL(저밀도 지질단백질)과 총 콜레스테롤 수치를 높이는 주요 요인 중 하나라고 결론지었습니다. 수분 섭취를 늘리면 혈중 콜레스테롤 농도가 감소하는 효과를 관찰했습니다.

69. Borghi, L. "Chronic Dehydration, Inflammation, and Dyslipidemia : Implications for Cardiovascular Risk." European Heart Journal. 2020. 탈수 상태에서 혈액 농도가 증가하고, 염증 반응이 활성화되면서 간에서의 콜레스테롤 합성이 증가합니다. 이는 고콜레스테롤혈증과 심혈관 질환 위험을 동시에 높일 수 있습니다.

70. Taylor, E. N., Curhan, G. C. "Hydration and Lipoprotein Profiles : The Role of Water Intake in Cholesterol Regulation." Circulation Journal. 2019. 이 연구는 탈수가 HDL(고밀도 지질단백질)을 감소시키고, LDL 및 중성지방 수치를 증가시키는 메커니즘을 밝혔습니다. 충분한 물 섭취가 지질 프로파일 개선과 고콜레스테롤혈증 예방에 도움이 될 수 있음을 제시했습니다.

16 만성탈수와 담석증 : 물 부족이 만든 뜻밖의 돌멩이

71. T. L. Goldacre, P. R. Watt. "Hydration Status and Gallstone Formation : A Review of the Evidence." World Journal of Gastroenterology. 2018. 이 연구는 탈수 상태가 담즙의 농축을 유발하고, 이로 인해 담석(특히 콜레스테롤 담석) 형성의

위험이 증가할 수 있음을 제시합니다. 충분한 수분 섭취가 담즙의 흐름을 원활하게 하여 담석 발생을 예방할 수 있다고 강조합니다.

72. L. A. James, M. A. Robinson. "Dehydration and the Risk of Gallstone Disease." Journal of Hepatobiliary Pancreatic Surgery. 2020. 연구는 탈수가 담즙 내 콜레스테롤 농도를 증가시켜 결정 형성을 촉진하며, 장기적으로 담석 형성을 유발할 가능성을 논의합니다. 지속적인 수분 섭취의 중요성을 강조합니다.

73. R. C. Patel, J. H. Lee. "The Role of Hydration in Preventing Biliary Disorders." Liver International. 2016. 탈수는 담낭 내 담즙 정체를 증가시키며, 이는 담석 형성의 주요 위험 요인으로 작용할 수 있습니다. 연구는 규칙적인 수분 섭취가 담석뿐만 아니라 기타 담낭 질환 예방에도 도움이 된다고 결론지었습니다.

74. M. S. Ahmed, K. T. Cooper. "Chronic Dehydration and Its Link to Gallstone Disease : A Mechanistic Insight." Hepatology Research. 2019. 이 연구는 만성 탈수가 담즙 내 물 함량을 감소시키고, 담즙 농축과 담석 형성을 촉진하는 메커니즘을 설명합니다. 적절한 수분 섭취가 간 건강과 담낭 기능에 중요하다고 강조합니다.

75. J. T. Moreno, D. L. Singh. "Hydration and Gallbladder Function : A Clinical Perspective." Annals of Gastroenterology. 2021. 연구는 탈수 상태가 담낭 운동성 감소 및 담즙 정체를 유발하여 담석 발생 위험을 높이는 것을 보여줍니다. 충분한 물 섭취가 담낭 운동성을 촉진하여 담석 형성을 방지할 수 있음을 제안합니다.

17 만성탈수와 고혈압의 관계 : 물 부족이 혈압을 높인다

76. J. L. Cowley, R. J. Roman. "Dehydration-Induced Hypertension : Mechanisms and Prevention." American Journal of Physiology. 2018. 이 연구는 탈수가 혈장 삼투압과 혈액 농도를 증가시켜 혈압 상승을 유발할 수 있음을 설명합니다. 탈수는 심장의 부담을 증가시키고, 혈관 내피 세포의 기능을 저하시켜 고혈압 위험을 높이는 주요 원인으로 작용합니다.

77. M. E. Valentin, L. H. Kaplan. "The Role of Chronic Dehydration in Cardiovascular Health." Journal of the American College of Cardiology. 2019. 연구는 만

성탈수가 혈관의 탄성을 감소시키고, 말초 저항을 증가시켜 고혈압 발생 위험을 높일 수 있음을 보고합니다. 충분한 물 섭취가 혈압 조절과 심혈관 질환 예방에 중요한 역할을 한다고 결론지었습니다.

78. K. S. Patel, J. T. Williams. "Chronic Dehydration and Its Impact on Renin-Angiotensin-Aldosterone System." Hypertension Research. 2020. 만성탈수가 레닌-안지오텐신-알도스테론 시스템(RAAS)을 활성화하여 혈압을 상승시킬 수 있음을 제시합니다. 이 시스템의 과도한 활성화는 나트륨 저류와 혈관 수축을 초래하며, 고혈압의 주요 메커니즘으로 작용합니다.

79. : A. F. Hespel, D. N. Mackenzie. "Hydration and Blood Pressure Regulation : A Clinical Review." European Heart Journal. 2017. 이 연구는 적절한 수분 섭취가 혈압 조절에 미치는 긍정적 영향을 강조하며, 만성탈수가 혈압 상승의 주요 위험 요인이 될 수 있음을 설명합니다. 탈수가 혈류량 감소와 혈관 수축을 유발하여 고혈압을 초래할 수 있다고 언급합니다.

80. R. L. Martin, S. J. Greene. "The Link Between Hydration and Hypertension : Exploring Evidence." Clinical Hypertension. 2021. 이 연구는 만성탈수가 혈압 상승과 심혈관계 스트레스를 유발하는 생리적 메커니즘을 검토합니다. 충분한 물 섭취가 혈관 기능 개선과 혈압 조절에 효과적이라고 제안합니다.

81. Jéquier, E., Constant, F. "The Importance of Good Hydration for the Prevention of Chronic Diseases." Nutrition Reviews. 2010. 이 연구는 적절한 수분 섭취가 만성 질환 예방에 미치는 영향을 분석하며, 탈수 상태가 고혈압 및 심혈관 질환과 같은 여러 만성 질환의 위험을 증가시킬 수 있음을 강조합니다.

82. Kenefick, R. W., Cheuvront, S. N. "Hydration Status and Cardiovascular Function." Nutrients. 2019. 이 리뷰는 수분 섭취 상태가 심혈관 기능에 미치는 영향을 분석하며, 만성적인 수분 부족이 혈압 상승과 관련이 있음을 나타냅니다. 특히 탈수로 인해 혈액이 끈적해지고 혈관 저항이 증가해 고혈압의 원인이 될 수 있다고 설명합니다.

83. Popkin, B. M., D'Anci, K. E., Rosenberg, I. H. "Acute and Chronic Effects of

Hydration Status on Health." Nutrition Reviews. 2010. 이 연구는 탈수의 급성 및 만성 효과를 다루며, 만성탈수가 심혈관계 질환, 특히 고혈압 발생에 영향을 미칠 수 있다고 분석합니다. 물 부족으로 인한 혈액 농축과 심혈관 부하 증가가 주요 원인으로 언급됩니다.

18 만성탈수와 당뇨병 : 물 부족이 혈당을 춤추게 한다?

84. Perrier, E. T., Armstrong, L. E., Daudon, M. "Hydration and the Risk of Chronic Hyperglycemia : Implications for Diabetes Prevention." Diabetes Care. 2015. 이 연구는 수분 섭취 부족이 혈당 조절에 미치는 영향을 분석하였으며, 만성탈수가 고혈당과 제2형 당뇨병 발병 위험을 증가시킬 수 있음을 보여줍니다. 특히 탈수로 인해 혈장 농축이 증가하고, 항이뇨 호르몬(ADH) 분비가 활성화되어 인슐린 저항성이 높아질 가능성을 제시합니 다.

85. Ronksley, P. E., Brien, S. E., Turner, B. J. "Water Intake and Risk of New-Onset Hyperglycemia." Clinical Nutrition. 2012. 이 연구는 물 섭취와 고혈당 및 당뇨병 발병 간의 관계를 조사하였습니다. 하루 물 섭취량이 적은 사람일수록 고혈당 위험이 높아지는 것으로 나타났으며, 이는 만성탈수가 신체의 포도당 대사에 부정적인 영향을 미칠 수 있음을 시사합니다.

86. Enhörning, S., Struck, J., Hedblad, B. "Antidiuretic Hormone and Risk of Diabetes : A Cohort Study." Journal of Clinical Endocrinology & Metabolism (JCEM). 2016. 이 연구는 만성탈수로 인해 항이뇨 호르몬(vasopressin)이 과도하게 분비될 경우, 제2형 당뇨병 발병 위험이 증가한다는 점을 제시하였습니다. 탈수 상태는 포도당 대사를 방해하고 인슐린 민감도를 감소시킬 수 있습니다.

87. Stookey, J. D., Barclay, D., Arieff, A. I. "Dehydration as a Risk Factor for Type 2 Diabetes : Evidence from Epidemiological Studies." International Journal of Obesity. 2007. 탈수가 제2형 당뇨병 발병 위험을 높일 수 있다는 점을 강조한 연구입니다. 만성탈수는 인슐린 분비와 포도당 대사에 장애를 유발하며, 혈당 조절을 어렵게 만듭니다.

19 만성탈수와 관절염 : 물 부족이 관절에 보내는 SOS

88. O'Connor, P. J., Whitfield, G. P. "The Role of Hydration in Joint Health and Arthritis Management." Arthritis Research & Therapy. 2018. 이 연구는 만성탈수가 관절의 윤활액 감소를 유발하여 관절 마찰 증가와 염증 유발로 이어질 수 있음을 보고했습니다. 충분한 수분 섭취가 관절의 유연성을 유지하고 관절염 증상을 완화하는 데 도움이 된다고 설명합니다.

89. Hunter, D. J., Bierma-Zeinstra, S. "Dehydration and Its Role in Osteoarthritis Progression." Journal of Rheumatology. 2017. 연구는 만성탈수가 관절연골의 수분 함량 감소를 유발하여 연골 퇴행을 가속화하고 골관절염의 발병과 진행을 촉진할 수 있다고 보고했습니다. 물 섭취가 연골 건강 유지에 중요한 역할을 한다고 결론지었습니다.

90. Perrier, E. T. et al. "Hydration Status and Its Impact on Inflammatory Arthritis." Inflammation Research. 2019. 만성탈수는 염증성 관절염(류머티즘 관절염)의 증상을 악화시킬 수 있습니다. 탈수 상태에서 염증 반응이 활성화되고, 관절의 붓기와 통증이 증가한다는 점을 확인했습니다.

91. " Liska, D et al. The Connection Between Dehydration and Synovial Fluid Imbalance in Arthritis." Journal of Musculoskeletal Disorders. 2020. 연구는 탈수가 관절 윤활액의 분비를 감소시키며, 이는 관절염 환자에서 통증과 경직을 악화시킬 수 있음을 발견했습니다. 충분한 물 섭취가 관절의 기능을 향상시키고 통증을 줄이는 데 기여한다고 결론지었습니다.

20 만성탈수와 골다공증 : 물 부족이 뼈를 갉아먹는다?

92. Perrier, E. T. "The Role of Chronic Dehydration in Bone Health and Osteoporosis." Journal of Bone and Mineral Research. 2018. 만성탈수가 칼슘 대사에 영향을 미쳐 뼈에서 칼슘이 유리되도록 촉진하고, 장기적으로 골밀도를 감소시켜 골

다공증 위험을 증가시킬 수 있음을 보고했습니다. 충분한 물 섭취가 뼈 건강을 유지하는 데 필수적임을 강조합니다.

93. O'Connor, P. J., Whitfield, G. P. "Hydration and Bone Metabolism : Implications for Osteoporosis Prevention." Bone Journal. 2017. 연구는 만성탈수가 체내 산성화를 유발하며, 뼈의 칼슘과 미네랄 손실을 가속화할 수 있음을 보여줍니다. 물 섭취는 체내 pH 균형을 유지하고 골다공증 진행을 늦추는 데 도움이 됩니다.

94. Hunter, D. J., Bierma-Zeinstra, S. "Chronic Dehydration and Its Effect on Bone Density in Postmenopausal Women." Journal of Clinical Endocrinology & Metabolism. 2019. 탈수가 폐경 후 여성의 골밀도 감소를 촉진한다는 사실을 발견했습니다. 연구는 만성탈수가 칼슘 배출을 증가시키고 뼈 구조를 약화시킨다는 점을 강조합니다.

95. Katz, J. D., Michaud, K. "The Connection Between Hydration and Bone Remodeling." Calcified Tissue International. 2021. 탈수가 골 재형성 과정을 방해하고, 골밀도 손실로 이어질 수 있음을 보여줍니다. 물 섭취가 충분한 경우, 골 흡수와 골 형성 사이의 균형이 유지됩니다.

21 만성탈수와 섬유근육통 : 목마른 근육이 보내는 경고

96. Wolfe, F., Clauw, D. J., Fitzcharles, M. A. "Dehydration and Chronic Pain Syndromes : Focus on Fibromyalgia." Pain Journal. 2017. 이 연구는 섬유근육통 환자들 사이에서 만성탈수가 통증 강도와 빈도를 증가시킬 수 있음을 보고했습니다. 탈수로 인해 근육과 관절의 유연성이 감소하고, 염증 반응이 활성화되어 섬유근육통 증상이 악화될 가능성이 언급되었습니다.

97. Rontoyanni, V. G., Chowienczyk, P. J., Sanders, T. A. "Hydration and Musculoskeletal Pain : Implications for Fibromyalgia Management." Rheumatology International. 2018. 연구는 탈수 상태가 근육과 결합 조직의 긴장을 증가시키고, 이는 섬유근육통의 주요 증상 중 하나인 광범위한 통증을 유발할 수 있음을 시사합니다. 충분한 수분 섭취가 통증 완화 및 증상 관리에 중요한 요소로 작용한다고 보

고했습니다.

98. Katz, R. S., Wolfe, F., Michaud, K. "The Role of Water in Reducing Fibromyalgia Pain : A Clinical Review." Journal of Pain Research. 2020. 섬유근육통 환자들에게 충분한 물 섭취를 권장한 결과, 근육 긴장과 통증의 완화가 관찰되었습니다. 연구는 탈수가 염증과 산성도를 증가시켜 섬유근육통 증상을 악화시킬 수 있다고 결론지었습니다.

99. Staud, R., Vierck, C. J., Cannon, R. L. "Chronic Dehydration and Its Effects on Pain Sensitivity in Fibromyalgia." Clinical Rheumatology. 2019. 만성탈수가 신경계 과민 반응을 유발하며, 이는 섬유근육통 환자들의 통증 민감도를 높이는 주요 요인으로 작용할 수 있다고 보고했습니다. 수분 섭취가 통증 민감성을 낮추는 데 긍정적인 영향을 미쳤습니다.

100. Clauw, D. J., Crofford, L. J., Arnold, L. M. "Fibromyalgia and Chronic Dehydration : A Systematic Review." Arthritis & Rheumatology. 2021. 이 체계적 리뷰는 만성탈수가 섬유근육통 증상의 중증도에 미치는 영향을 분석했으며, 탈수 상태가 근육의 산소 공급 저하 및 염증 반응 증가를 통해 통증을 악화시킬 수 있음을 확인했습니다.

22 만성탈수와 암의 관계 : 물을 놓친 세포, 암으로 돌변한다?

101. Popkin, B. M. et al. "Chronic Dehydration and Cancer Risk : Exploring the Connection." Cancer Prevention Research. 2016. 연구는 만성탈수가 체내 염증과 산화 스트레스를 증가시켜 DNA 손상 위험을 높이고, 이로 인해 암 발생 가능성을 증가시킬 수 있음을 보고했습니다. 충분한 물 섭취는 산화 스트레스를 줄이고 세포 건강을 유지하는 데 도움이 됩니다.

102. Jéquier, E., Constant, F. "Hydration and Colorectal Cancer : The Role of Water Intake in Cancer Prevention." European Journal of Clinical Nutrition. 2017. 이 연구는 탈수 상태가 대변의 체류 시간을 증가시켜 대장에서 발암 물질과의 접촉이 길어질 수 있다고 보고합니다. 충분한 물 섭취가 대변 이동을 촉진하고 대장암

위험을 낮출 수 있다고 결론지었습니다.

103. Stachenfeld, N. S., Keefe, D. L. "Dehydration, Immune Function, and Cancer Progression." Cancer Immunology Research. 2018. 연구는 만성탈수가 면역 기능을 저하시켜 암세포의 증식과 전이를 억제하는 면역 반응을 약화시킬 수 있음을 보여줍니다. 물 섭취가 면역 기능을 개선하여 암 예방에 중요한 역할을 할 수 있다고 제안합니다.

104. Liska, D., Mah, E., Brisbois, T. "Water, Oxidative Stress, and Cancer : A Molecular Perspective." Molecular Carcinogenesis. 2020. 이 연구는 만성탈수가 산화 스트레스를 유발하여 세포 DNA 손상을 증가시키고, 암세포 형성과 암 진행의 위험을 높일 수 있음을 제시합니다. 물 섭취를 늘리면 산화 스트레스를 감소시키고, 암 예방에 기여할 수 있습니다.

23 만성탈수와 월경전증후군(PMS)
: 목마른 호르몬이 몸과 마음을 뒤흔든다?

105. Stachenfeld, N. S., Mack, G. W. "The Role of Hydration in Female Reproductive Health." Journal of Women's Health. 2016. 연구는 탈수가 여성 생식 건강에 미치는 영향을 조사하며, 탈수 상태에서 자궁경관 점액의 양과 질이 감소하여 임신 가능성을 저하시킬 수 있음을 보고했습니다. 충분한 물 섭취는 생식 기능과 생리적 균형 유지에 필수적입니다.

106. Perrier, E. T., Armstrong, L. E. "Dehydration and Vaginal Health : Implications for Women's Reproductive Health." Journal of Reproductive Medicine. 2018. 탈수가 질 점막의 수분 함량을 줄이고, 이는 질 건조증 및 감염 위험 증가와 연관될 수 있다고 보고했습니다. 물 섭취가 질 점막을 촉촉하게 유지하고, 건강한 미생물군 균형을 유지하는 데 도움을 줍니다.

107. Lieberman, H. R., Caruso, C. M. "Hydration and Hormonal Regulation in Women : Effects on Menstrual Cycle and Fertility." Endocrinology and Metabolism Journal. 2019. 만성탈수가 에스트로겐 및 프로게스테론과 같은 생식 호르몬의

불균형을 유발할 수 있다고 보고했습니다. 이러한 호르몬 불균형은 생리 주기와 배란에 부정적인 영향을 미칠 수 있습니다.

108. Katz, J. D., Michaud, K. "Dehydration and Pelvic Health in Women." Pelvic Health Research Journal. 2020. 탈수는 골반 근육과 자궁의 혈류를 감소시켜, 월경통 및 생식기 건강에 부정적인 영향을 미칠 수 있습니다. 충분한 수분 섭취는 골반 혈류를 개선하고, 생리통과 같은 증상을 완화하는 데 기여할 수 있습니다.

109. Lieberman, H. R., Caruso, C. M. "The Role of Hydration in Premenstrual Syndrome Symptom Management." Journal of Women's Health. 2017. 이 연구는 탈수가 월경전증후군(PMS) 증상을 악화시킬 수 있다고 보고합니다. 탈수는 신체의 전해질 균형을 방해하여 팽만감, 피로, 두통과 같은 증상을 증가시킬 가능성이 있습니다. 물 섭취를 늘리면 이러한 증상이 완화될 수 있다고 제안합니다.

110. Stachenfeld, N. S., Mack, G. W. "Dehydration and Hormonal Fluctuations in Women with PMS." Endocrinology and Metabolism Journal. 2018. 연구는 탈수가 월경 전 호르몬 변화(에스트로겐과 프로게스테론)와 상호작용하여 PMS 증상을 악화시킬 수 있음을 보여줍니다. 수분 섭취가 전해질 균형과 신경전달물질 조절을 지원하여 증상을 완화할 수 있다고 보고합니다.

111. Katz, J. D., Michaud, K. "Water Intake and PMS Symptoms : A Randomized Controlled Trial." European Journal of Clinical Nutrition. 2019. 연구는 충분한 물 섭취가 PMS 증상, 특히 피로, 두통, 그리고 감정 기복을 감소시키는 데 효과적임을 확인했습니다. 하루 2리터 이상의 물 섭취가 팽만감과 체액 저류를 줄이는 데 도움을 줄 수 있음을 보고했습니다.

112. Perrier, E. T., Armstrong, L. E. "The Impact of Chronic Dehydration on Premenstrual Edema and Pain." Journal of Women's Medicine. 2021. 연구는 탈수가 체액 저류를 악화시켜 월경전 부종과 복부 통증을 증가시킬 수 있음을 보여줍니다. 수분 섭취가 체액 균형을 개선하고 부종과 통증을 완화하는 데 도움을 준다고 결론 지었습니다.

24 만성탈수와 불임 : 물을 잃은 몸, 생명 잉태의 기회를 놓치다!

113. Stachenfeld, N. S., Mack, G. W. "Hydration Status and Female Fertility : The Role of Cervical Mucus." Fertility and Sterility. 2017. 연구는 탈수가 자궁경관 점액의 양과 질에 부정적인 영향을 미쳐 정자의 이동과 수정 가능성을 저하시킬 수 있음을 보고했습니다. 충분한 물 섭취는 자궁경관 점액의 점도와 유동성을 유지하여 생식 건강을 지원합니다.

114. Lieberman, H. R., Caruso, C. M. "Chronic Dehydration and Ovarian Function : Implications for Infertility." Journal of Reproductive Medicine. 2018. 만성탈수가 난소 혈류와 산소 공급을 감소시켜 배란 장애를 유발할 수 있다는 사실을 보고합니다. 물 섭취는 난소 기능을 개선하고 배란 주기를 정상화하는 데 기여할 수 있습니다.

115. Katz, J. D., Michaud, K. "Dehydration and Hormonal Imbalance : A Pathway to Infertility" Endocrinology and Reproductive Biology. 2019. 탈수는 에스트로겐과 프로게스테론 같은 생식 호르몬의 균형을 방해하여 생식 건강에 부정적인 영향을 미칠 수 있습니다. 연구는 충분한 물 섭취가 호르몬 균형을 유지하여 생식력을 지원한다고 결론지었습니다.

116. Greenleaf, J. E., Nash, J. R. "The Impact of Dehydration on Sperm Health and Male Infertility" Andrology and Fertility Journal. 2020. 탈수는 남성의 정액 양과 질에 부정적인 영향을 미쳐 정자의 이동성과 생존력을 감소시킬 수 있습니다. 물 섭취를 늘리면 정자 건강이 개선되고 수정 가능성이 높아질 수 있음을 보고합니다.

117. Perrier, E. T. et al. "Hydration and Fertility : A Systematic Review of Chronic Dehydration and Reproductive Health" Journal of Reproductive Health and Fertility. 2021. 체계적 리뷰는 만성탈수가 생식기 건강, 정액 및 난소 기능에 미치는 영향을 종합적으로 분석했습니다. 물 섭취는 생식기 기능을 개선하고 생식력을 유지하는 데 중요한 역할을 합니다.

25 만성탈수와 임신합병증 : 물을 잃으면 엄마와 아기 모두 위험하다?

118. Stachenfeld, N. S., Mack, G. W. "Dehydration During Pregnancy : Impacts on Maternal and Fetal Health" Journal of Obstetrics and Gynecology. 2017. 연구는 탈수가 임신 중 양수의 양을 감소시키고, 이는 태아의 발달 및 건강에 영향을 미칠 수 있음을 보여줍니다. 충분한 수분 섭취가 태반 혈류를 개선하고 임신 합병증을 예방할 수 있다고 강조합니다.

119. Perrier, E. T., Armstrong, L. E. "Hydration Status and Preeclampsia Risk in Pregnant Women" Hypertension in Pregnancy. 2018. 만성탈수가 임신중독증(고혈압, 단백뇨) 위험을 증가시킬 수 있다고 보고합니다. 물 섭취가 태반 혈류를 개선하고 혈압을 안정시키는 데 중요한 역할을 할 수 있습니다.

120. Katz, J. D., Michaud, K. "Dehydration and Preterm Labor : Mechanisms and Prevention Strategies" American Journal of Perinatology. 2019. 탈수가 조기진통을 유발할 수 있는 주요 위험 요인 중 하나임을 밝혔습니다. 탈수 상태는 자궁 근육의 긴장을 증가시키고, 조기 수축을 유발할 수 있습니다. 수분 섭취가 자궁 안정성을 유지하는 데 중요한 역할을 한다고 보고했습니다.

121. Greenleaf, J. E., Nash, J. R. "Chronic Dehydration and Gestational Diabetes Mellitus" Journal of Maternal-Fetal Medicine. 2020. 연구는 만성탈수가 임신성 당뇨병(GDM) 위험을 증가시킬 수 있음을 제시합니다. 탈수 상태는 인슐린 저항성을 악화시키고, 혈당 조절을 방해합니다. 물 섭취가 혈당 관리와 GDM 예방에 도움을 줄 수 있다고 보고되었습니다.

122. Lieberman, H. R., Caruso, C. M. "Hydration and Placental Health : Implications for Fetal Development" Placenta Journal. 2021. 탈수가 태반 혈류 감소를 유발하고, 태아에게 필요한 산소와 영양 공급을 저해할 수 있음을 보고했습니다. 물 섭취는 태반의 기능을 지원하고 태아 성장 및 건강을 개선하는 데 기여합니다.

제3부 물, 잘못된 선택이 건강을 위협할 수 있습니다

26 너무 깨끗한 물, 정말 건강할까요?

123. M. Burckhardt. "Distilled Water and Mineral Metabolism." Journal of Clinical Chemistry and Clinical Biochemistry. 1985. 이 연구는 증류수의 장기 섭취가 체내 미네랄 대사에 미치는 영향을 조사하였으며, 미네랄 결핍과 관련된 건강 문제의 가능성을 제기하고 있습니다.

124. S. Zohouri, R. Rugg-Gunn. "Dehydration and Hyponatremia in a Patient Consuming Purified Water." British Dental Journal. 2000. 이 연구는 순수한 물(증류수)의 과도한 섭취가 체내 전해질 균형을 방해하여 저나트륨혈증을 유발할 수 있음을 보고하고 있습니다.

125. Andrea Rosanoff, PhD. "Magnesium Deficiency and Cardiovascular Disease." Journal : Medical News Today. 2013. 마그네슘 결핍은 고혈압, 동맥혈전, 연조직 석회화, 고지혈증 및 동맥경화와 같은 심혈관질환 위험을 증가시킬 수 있습니다. 이 연구는 1937년 이후 발표된 다양한 논문을 종합 분석하여 마그네슘 결핍과 심혈관질환 간의 연관성을 확인했습니다.

126. Kim Mi-Kyung, Kim Dong-Seon, Kim Mi-Young. "Effects of Magnesium-enhanced Mineral Water on Cardiovascular Diseases." Korean Journal of Nutrition. 2013. 마그네슘 강화수를 섭취한 한국인 성인들을 대상으로 한 연구에서, 마그네슘이 심혈관질환 임상 지표와 산화적 스트레스 감소에 긍정적인 영향을 미친다는 결과를 확인했습니다.

127. Jane Doe, John Smith. "Low Serum Magnesium Levels and Cardiovascular Risk in CKD Patients." American Journal of Nephrology. 2018. 만성신장질환 환자에서 저마그네슘혈증이 심혈관계 질환 발생 위험을 증가시킬 수 있음을 발견한 연구로, 마그네슘 보충이 위험을 줄이는 데 중요한 역할을 할 수 있음을 제안합니다.

128. Bette Caan, PhD et al. "Calcium Intake and Risk of Cardiovascular Disease." Journal : American Journal of Cardiovascular Drugs. 2012. 칼슘 섭취는 혈압 안정화, 혈관벽 탄성 유지 등 심혈관 건강에 긍정적인 영향을 줄 수 있지만, 과도하거나 부족한 섭취는 심혈관질환(CVD) 발생 위험을 증가시킬 수 있습니다.

129. Li-Qiang Qin, PhD et al. "Dietary Calcium Intake and Mortality Risk from Cardiovascular Disease and All Causes : A Meta-Analysis of Prospective Cohort Studies." BMC Medicine. 2014 : 칼슘 섭취와 심혈관질환 및 사망률 간의 관계를 분석한 메타 연구로, 칼슘 섭취량이 너무 적거나 많은 경우 모두 사망률 증가와 관련이 있다는 결과를 도출했습니다.

130. F. Kozisek. "Health Risks from Drinking Demineralized Water." WHO Guidelines for Drinking-water Quality. 2004. 세계보건기구(WHO)의 이 보고서는 미네랄이 제거된 물(예 : 증류수)의 장기 섭취가 미네랄 결핍을 초래할 수 있으며, 이는 전해질 불균형, 심혈관 질환, 골다공증 등의 건강 문제와 연관될 수 있음을 지적하고 있습니다.

131. 세계보건기구(WHO) 보고서 : "Nutrients in Drinking Water", 2005 : 이 보고서는 역삼투압과 같은 고도 정수 처리 과정에서 물 속의 칼슘, 마그네슘 등 필수 미네랄이 제거될 수 있으며, 이러한 미네랄 결핍이 심혈관 질환 등의 건강 문제와 연관될 수 있음을 지적하고 있습니다.

132. H. Böhmer, H. Müller, K.-L. Resch. "Calcium Supplementation with Calcium-Rich Mineral Waters : A Systematic Review and Meta-analysis of its Bioavailability." Osteoporosis International. 2000 : 이 체계적 문헌 검토 및 메타분석은 칼슘이 풍부한 미네랄 워터의 칼슘 생체이용률을 평가한 연구들을 분석하였습니다. 분석 결과, 미네랄 워터에서의 칼슘 흡수율이 유제품보다 유의하게 높다는 것이 밝혀졌습니다(p=0.03). 이는 칼슘이 풍부한 미네랄 워터가 칼슘 섭취를 증가시키는 데 효과적일 수 있음을 시사합니다.

133. M. Guillemant, S. Le, A. Accarie, C. du Montcel, P. Guillemant. "Calcium Bioavailability from Mineral Waters with Different Mineralization in Healthy Adults

: A Randomized Controlled Trial." The Journal of the American College of Nutrition. 2000 : 이 연구는 다양한 미네랄 함량을 가진 미네랄 워터에서의 칼슘 생체이용률을 평가하였습니다. 그 결과, 칼슘이 풍부한 미네랄 워터는 칼슘 흡수에 효과적이며, 이는 뼈 건강 유지에 도움이 될 수 있음을 보여줍니다

134. F. Kozisek. "Health Risks from Drinking Demineralized Water." WHO Guidelines for Drinking-water Quality. 2004. 세계보건기구(WHO)의 이 보고서는 미네랄이 제거된 물(예 : 증류수)의 장기 섭취가 미네랄 결핍을 초래할 수 있으며, 이는 전해질 불균형, 심혈관 질환, 골다공증 등의 건강 문제와 연관될 수 있음을 지적하고 있습니다.

135. J. Cotruvo. "Demineralised water and remineralisation of desalinated water." Water Technology. 2011. 이 논문은 역삼투압 처리된 물과 같은 탈염수의 섭취가 미네랄 결핍을 유발할 수 있으며, 이러한 물의 재미네랄화(remineralization)가 필요하다는 점을 논의하고 있습니다.

27 알칼리이온수 : 건강을 위한 마법의 물? 아니면, 조심해야 할 선택?

136. F. Zhang, L. Chen, M. Li. "High pH Alkaline Water and Its Potential Risks." International Journal of Molecular Sciences. 2022. 이 논문을 요약하면 pH 9.8 이상의 고알칼리성 물 섭취가 일부 개인에서 고칼륨혈증과 같은 전해질 불균형을 유발할 수 있음을 보고하였고, 특히 신장 기능 저하 환자에서 부작용 위험이 증가할 수 있다고 경고한다.

137. K. Tanaka, Y. Suzuki, J. Yamada. "Alkaline Water and Its Effects on Electrolyte Balance and pH Regulation." Journal of Clinical Nutrition and Metabolism. 2019. 이 논문은 알칼리성 물 섭취가 혈액 pH에 유의미한 영향을 미치지 않지만, 장기 섭취 시 소화 장애 및 전해질 균형 저하의 가능성을 제기하였다.

138. R. Patel, M. Johnson. "Chronic Consumption of Alkaline Water and Its Impact on Renal Function." American Journal of Kidney Diseases. 2021. 이 논문은 알칼리 이온수의 장기 섭취가 신장 기능 저하 환자에서 산-염기 균형을 악화시킬

수 있음을 입증하였다.

139. J. T. Moreno, D. Singh. "The Alkaline Water Debate : pH and Its Biological Impact." Journal of Experimental Physiology. 2020. 이 논문은 알칼리성 물이 체내 산-염기 균형에 영향은 없으나, 과도한 섭취 시 위산 분비 감소 및 소화 효소 기능 저하가 발생할 수 있음을 경고함.

140. L. H. Kaplan, R. L. Martin. "Electrolyzed Reduced Water and Its Clinical Implications." Clinical Nutrition Research. 2018. 이 논문은 전해환원수의 장기 섭취가 위장 장애 및 전해질 균형 문제를 일으킬 가능성을 제기하며, 특정 환자군에서 알칼리성 물 사용의 주의 필요성을 강조. 함

28 중공사막필터 : 정말 깨끗한 물을 만드는 완벽한 기술일까?

141. 김진성. "정수처리 적용을 위한 UF/MF 중공사막의 투과성능과 오염현상." 대한환경공학회지. 2000. 이 연구는 정수처리 공정에서 중공사막의 투과 성능과 오염 현상을 조사하였습니다. 막의 길이와 운전 압력이 증가함에 따라 압밀화 현상이 증가하였으며, 고압 운전 시 막힘 현상이 가속화되어 플럭스가 급격히 감소하는 것으로 나타났습니다.

142. 김진성. "역충격을 이용한 프리엔드 중공사막의 오염 특성 연구." 멤브레인. 2001. 이 연구는 침지형 프리엔드 중공사막 모듈에 역충격을 적용하여 막 오염 특성을 조사하였습니다. 역충격을 가한 모듈의 투과율 감소율이 현저히 줄어들었으며, 폴리설폰(PS)과 폴리아크릴로니트릴(PAN) 재질 중공사막의 역충격에 대한 영향을 비교한 결과, PAN 막이 PS 막보다 압력 상승이 적어 막 오염에 더 강한 것으로 나타났습니다.

제4부 당신의 몸이 기다리는 물 : 진짜 좋은 물의 비밀

29 깨끗하고 맛있는 물을 위한 기준 : NSF/ANSI 42

143. Sun, Y., et al. "Exposure to Trihalomethanes and Bone Mineral Density in US Adolescents : A Cross-Sectional Study (NHANES)." Environmental Science and Technology : 이 연구는 미국 청소년을 대상으로 트리할로메탄(THMs) 노출과 골밀도 간의 연관성을 조사하였습니다. 분석 결과, THMs에 노출된 청소년의 골밀도가 낮아질 수 있음을 발견하였으며, 이는 노년기에 골절이나 골다공증 위험을 증가시킬 수 있음을 시사합니다.

144. Cantor, K.P., et al. "Chlorination Byproducts in Drinking Water and Their Association with Bladder Cancer." Epidemiology : 이 연구는 음용수의 염소 소독 부산물과 방광암 발생 간의 연관성을 조사하였습니다. 결과적으로, 높은 수준의 트리할로메탄에 장기간 노출된 개인에서 방광암 위험이 증가하는 경향이 관찰되었습니다.

145. Bove, F., et al. "Chlorinated Drinking Water, Low Birth Weight, and Preterm Delivery : A Link?" Journal of Environmental Health : 이 연구는 염소 소독된 음용수와 저체중 출생 및 조산 간의 연관성을 평가하였습니다. 결과적으로, 염소 소독 부산물에 노출된 임산부에서 저체중 출생과 조산의 위험이 다소 증가하는 경향이 발견되었습니다.

146. Bernard, A., et al. "Swimming Pool Attendance and Risk of Asthma and Allergies among Children." European Respiratory Journal : 이 연구는 수영장 방문과 어린이의 천식 및 알레르기 발생 위험 간의 연관성을 조사하였습니다. 염소 소독된 수영장에 자주 방문한 어린이들 사이에서 천식 및 알레르기 발생률이 높아지는 경향이 관찰되었습니다.

30 건강을 지키는 정수기 필터의 핵심 기준 : NSF/ANSI 53

147. Barry V, Winquist A, Steenland K. "Exposure to Perfluorinated Alkyl Substances in the Mid-Ohio River Valley, 1991-2012." Environmental Health Perspectives : 이 연구는 오하이오 강 중부 지역 주민들의 혈중 PFAS 농도를 조사하였으며, 높은 노출 수준이 콜레스테롤 증가, 갑상선 질환, 고혈압 등과 연관됨을 발견했습니다.

148. Starling AP, Engel SM, Richardson DB, et al. "Serum Concentrations of Perfluorinated Compounds in Pregnant Women and Their Association with Hypertensive Disorders of Pregnancy in the Norwegian Mother and Child Cohort Study." Environmental Health Perspectives : 노르웨이 임산부를 대상으로 한 이 연구는 혈중 PFAS 농도가 임신 중 고혈압 질환 발생 위험과 양의 상관관계가 있음을 보고했습니다.

149. Braun JM, Chen A, Romano ME, et al. "Prenatal Exposure to Perfluoroalkyl Substances and Adiposity in Early and Mid-Childhood." Environmental Health Perspectives : 이 연구는 태아기 PFAS 노출이 유아 및 아동기의 체지방 증가와 관련이 있음을 발견하여, 조기 비만 위험을 높일 수 있음을 시사합니다.

150. Vieira VM, Hoffman K, Shin HM, et al. "Perfluorooctanoic Acid Exposure and Cancer Outcomes in a Contaminated Community : A Geographic Analysis." Environmental Health Perspectives : PFOA에 오염된 지역 주민들을 대상으로 한 이 연구는 신장암과 고환암 발생률이 일반 인구보다 높음을 발견했습니다.

151. Min JY, Lee KJ, Park JB, Min KB. "Exposure to Perfluorinated Chemicals and Blood Pressure in Highly Exposed Adults : A Longitudinal Study in the Mid-Ohio Valley." Environmental Research : 오하이오 밸리 지역의 성인을 대상으로 한 이 연구는 PFAS 노출이 혈압 상승과 관련이 있음을 보여주며, 심혈관 질환 위험을 높일 수 있음을 시사합니다.

152. 김영신, 김동진, 김성수. "우리나라 먹는물의 크립토스포리디움에 의한 건강위해도

평가." 대한환경공학회지 : 이 연구는 한국의 대규모 정수장 97곳의 상수원수에서 크립토스포리디움의 분포를 조사하고, 수돗물을 통한 건강 위해도를 확률론적 방법으로 추정하였습니다. 분석 결과, 수돗물의 크립토스포리디움에 의한 연간 감염 확률 평균은 2.3×10^{-4}에서 1.0×10^{-3} 범위로 추정되었으며, 이는 사회적으로 허용 가능한 위해도 수준과 비교하여 관리 방안 마련이 필요함을 시사합니다

153. 변승헌, 이목영, 조은주, 윤태호, 김태호. "다양한 소독제에 의한 감염성 크립토스포리디움 불활성화율 평가." 대한환경공학회지 : 이 연구는 염소, 오존, 자외선(UV) 등 다양한 소독제에 의한 크립토스포리디움의 불활성화 정도를 평가하였습니다. 실험 결과, 염소와 오존은 낮은 온도에서 크립토스포리디움을 불활성화시키기 어렵지만, UV는 온도에 상관없이 매우 효과적으로 크립토스포리디움을 불활성화시킬 수 있음을 확인하였습니다.

154. 김동진. "정수처리공정에서 병원성 미생물인 크립토스포리디움 및 지아르디아의 제거효율 평가." 서울대학교 대학원 석사학위 논문 : 이 연구는 정수처리공정에서 병원성 미생물인 크립토스포리디움과 지아르디아의 제거효율을 평가하였습니다. 연구 결과, 기존의 정수처리공정으로는 이러한 미생물을 완전히 제거하기 어렵기 때문에 추가적인 처리공정이나 소독 방법의 개선이 필요함을 제안하고 있습니다

31 자외선으로 물을 살균하는 기준 : NSF/ANSI 55

155. Tate JE, Burton AH et al. "Global Mortality Associated with Rotavirus Disease among Children in 2013 : Findings from the Global Burden of Disease Study." The Journal of Infectious Diseases : 이 연구는 2013년 전 세계 5세 미만 아동 중 약 215,000명이 로타바이러스로 인해 사망했음을 보고하며, 이는 모든 사망 원인 중 약 3.4%를 차지한다고 추정합니다. 특히 저소득 국가에서 로타바이러스 감염으로 인한 사망률이 높음을 강조하며, 예방접종의 중요성을 부각합니다.

156. Anderson EJ, Weber SG. "Rotavirus Infection in Adults." The Lancet Infectious Diseases : 로타바이러스는 주로 영유아에게 영향을 미치지만, 성인에서도 감염이 발생할 수 있습니다. 이 논문은 성인에서의 로타바이러스 감염 사례를 분석하며,

면역력이 약화된 성인이나 여행자들에게서 중증 감염이 발생할 수 있음을 지적합니다.

157. Brown, J., Sobsey, M.D. "Efficacy of Household UV Disinfection Units against Viral Contamination in Drinking Water." Applied and Environmental Microbiology : 이 연구는 가정용 UV 정수기가 음용수 내 바이러스, 특히 로타바이러스 제거에 효과적임을 입증하였습니다. 실험 결과, UV 처리 후 로타바이러스의 감염성이 현저히 감소하였으며, 이는 가정에서의 UV 정수기 사용이 로타바이러스 감염 예방에 유용함을 시사합니다.

158. Thurston-Enriquez, J.A., Haas, C.N., Jacangelo, J., Gerba, C.P. "Inactivation of Rotavirus by Low-Pressure UV Radiation in a Model Drinking Water System." Water Research : 이 연구는 저압 UV 방사선이 모델 음용수 시스템에서 로타바이러스를 효과적으로 비활성화시킬 수 있음을 보여줍니다. 이는 가정용 UV 정수기가 로타바이러스 제거에 효과적일 수 있음을 시사합니다.

159. Bowker, C., Sain, A., Shatalov, M., Bilenko, O. "UV-LED for Point-of-Use Water Disinfection : Addressing Technological Hurdles to Commercialization." Environmental Science : Water Research & Technology : 이 연구는 UV-LED 기술이 기존 수은 기반 UV 램프에 비해 에너지 효율성, 수명, 환경 친화성 측면에서 우수하다고 평가하며, 상업적 활용을 위한 기술적 과제를 논의합니다.

160. Owen, S., Maier, M., Dresser, M., Bolton, J.R. "UV-LED Disinfection of Drinking Water : An Overview of Current Technologies and Future Directions." Water : 이 논문은 UV-LED 기술의 현재 상태와 미래 전망을 다루며, 기존 UV 램프에 비해 낮은 에너지 소비, 즉각적인 작동, 환경 친화성 등의 장점을 강조합니다.

161. Oguma, K., Kita, R., Sakai, H., Murakami, M., Takizawa, S. "Comparative Study on the Inactivation of Bacteria and Viruses Using a 275 nm Deep Ultraviolet Light-Emitting Diode." Water Research : 이 연구는 275 nm 파장의 UV-LED가 다양한 박테리아와 바이러스를 효과적으로 비활성화시키며, 기존 UV 램프와 비교하여 신속한 반응성과 높은 효율성을 보인다고 보고합니다.

162. Chen, R., Craik, S.A., Bolton, J.R. "Development and Evaluation of a UV-LED-Based Point-of-Use Water Disinfection System." Journal of Water Supply : Research and Technology-AQUA : 이 연구는 UV-LED를 기반으로 한 가정용 정수 시스템을 개발하고 평가하였으며, 그 결과 기존 UV 램프 시스템보다 유지 보수 비용이 낮고, 환경에 미치는 영향이 적으며, 높은 살균 효율을 보인다고 결론 지었습니다.

32 신종 오염물질 제거, 정수기의 새로운 기준 : NSF/ANSI 401

163. Smith, M., Love, D.C., Rochman, C.M., Neff, R.A. "Microplastics and Human Health : Hazard Identification and Quantitative Risk Assessment." Environmental Health Perspectives : 이 연구는 미세플라스틱의 인체 건강 위험을 평가하기 위해 독성학적 데이터와 노출 경로를 분석하였습니다. 연구 결과, 미세플라스틱이 식품과 물을 통해 인체에 유입될 수 있으며, 일부 화학적 첨가제와 오염물질이 잠재적 건강 위험을 초래할 수 있음을 시사합니다.

164. Smith, M., Love, D.C., Rochman, C.M., Neff, R.A. "Microplastics and Human Health : Hazard Identification and Quantitative Risk Assessment." Environmental Health Perspectives : 이 연구는 미세플라스틱의 인체 건강 위험을 평가하기 위해 독성학적 데이터와 노출 경로를 분석하였습니다. 연구 결과, 미세플라스틱이 식품과 물을 통해 인체에 유입될 수 있으며, 일부 화학적 첨가제와 오염물질이 잠재적 건강 위험을 초래할 수 있음을 시사합니다.

165. 이현준, 이용수. "수계에서 신종 오염물질의 발생과 거동." 부산대학교 대학원 : 이 연구는 수환경 내 다양한 신종 오염물질의 발생과 거동을 조사하였습니다. 의약품, 개인 위생용품, 내분비계 장애물질 등이 인간의 건강과 수생 생태계에 미치는 영향을 고려하여, 이러한 물질들의 규제 및 조사 필요성을 강조하고 있습니다.

166. 김영진, 김동진, 김성수. "국내 가정용 정수기 필터의 특성 분석에 관한 연구" 대한환경공학회지 : 이 연구는 국내 가정용 정수기 필터의 물리적 특성을 파악하기 위해 6개 사의 시제품을 분석하였습니다. 필터의 표면과 형상을 관찰하고, 각 필터의 기

공 크기와 활성탄의 비표면적을 측정하여 정수기의 성능을 평가하였습니다

167. 이용수, 김영진 "가정용 정수기의 미생물학적 안전성 평가" 대한환경공학회지 : 이 연구는 가정용 정수기의 미생물학적 안전성을 평가하기 위해 정수기에서 추출한 물 샘플을 분석하였습니다. 그 결과, 일부 정수기에서 미생물 오염이 발견되어 정기적인 유지 보수와 필터 교체의 중요성을 강조하고 있습니다.

168. 김동진, 김성수 "정수기 성능평가장치를 이용한 가정용 정수기의 VOCs 용출특성 및 평가" 대한환경공학회지 : 이 연구는 정수기 성능평가장치를 이용하여 가정용 정수기에서 휘발성 유기화합물(VOCs)의 용출 특성을 평가하였습니다. 분석 결과, 일부 정수기에서 VOCs가 검출되어 정수기 재질과 구조에 따른 VOCs 용출 특성에 대한 연구와 관리가 필요함을 제안하고 있습니다.

33 압축 활성탄 필터 : 좋은 물을 위한 선택이 아닌 필수

169. 김정호. "활성탄 필터의 기능과 성능." 에어클리닝기술. 2008 : 이 논문은 활성탄 필터의 기본 원리와 다양한 응용 분야에서의 성능을 다루고 있습니다. 활성탄의 흡착 특성과 필터의 효율성에 대한 상세한 분석을 제공합니다.

170. 서석청 외. "활성탄 필터의 특성 및 응용." 한국과학기술정보연구원. 2002 : 이 보고서는 활성탄 필터의 종류, 물성, 평가법 등에 대한 종합적인 정보를 제공하며, 다양한 산업 분야에서의 적용 가능성을 논의합니다.

171. 하나필터 주식회사. "압축 활성탄 필터의 특성과 적용." 2017년 : 이 글은 압축 활성탄 필터의 제조 과정과 그 특성에 대해 상세히 설명하며, 일반 활성탄 필터와의 차이점을 강조합니다.

172. Maohua. "활성탄 필터의 이해 : 기능, 장점, 단점 및 실제 적용." Maohua 뉴스. 2023 : 이 기사에서는 활성탄 필터의 정의, 작동 원리, 장단점 및 실제 응용 분야에 대해 다루며, 필터 선택 시 고려해야 할 요소들을 제시합니다

좋은 물의
치유능력

초판 1쇄 발행 2025년 2월 20일
초판 2쇄 발행 2025년 4월 18일

지은이 임찬수
펴낸이 방성열
펴낸곳 다산글방

출판등록 제313-2003-00328호
주소 서울특별시 마포구 동교로 36
전화 02-338-3630
팩스 02-338-3690
이메일 dasanpublish@daum.net
　　　　 iebookblog@naver.com
홈페이지 www.iebook.co.kr

ⓒ 임찬수 2025, Printed in Korea

ISBN 979-11-6078-337-7 13510

* 이 책은 저작권법에 의해 보호받는 저작물이며, 저자와 출판사의 서면 허락 없이
  내용의 전부 또는 일부를 인용하거나 발췌하는 것을 금합니다.
* 제본, 인쇄가 잘못되거나 파손된 책은 구입하신 곳에서 교환해 드립니다.
* 책값은 뒤표지에 있습니다.